Gerhard Jäger

Wiederentdeckte Naturrezepte

Wiederentdeckte Naturrezepte

Ausgewählt und für den
modernen Menschen anwendbar gemacht
von Gerhard Jäger

DIANA VERLAG ZÜRICH

Bildquellennachweis

Süddeutscher Verlag: Bild Seite 9, 11
Claus Hansmann, Stockdorf: Bild Seite 6, 7, 16, 17
Interfoto Bildagentur, München: Bild Seite 10 rechts, 12
Bildarchiv Preußischer Kulturbesitz, Berlin: Bild Seite 10 links
Alle übrigen Abbildungen mit freundlicher Genehmigung
der Bayerischen Staatsbibliothek, München

Printed in Germany

ISBN 3-905414-41-4

Redaktion: Petra Hermann
Einbandgestaltung: Graupner & Partner GmbH, München
Layout und Graphik: Dieter Sachs, Bayreuth
Satz: Compusatz GmbH, München
Schrift: Garamond Mediäval, Fa. Linotype
Lithos: Reprographik, Bayreuth
Druck und Bindung: Friedrich Pustet, Regensburg
Herstellung: Dieter Sachs, Günther Niebler

Inhaltsverzeichnis

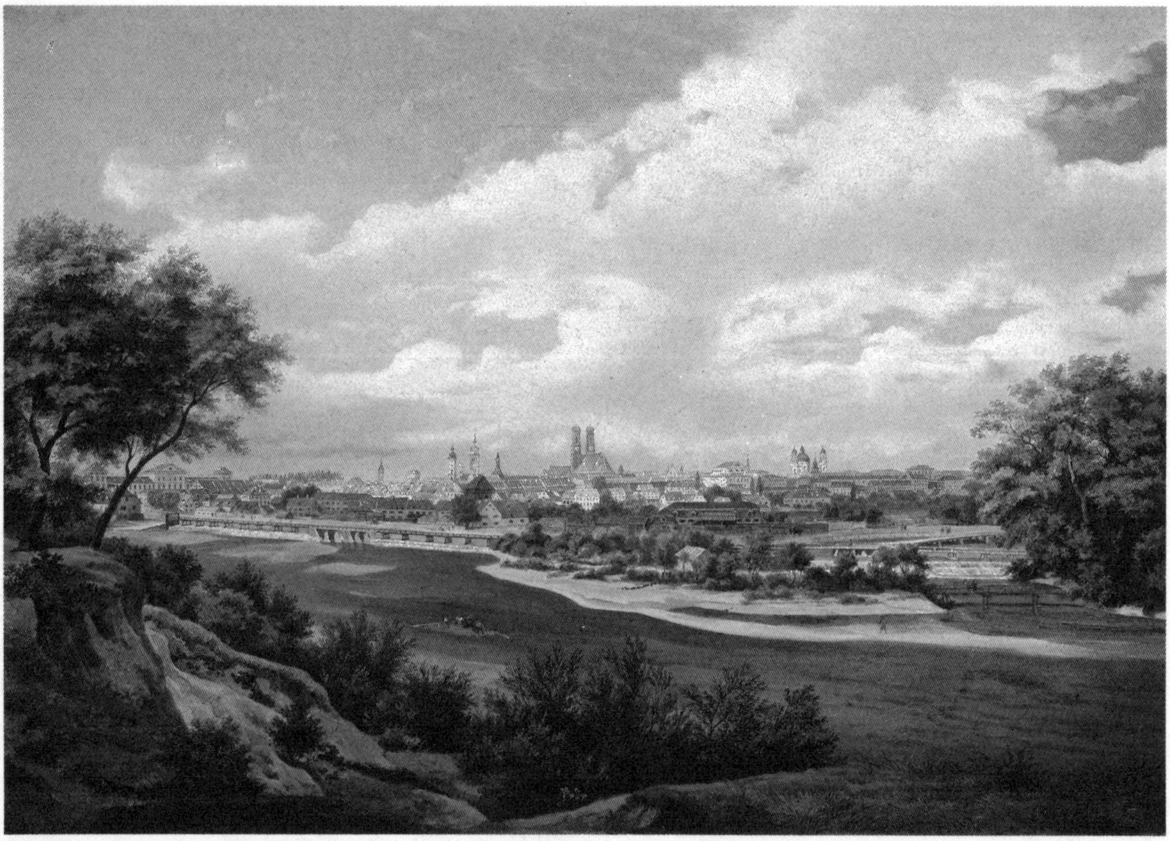

Blick auf München. Ölbild von Heinrich Adam, 1842, Münchner Stadtmuseum. Als dieses Bild gemalt wurde, war der Rußland-Heimkehrer Franz-Xaver Pettenkofer Königlich-Bayerischer Hofapotheker.

1. Kapitel

Rezepturen von einst – Hausmittel für heute

Im Lager der früheren Königlich-Bayerischen Leib- und Hofapotheke wurden zwei „Manuale", alte Rezeptbücher, entdeckt, in denen Arzneizubereitungen aus zwei Jahrhunderten aufgezeichnet sind. Mehrere Apotheker-Generationen haben notiert, was sie für wirksam genug hielten, um es ihren Majestäten und deren Gefolge, den Wachsoldaten und dem Gesinde, aber auch den Bürgern der Stadt München und den Bauern im bayerischen Umland „bey allerley Peyn" zu verabreichen.

Die Apotheker von einst bereiteten viele Tees und Säfte, Pulver und Pillen, Salben und Einreibungen aus Kräutern und Mineralstoffen. Aus Randnotizen in den „Manualen" geht hervor, daß die Arzneimittel bis in die zwanziger Jahre dieses Jahrhunderts verwendet wurden.

Das Geheimnis der Rezeptur erregte schon im Mittelalter die Gemüter. Die Alchimisten glaubten, mit der richtigen Formel Gold machen zu können. Johann Friedrich Boettger, wegen des Verdachts der geheimen Goldmacherei aus Preußen flüchtig, erfand 1710 auf der Suche nach dem Goldrezept das „weiße Gold": Meißener Porzellan. In München gab es bereits um 1500 ein Kräutergewölbe, und

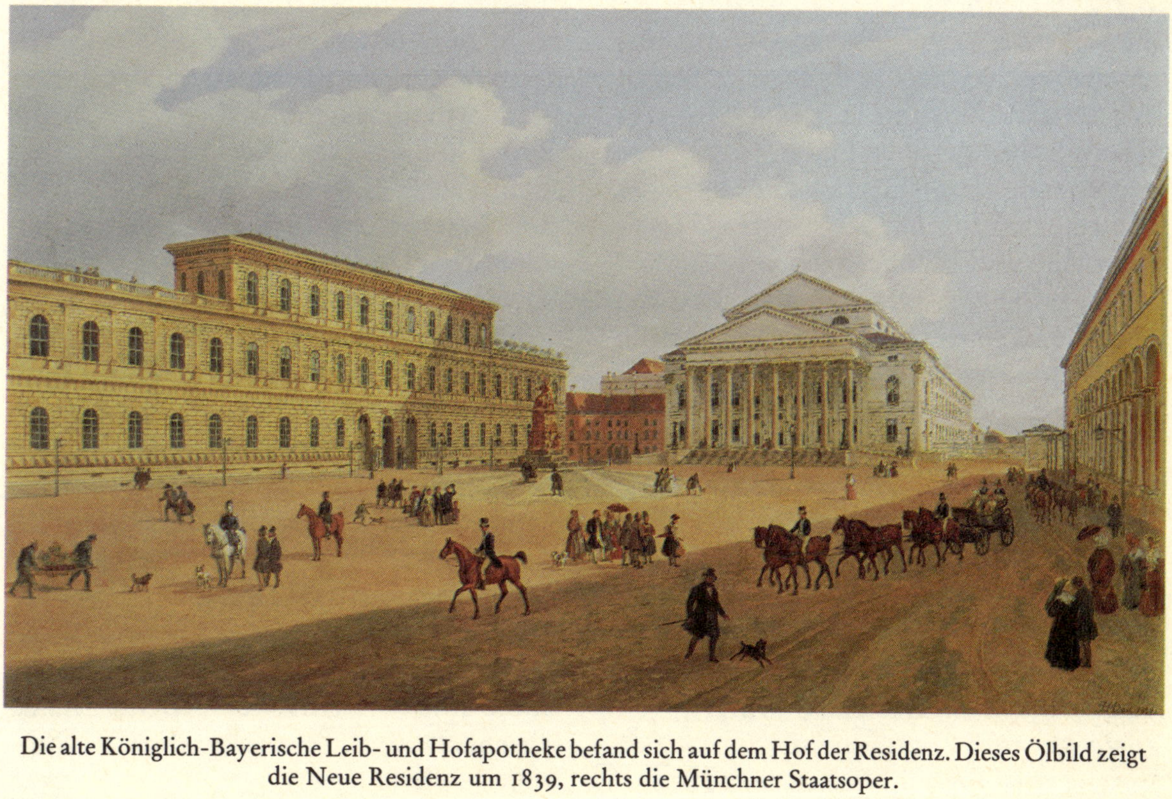

Die alte Königlich-Bayerische Leib- und Hofapotheke befand sich auf dem Hof der Residenz. Dieses Ölbild zeigt die Neue Residenz um 1839, rechts die Münchner Staatsoper.

die Ur-Apotheker kurierten mit Rezepturen, die uns leider nicht erhalten sind. Der berühmte Arzt Theophrastus Bombastus von Hohenheim, genannt Paracelsus, ließ sich feiern, wenn ihm auf seinen Reisen eine Heilung gelang – und floh bei Nacht und Nebel aus Furcht vor Strafe, wenn ein prominenter Patient trotz aller Bemühungen verstarb.

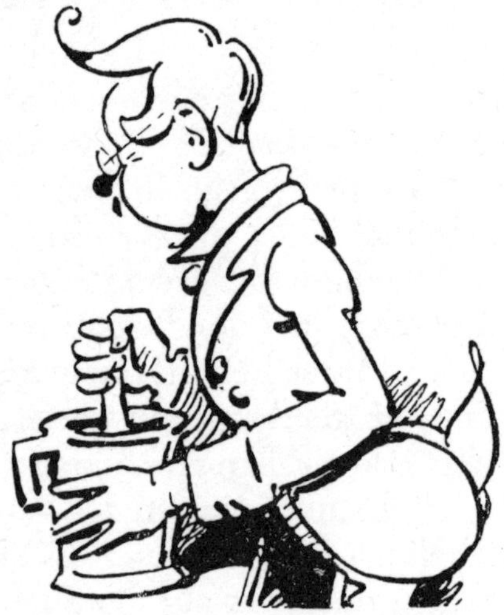

Das ist „Apthekereiproviser Mickefett". Bei Wilhelm Busch (1832 – 1908) vertreibt er seinen Nebenbuhler mit Abführmitteln.

Das Geheimnis der sanften Droge, die die Selbstheilungskräfte des Organismus anzuregen vermag, erfuhren Soldaten des letzten Krieges in der Gefangenschaft. Sanitäter gaben ihnen Wacholderbeeren, um Wasser auszutreiben bei allen Harnwegsentzündungen, bei Herzschwäche und Hungerödemen.

In der Schweiz pilgern heutzutage viele Leute zu einer alten Nonne, die für alle möglichen Beschwerden ein Kraut weiß. Die „Herboreria", nicht die Apotheke, suchen die Bäuerinnen von Ibiza auf, wenn ein Mitglied der Familie krank ist. Auf dem Viktualienmarkt in München werden Sie immer ein Kräuterweiblein finden, das gegen jede Alltagsbeschwerde eine Teemischung kennt.

Rezepturen heutiger Arzneimittel haben vielfach überzogene Hoffnungen geweckt und Enttäuschung bewirkt. Furcht vor unerwünschten, teils riskanten Nebenwirkungen führt zur Rückbesinnung auf alte Medizin aus Stoffen der Natur. Weil erst neuerdings an wenigen medizinischen Hochschulen natürliche Heilweisen und die Anwendung natürlicher Heilmittel gelehrt werden, bleibt die Naturheilkunde vorerst überwiegend Heilpraktikern überlassen und gerät häufig ins Abseits dubioser „Wunderheiler". Gelegentlich wird sie auch – zu Unrecht – von Ärzten ins Abseits verwiesen.

Die Wiederentdeckung der Manuale der Königlich-Bayerischen Leib- und Hofapotheke hat deshalb einen besonderen Rang: Diese Rezepturen stammen von damaligen Ärzten und Apothekern. Oder sie wurden aus der Volksmedizin überliefert und von Fachleuten geprüft und für gut befunden. Und nicht einmal von irgendwelchen, sondern von Auserwählten, die Könige und Fürsten versorgen durften – die Reichen und die Mächtigen von einst.

Wenn Sie ganz und gar nur modernen Arzneimitteln vertrauen, können Sie einwenden, daß es die Ärzte und Apotheker vor hundert Jahren eben noch nicht besser wußten, und daß früheren Generationen eben nichts Hilfreicheres zur Verfügung stand, selbst wenn sie die Unzulänglichkeiten ihrer Rezepturen erkannt hätten. Das trifft mit Sicherheit auf die Behandlung schwerer, lebensbedrohlicher Leidenszustände zu. Aber eben nur auf diese.

Mit Sicherheit wußten die alten Hofapotheker besser Bescheid, wenn es um die Behandlung von Alltagsbeschwerden, harmlosen Erkrankungen, lästigen Erscheinungen des fortgeschrittenen Lebensalters oder chronischen Leiden mit natürlichen Heilmitteln ging. Die Schulmedizin von damals entspricht weitgehend der „grünen" oder „alternativen" Medizin von heute. Es ist an der Zeit, sie in unseren Wissensschatz einzubeziehen – nicht als Konkurrenz, sondern als sinnvolle Ergänzung.

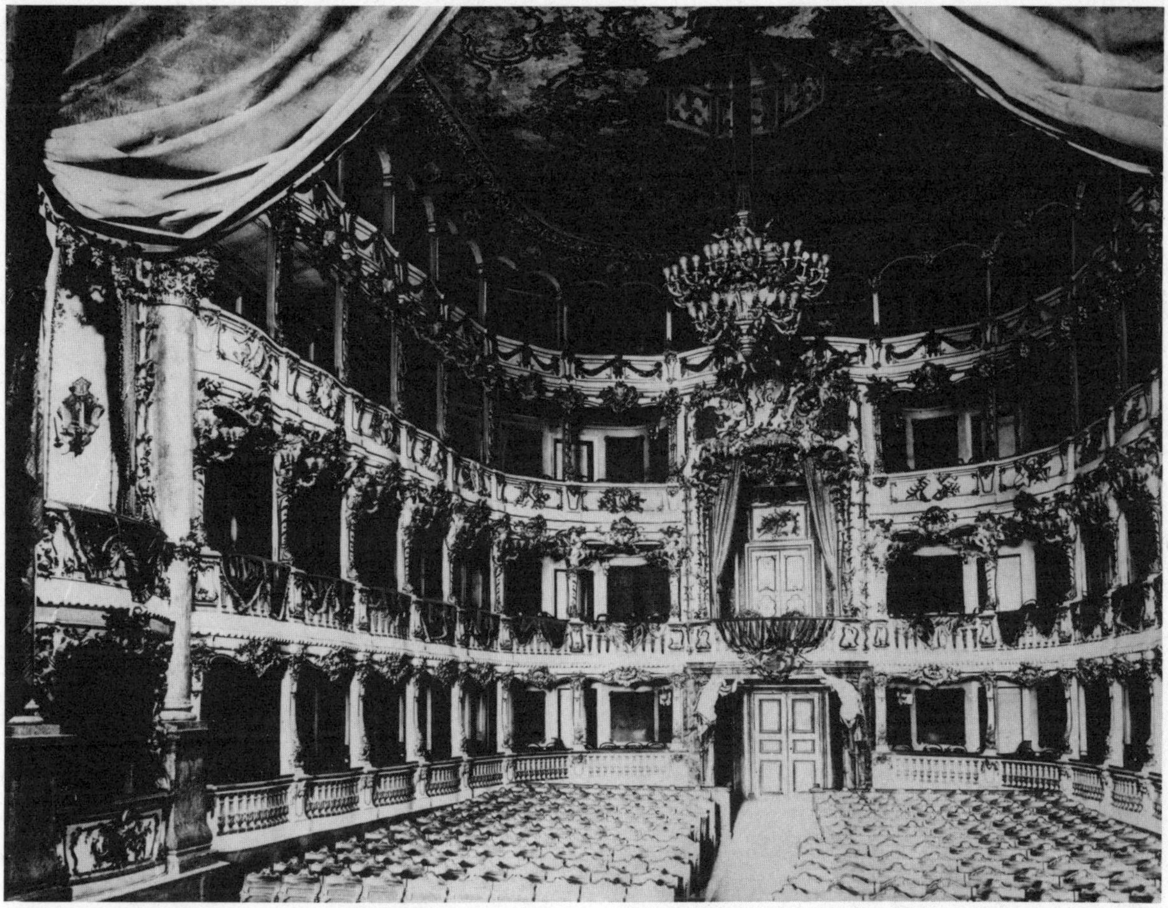

Das Cuvilliés-Theater in der Residenz: Wo heute das Parkett ist, war einst die Hofapotheke.

Deutschlands berühmtester Apotheker

Die Bayerische Hofapotheke, deren Nachfolgerin heute Residenzapotheke heißt und noch immer ihren Sitz in der Münchner Residenz hat, gehört zu den ältesten und ruhmreichen Apotheken in Deutschland. Anno 1540 wird sie bereits als „Apotheke der Hofleute" erwähnt. Um 1800 befand sie sich auf einem Hof der Residenz – genau dort, wo heute das Cuvilliés-Theater angesiedelt ist, das man nach dem großen Luftangriff (1944) an dieser Stelle wieder aufgebaut hat. Wer einen Parkettplatz hat, „sitzt" in der einstigen Hofapotheke.

Die große Zeit dieser „Offizin" (alter Ausdruck für Apotheke) begann 1823. Maximilian I. Joseph (1756 – 1825) hatte sich die Königswürde erkauft, indem er Napoleon 30000 Mann Hilfstruppen zur Verfügung gestellt hatte. Mit den wenigen Rückkehrern kam auch der Oberfeldapotheker Franz-Xaver Pettenkofer aus Rußland nach Hause. Er wurde in Anerkennung seiner Verdienste im Felde zum leitenden Hofapotheker berufen.

Um diese Zeit hütete sein Neffe Max-Joseph Pettenkofer noch die Kühe auf dem ärmlichen elterlichen Einödhof Lichtenheim bei Lichtenau. Aber der kleine Max hatte Glück: der zwar verheiratete, aber kinderlos gebliebene Onkel holte ihn nach München und ließ ihm auf dem dortigen Gymnasium die bestmögliche Erziehung angedeihen. Das Abitur bestand Max 1837 mit Auszeichnung. Auf Onkels Geheiß studierte Max danach an der Universität Naturwissenschaften und Pharmazie. Zwei Jahre später begann er seine Lehre in der Apotheke seines Onkels. Er löste den Apothekenlehrling Carl Spitzweg ab, der später ein weltberühmter Maler wurde.

1843 approbierte Max Pettenkofer zum Apotheker mit Auszeichnung, promovierte noch im gleichen Jahr zum Doktor der Medizin, Chirurgie und Geburtshilfe. Seine Dissertation befaßte sich mit einem der größten Zeitübel, der Cholera. Im Jahr darauf ging er zu Justus von Liebig nach Gießen und erfand mit ihm den Fleischextrakt. An der kommerziellen Auswertung verdiente Pettenkofer nicht mit. Aber das Streben nach Geld war ihm auch nicht wichtig.

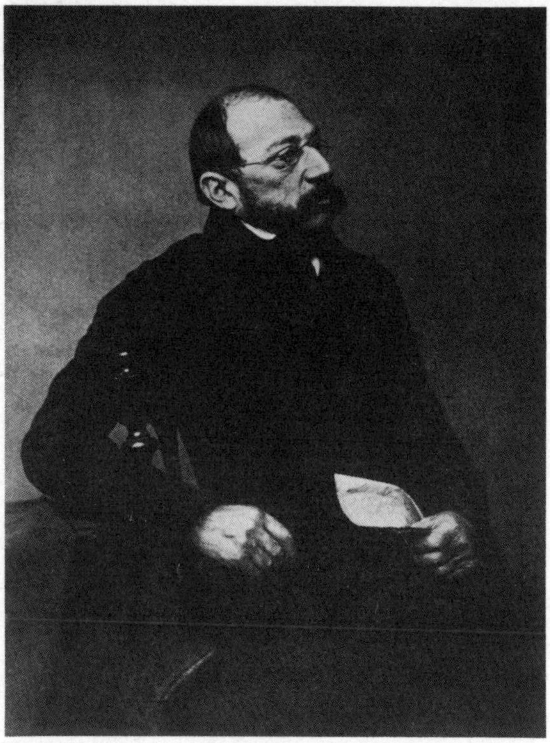

Carl Spitzweg, 1808 bis 1885, berühmter Maler, war Provisor in der Hofapotheke.

Aus Max Pettenkofer wurde ein unermüdlicher Forscher. Wieder in München, erfand er eine neue Methode zur Goldscheidung, entwickelte Reagenzien für die medizinische Diagnose, wurde Professor an der Universität. Die Bayerische Akademie der Wissenschaften berief ihn als ordentliches Mitglied. Für die Münchner Innenstadt erfand er die erste Holzgasbeleuchtung, für die immer feuchte Residenz eine Warmluftzentralheizung. Auf sein Erfinderkonto kommen der deutsche Zement und ein bis heute verwendetes Mittel zur Reinigung von Ölgemälden.

Als 1850 sein Onkel starb, wurde Max Pettenkofer Hofapotheker. Er diente der Apotheke fünfzig Jahre lang, ohne jemals Lehre und Forschung aufzugeben. Er wurde Begründer der wissenschaftlichen Hygienelehre. Den Mächtigen im Lande und seinen Studenten erklärte er die Zusammenhänge zwischen Bodenverschmutzung durch Fäkalien und Cholera. Er entwarf für München die erste moderne Schwemmkanalisation und setzte den aufwendigen Bau auch durch. Der König machte ihn zum Geheimen Hofrat und adelte ihn schließlich sogar.

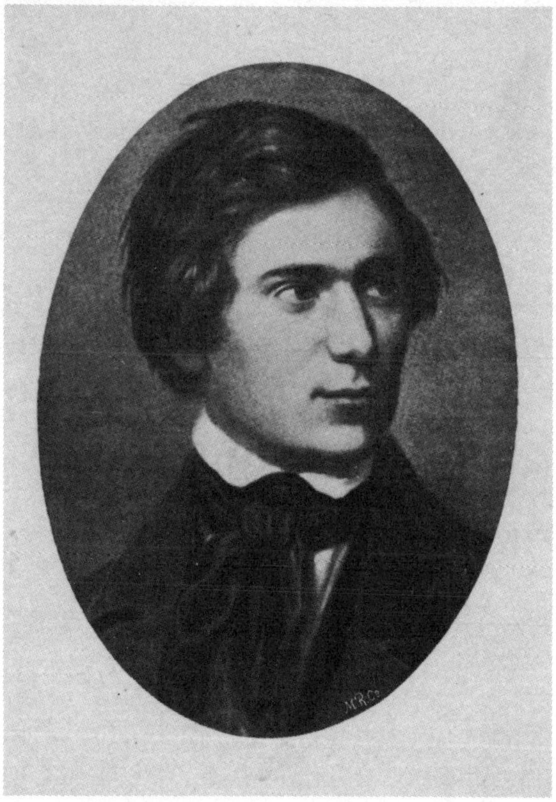

Max Pettenkofer mit 26 Jahren, noch ohne Adelstitel.

Die Rezepte in den Manualen der Hofapotheke haben dem kritischen naturwissenschaftlichen Verstand dieses größten deutschen Apothekers ein halbes Jahrhundert lang standgehalten. Manche stammen sicher von ihm selber.

Am 10. Februar 1901 erschoß sich Max von Pettenkofer, 83 Jahre alt, in

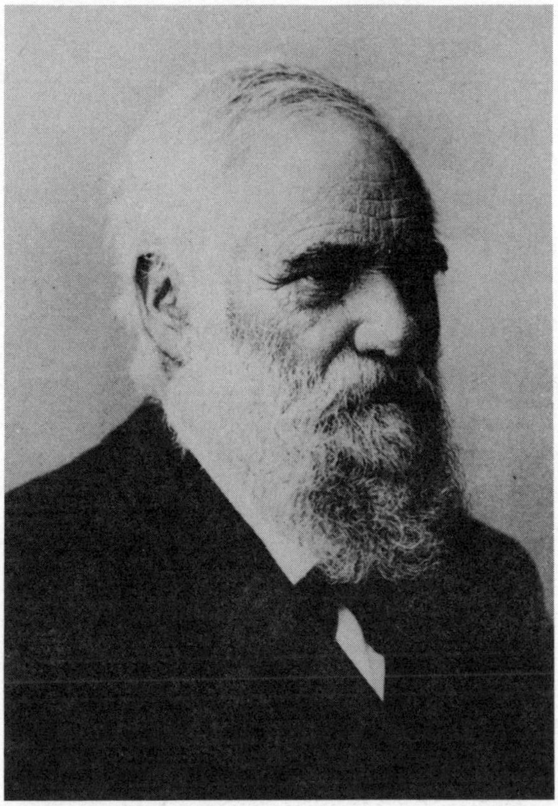

Max von Pettenkofer mit 75:
Deutschlands berühmtester Apotheker.

seinem Haus am Starnberger See. „Ich werde verrückt – ich werde ein Trottel", klagte zuvor der große alte Mann seiner Schwiegertochter. Er litt an einer Gehirnsklerose – einer Alterserkrankung, gegen die es bis heute keine wirksame Medizin gibt.

Ein jedes Medikament zu seiner Zeit

Erst nach den zwanziger Jahren gerieten die Manuale der Königlich-Bayerischen Leib- und Hofapotheke in Vergessenheit. Die medizinische Wissenschaft machte gewaltige Fortschritte. Krankheiten, die als unheilbar galten, konnten plötzlich mit Tabletten, Spritzen oder Operationen besiegt werden.

Der Kampf gegen die Cholera wurde gewonnen. Die Tuberkulose, deren Bazillus 1883 von Robert Koch in Berlin entdeckt wurde, hatte ihren Schrecken verloren. An Diphtherie stirbt heute kein Kind mehr. Die Perniziöse Anämie, um die Jahrhundertwende noch mit Sicherheit tödlich, wird mit einer Spritze, in regelmäßigen Zeitabständen verabreicht, lebenslang unter Kontrolle gehalten, ohne den Betroffenen auch nur lästig zu sein. Gegen die Blutzuckerkrankheit (Diabetes) gibt es exakt dosierbare Medikamente. Chirurgie und Strahlenmedizin ringen dem Krebs Jahr für Jahr etwas von seinem Schrecken ab.

Dennoch ist die Begeisterung über all diese neuen Medikamente verflogen. Die nüchterne Erkenntnis setzt sich durch, daß starke Medizin teils riskante, fast immer unliebsame Nebenwirkungen verursacht. Bei dramatischen, unmittelbar das Leben bedrohenden Krankheiten, unerträglichen Schmerzen, schweren chronischen Leiden und nach Unfällen oder Operationen müssen Ärzte und Betroffene diese Nebenwirkungen in Kauf nehmen.

Trotz immer neuer, oft verbesserter Mittel können Folgeschäden nicht immer ausgeschlossen werden. Jahr für Jahr machen Medikamente Schlagzeilen, die von den Gesundheitsbehörden verboten oder deren Anwendungserlaubnis drastisch eingeschränkt werden.

Deshalb ist es so schade, daß viele alte Rezepturen in Vergessenheit gerieten. Insbesondere die natürlichen Mittel aus Heilpflanzen und Mineralstoffen könnten bei zahlreichen Beschwerden und Leidenszuständen wertvolle Dienste erweisen und in bestimmten Krankheitsstadien die Anwendung stark wirkender Arznei ganz oder teilweise überflüssig machen.

Die Vorteile liegen auf der Hand:

- Sanft wirkende pflanzliche, mineralische oder homöopathische Medikamente verursachen so gut wie niemals Nebenwirkungen oder Unverträglichkeiten.
- Bleiben sie im Einzelfall (z. B. bei falscher Diagnose) wirkungslos, wie das auch bei stärkeren Medikamenten der Fall sein kann, so richten sie im ungünstigsten Fall wenigstens keinen zusätzlichen Schaden an.

Es stellt deshalb eine Bereicherung für das tägliche Leben dar, daß die Rezepturen der Königlich-Bayerischen Leib- und Hofapotheke wieder aufgetaucht sind. Insbesondere die natürlichen Mittel aus Heilpflanzen und Mineralstoffen, großenteils in homöopathischen Dosierungen, können so in bestimmbaren Krankheitsstadien die Anwendung stark wirkender Arznei ganz oder teilweise überflüssig machen.

Schreiten chronische Prozesse oder Altersbeschwerden dennoch voran oder kommt es bei zunächst harmlosen akuten Erkrankungen zu Komplikationen, so steht stärkere Medizin allemal zur Verfügung. Der Körper ist noch nicht durch Antibiotika, Sulfonamide, Kortikoide, Entzündungshemmer und schmerzbetäubende oder antiallergische Mittel seiner selbstheilenden Kräfte beraubt und kann besser reagieren. Gewöhnung und Suchtgefahr können bei sanft wirkenden Mitteln ausgeschlossen werden.

Die behutsame, allmählich einsetzende Wirkung der Natur entnommener Drogen zielt auf Aktivierung der körpereigenen Abwehr zum Zwecke der Selbstheilung: Ausleitung von Erregern und ihren giftigen Stoffwechselschlacken über Harn, Stuhl, Haut und Atmung; Anregung der Filtertätigkeit der Lymphknoten zur Reinigung der Körperflüssigkeit; Aktivierung der weißen „Freßzellen“ (Phagozyten) im Blut im Sinne einer Blutreinigung; Anregung der inneren Hormondrüsen im Sinne einer Normalisierung der chemisch-biologischen Vorgänge im Organismus.

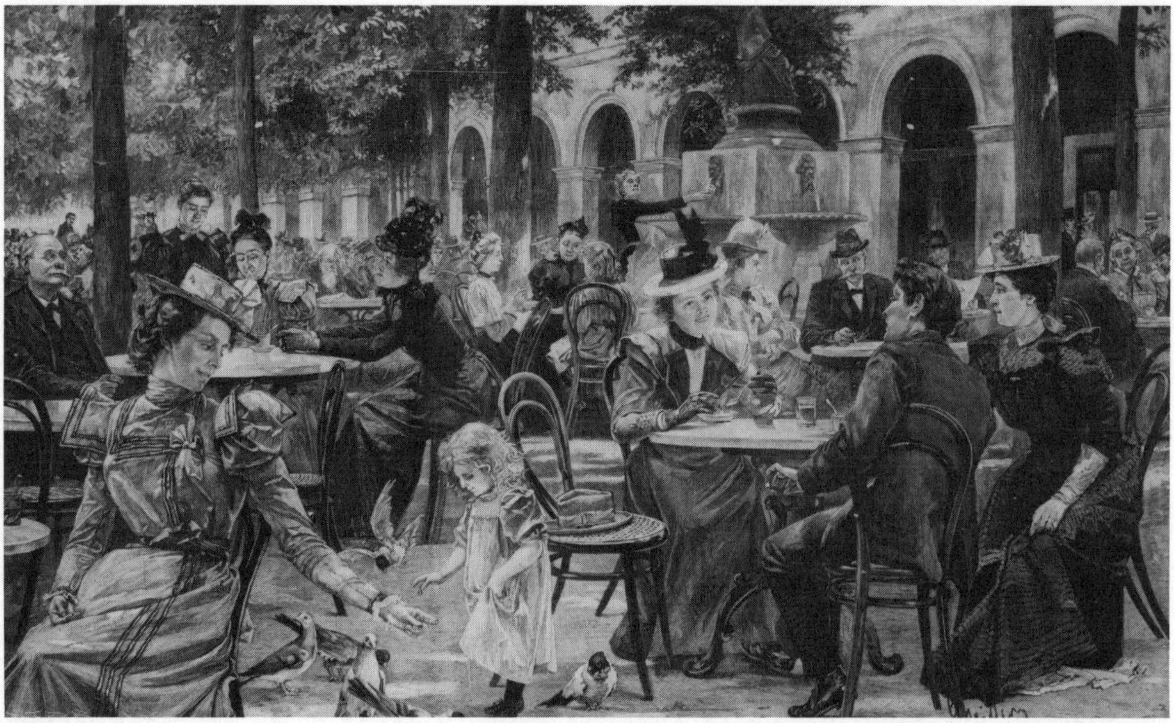

Sommernachmittag im Münchner Hofgarten, 1898, Zeichnung. Der Garten gleich neben der Residenz stand den Bürgern offen.

Naturheilmittel ersetzen keine Körperfunktion, sondern setzen die Reaktionsfähigkeit des Organismus voraus. Damit sind die Anwendungsbereiche abgegrenzt. Was bei Organversagen oder Superinfektion viel zu schwach ist, kann gerade deshalb bei undramatischen Beschwerden besonders geeignet sein. Kein vernünftiger Arzt wird dem Grundsatz widersprechen, daß die beste Medizin immer die harmloseste in der niedrigstmöglichen Dosis ist, sofern sie eben noch wirkt.

Zur Vorbeugung sind Rezepturen, wie sie in den Manualen der Hofapotheke stehen, bestens geeignet. Um sich beispielsweise vor Erkältungen zu schützen, braucht man nur die Abwehrkräfte des Blutes und der Lymphknoten zu stärken und die Ausleitung von Erregern, Giftstoffen und Stoffwechselschlacken zu aktivieren. Um Herzleistung und Blutdruck auf normalem Stand zu halten, genügt es, neben körperlichen Aktivitäten für optimale Sauerstoffversorgung des Blutes und Durchblutung der Gefäße zu sorgen. Zur Kräftigung der Nieren und zur Vorbeugung gegen Steinleiden sind ausleitende Trinkstöße bestens geeignet. Um eine zuverlässige Darmentleerung zu sichern, bedarf es geringer Mengen von Bitterstoffen. Alle diese vorbeugenden Maßnahmen lassen sich mit Kräutertees und Pflanzensäften treffen.

Im Vorfeld von Erkrankungen und bei leichten Beschwerden ist mit natürlichen Heilmitteln am besten geholfen. Die körpereigene Abwehr wird gestärkt und überwindet Infektionen. Sanfte Blutdrucksenkung bei labilem oder mäßigem Hochdruck, Ruhigstellung bei Nervosität oder Unruhe, Förderung eines gesunden Schlafes, Beseitigung von Aufstoßen, Völlegefühl oder Verstopfung, Anregung bei Antriebslosigkeit, Schlappheit, Müdigkeit oder depressiven Stimmungslagen gehören zu den klassischen Indikationen.

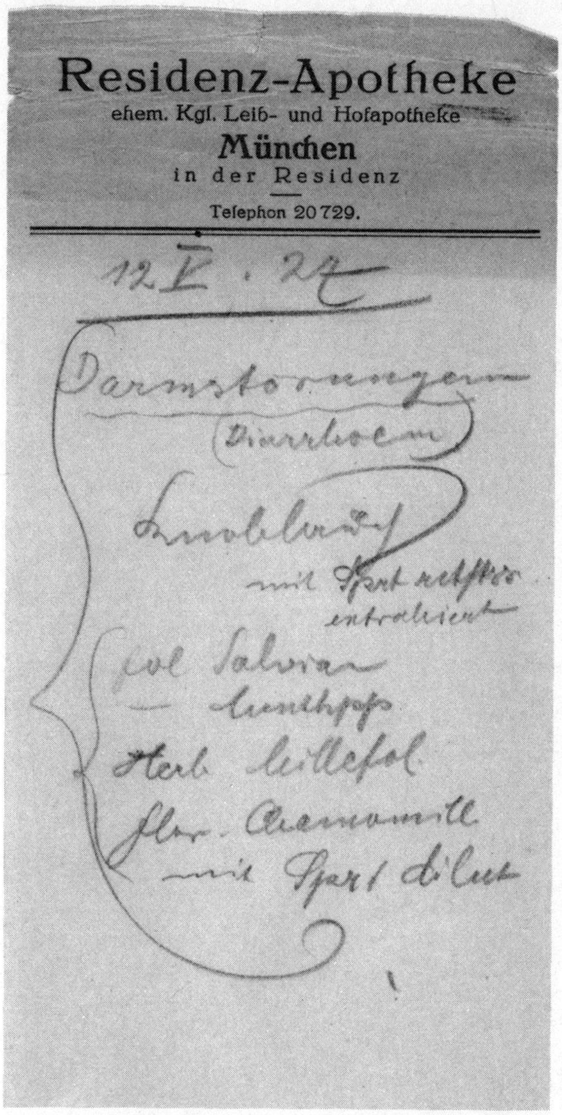
Residenz-Apotheke
ehem. Kgl. Leib- und Hofapotheke
München
in der Residenz
Telephon 20729.

Zur Bereinigung von Durchfällen: Knoblauchextrakt und alkoholischer Auszug von Salbei, Pfefferminze, Schafgarbe, Kamille.

Lästige Beschwerden bei Husten, Schnupfen, Katarrh, Bronchitis und einfacher Grippe können mit Rezepturen der alten Hofapotheker gelindert werden. Erleichterung ist bei leichtem oder mittelschwerem Fieber möglich, ohne das heilende Fieber gewaltsam herunterzudrücken.

Bei akuten Magen- und Darmbeschwerden, auch bei Übelkeit, Erbrechen oder Durchfall, wirken Teezubereitungen Wunder. Durch verbesserte Ausscheidung und Anregung der Hormondrüsen bessern sich oft Hautausschläge und Juckbeschwerden.

Schmerzen lassen sich mit Tees, Säften und homöopathischen Medikamenten nicht abschalten, wie dies mit betäubenden Schmerzmitteln möglich ist. Aber Schmerzen, zum Beispiel Kopf- oder Magenschmerz, sind eine sehr subjektiv empfundene Sache. Und es spricht vieles dafür, daß erst der regelmäßige Griff zur gewohnten betäubenden Pille die häufige Wiederkehr der Pein verursacht. Besser wäre es, mit sanften Drogen auf das Nervensystem beruhigenden Einfluß zu nehmen, selbst um den Preis, daß lästige Beschwerden zeitweilig ertragen werden müssen.

Bei chronischen Erkrankungen ist der Einsatz natürlicher bzw. homöopathischer Medikamente besonders sinnvoll, solange damit befriedigende Wirkungen erzielt werden können. Ansonsten sollten sie als zusätzliche Mittel eingesetzt werden, um nach Möglichkeit starkwirkende Arznei auf ein Minimum zu reduzieren. Denn Alters- und Verschleißleiden, Rheuma, Arteriosklerose, Herzleistungsschwäche, Bluthochdruck oder Durchblutungsstörungen erfordern oft lebenslange Einnahme von Medikamenten und damit die größten Risiken: Gewöhnung und Sucht, nachlassende Wirkung und Steigerung der Dosis, Schwächung der Abwehrkräfte und Organschädigung.

Im Erholungsstadium nach schweren Krankheiten ist sanfte Arznei grundsätzlich immer das Mittel der Wahl. Wenn der Arzt starke, verschreibungspflichtige Medikamente aus gutem Grund frühzeitig absetzt, ist der Betroffene noch keineswegs gesund. Das gilt ganz besonders für Erkrankungen der Nieren und der Harnwege, für entzündliche Prozesse der weiblichen und männlichen Organe, nach dem Abschluß nervlicher oder psychischer Behandlungen und zur schnelleren Überwindung von Schwächezuständen nach Operationen, Unfällen und schweren Infektionskrankheiten (z. B. Hepatitis).

Patienten ohne Geduld

Um von den Rezepturen der Königlich-Bayerischen Leib- und Hofapotheke zu profitieren, könnten wir uns einmal folgendes überlegen:

Bis der Mensch krank wird, ist er eigentlich erstaunlich lange gesund. Und wenn es ihm gutgeht, neigt er zu kleineren und größeren Sünden, die das Leben erst lebenswert erscheinen lassen: er ißt und trinkt zuviel und zu „hochprozentig“, raucht reichlich, schläft wenig, regt sich viel zu oft auf und viel zu wenig ab, sucht Spannung statt Entspannung und strengt seine Muskeln dank immer modernerer Technik immer weniger an. Die meisten dieser Übertreibungen werden schon in der Bibel beklagt. Sie sind also nicht einmal neu.

Nach Jahren oder Jahrzehnten bekommt der Mensch dafür und für die mitproduzierten Umweltgifte in Luft, Wasser und Nahrungsmitteln seine Rechnung. Er erschrickt – das ist verständlich. Bei kritischer Selbstbetrachtung leugnet er aber gar nicht, an dem Zustand mitschuldig zu sein.

Er ruft – und das ist neu – nach dem sozialen Netz, das ihm umfassend zur Verfügung stehen soll. Schließlich zahlt er ja Beiträge zur Krankenkasse. Aber zahlt er auch „Risikozuschläge“ für das eigene Mitverschulden?

Der Mensch wird ungeduldig und wünscht Abhilfe – und zwar zügig. Am liebsten eine Spritze, die alles heilt. Aber diese „eine“ Spritze, die in der Lage wäre, jahrzehntelange Sünden gutzumachen, gibt es nicht. Eine Spritze kann z. B. Schmerzen lindern, aber nicht für immer wegzaubern.

Ein Schnupfenspray kann die Nase frei machen, aber nicht die Millionen Bakterien und Viren, ihre Zelltrümmer und Giftstoffe, die im ganzen Körper parasitieren, in Luft auflösen. Manche moderne Mittel übernehmen zwar kurz-

Halskaupastillen.

Thymol	0,002
Borax	0,02
Saccharin	0,015.

Spec. laxant. Wühlhuber Nr II

Fruct. foeniculi	20,0
– Juniper.	30,0
35 Pf Aloës	10,0
Rad. Ebuli	30,0
Sem. foenugraec.	10,0.

Spec. pro essent.

Aloë 34,0
Rad. Gent
– Rhei
Rhiz. Zedoar. 1 Mk 30 Pf
Fung. Laric.
Fruct. Junip.
Elect. Theriac. āā 4,0
Crocus 1,5 – 2,0

ands. Ansetzkräuter zur Selbstbereitung der sog. „Augsburger" Lebensessenz 1 M 30 Pf

Gebrauchsanweisung:

Der Inhalt dieser Päckchens wird in eine geräumige Flasche gegeben u. hierauf mit 1 Liter guten Kornbranntwein (oder auch mit einer Mischung von 6 Teilen Wasser u. 4 Teilen reinem Spiritus) übergossen 8–14 Tage lang unter öfterem Umschütteln in der Sonne oder im warmen Zimmer bei Seite gestellt. Hierauf wird abgeseiht oder filtriert u. die nun fertige Essenz in gut verkorkten Flaschen nicht zu kühl aufbewahrt.

Man nimmt 1 Kaffeel. bis 1 Likörglas voll 1–2 mal im Tage. –

Spec. pectoral. c. fructibus

Fruct. Pruni domestic.	500,0
Caric. . . .	500,0
Dactyl. . . .	250,0
Jujub. . . .	250,0
Siliqu. dulc.	250,0

verte!

„Augsburger Lebensessenz": Das Pulver aus Enzianwurzel, Rhabarberwurzel, Zedernwurzel, Lärchenschwämmchen, Wacholderbeeren, Theriak und Safran wurde zu Hause mit Wasser und Alkohol angesetzt. Wirkungen: abführend, ausleitend, beruhigend.

fristig so eine Art Polizeifunktion im Körper und „räumen richtig auf". Sie setzen aber dabei das körpereigene Immunsystem matt: fremde Besatzer unterdrücken die eigene Ordnungsmacht.

Unsere Vorfahren waren geduldiger. Sie akzeptierten, daß ein Schnupfen „seine Zeit" dauert und daß man sich mit dem Rheuma arrangieren muß, weil es (bis heute) unheilbar ist. Sie hatten eben kein Rheumamittel, das zwar die Schmerzen für Wochen betäubt, dafür aber die weißen Blutkörperchen (die Blutpolizei!) zerstört, Leber und Nieren schädigt, Blutungen im Magen-Darm-Trakt verursacht, Wasser staut und die Muskulatur schwächt.

Als die Leute noch auf die Rezepturen der Königlich-Bayerischen Hofapotheke angewiesen waren, gaben sie sich mit einem Tee zufrieden, legten Wickel und Kompressen an, rieben sich mit Kräuterauszügen ein, schluckten pflanzliche Tropfen und homöopathische Tabletten – und das alles wochen- und monatelang, wenn nicht für den Rest ihres Lebens.

Das war, in vielen nicht lebensbedrohlichen und in allen harmlosen Fällen, der richtige Weg.

Wenn die Krankheit allerdings schlimmere Ausmaße annahm, waren die früheren Ärzte- und Apothekergenerationen am Ende ihres Lateins. In den Manualen der Hofapotheke stehen auch einige Rezepte gegen schwere Krankheiten, die wir bei heutigem Wissensstand als gefährliche Giftmischerei bezeichnen müssen. Möglich, daß sie ihre Wirkung taten, ausgeschlossen, daß es keine riskanten Nebenwirkungen gab. Auf die Wiedergabe solcher Rezepturen muß in diesem Buch verzichtet werden.

- Die harmlosen Mittel von einst waren und sind die geeignete Medizin für leichte Krankheiten.
- Die starken Mittel von heute sind die bessere Medizin bei dramatischen Leidenszuständen.

Schon die niedrige Dosierung starker

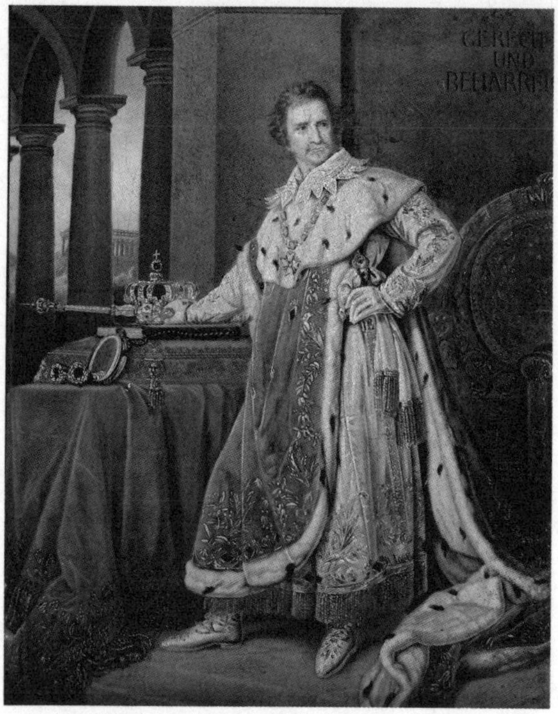

König Ludwig I. von Bayern (1786 – 1868) in der Krönungsrobe.

Medizin bei verhältnismäßig geringen Beschwerden hat millionenfach zur Abhängigkeit, zur Pillensucht und zu medikamentenbedingten Erkrankungen geführt. Der Patient empfindet ein Medikament als wohltuend. Er kehrt, ohne den Arzt zu befragen, bei neuerlichen Beschwerden zu diesem Mittel zurück. Weil es „so gut hilft", wird es auch Verwandten und Freunden bestens empfohlen. Mit der Zeit erhöht der Patient die Dosis, weil die erwünschte Wirkung, durch Gewöhnung bedingt, nur durch immer größere Mengen erzielt wird.

Zum Arzt kehrt der Patient nur zurück, um sich neue Rezepte ausstellen zu lassen. Meistens muß es dann eine noch stärkere Medizin sein, weil das Mittel „davor" selbst bei Überdosis nicht mehr hilft. Der Mediziner kann in vielen Fällen nicht erkennen, ob die Krankheit tatsächlich fortgeschritten oder der Patient süchtig geworden ist. Aber selbst der Durchblick nutzt der Sache wenig: Wer ein Mittel braucht, weiß es sich fast immer auch zu beschaffen. Der Teufelskreis ist komplett.

Die Hofapotheker als Mädchen für alles

Die Manuale der Königlich-Bayerischen Leib- und Hofapotheke enthalten nicht nur Rezepturen für Medikamente. In der Offizin wurden auch Gesundheitsweine und Gesundheitsliköre hergestellt. Man mixte allerlei alkoholische Getränke für die großen Gesellschaften am Königlichen Hofe. Es ist überliefert, daß der ehemalige Apothekerlehrling Carl Spitzweg nach umfangreichen Studien der Malerei in Paris noch einmal als „Provisor" in die Hofapotheke zurückkehrte und sehr zum Ärger Pettenkofers reichlich den Geschmack der Alkoholika „verkostete".

Es wäre schade, die eher heiteren Seiten aus den Büchern der alten Hofapotheker zu unterschlagen: Sie bereiteten Speiseeis, Handcreme, Haarwuchsmittel, Schuh- und Bartwichse, Parfüm, Fleckenwasser, Reinigungspaste für Polstermöbel und Ölgemälde, farbige Tinten, Abbeize für Farben und Lacke, Putzmittel für Metalle. „Für Seine Königliche Hoheit, Ludwig II.", so eine Anmerkung, stellten sie ein spezielles Schaben- und Wanzenmittel her.

Unter den „Haushalts-Tips" aus der

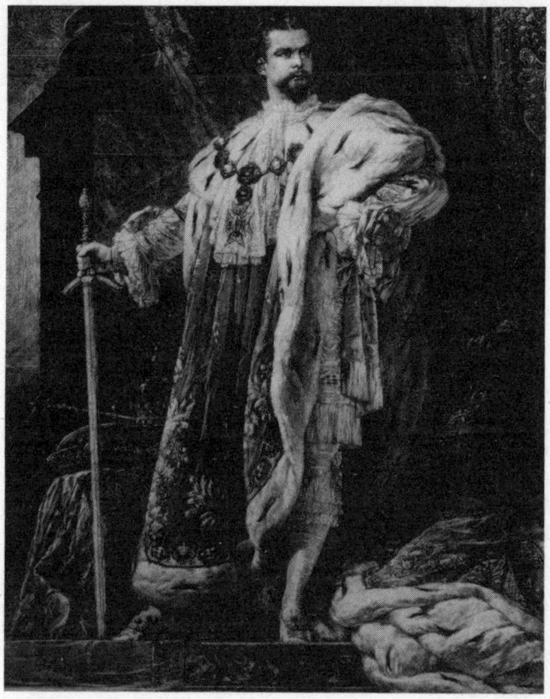

König Ludwig II. (1845 – 1886). Ertrank im Starnberger See.

Hofapotheke sind manche noch so brauchbar wie damals. Wer Spaß am Selbermachen hat, kann sie nachmixen. Wer nur mal schmunzeln möchte über die weidlich ungeliebte „Nebentätigkeit" der Hofapotheker, soll wissen, daß auch Schmunzeln heilen helfen kann. Die Seriosität der Heilmittel aus der Hofapotheke schränken derlei Kuriositäten nicht ein.

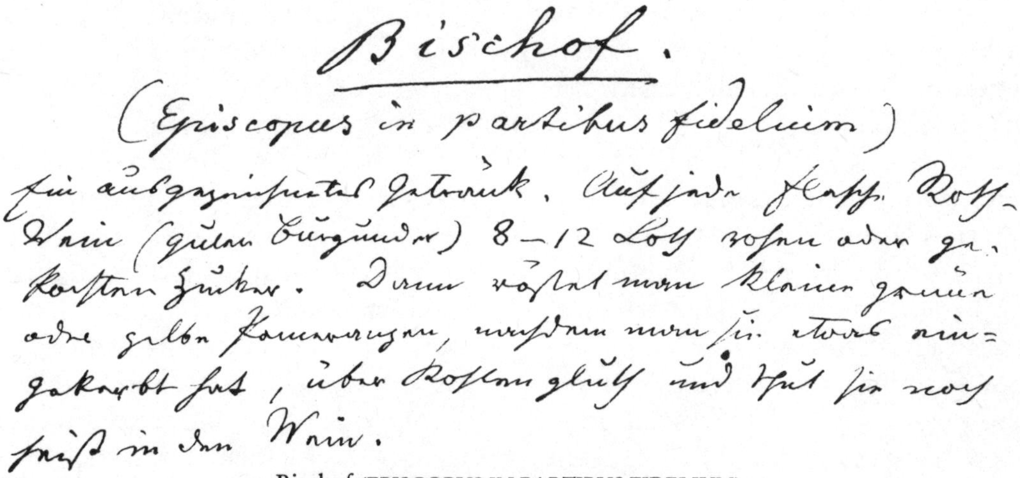

Bischof (EPISCOPUS IN PARTIBUS FIDELIUM)
Ein ausgezeichnetes Getränk. Auf jede Flasche Roth-Wein (guten Burgunder) 8-12 Loth rohen oder gekochten Zucker. Dann röstet man kleine grüne oder gelbe Pomeranzen, nachdem man sie etwas eingekerbt hat, über Kohlenglut und thut sie noch heiß in den Wein.

2. Kapitel

Teerezepte aus der Königlich-Bayerischen Leib- und Hofapotheke

Noch am Beginn dieses Jahrhunderts waren Teezubereitungen aus Heilkräutern eine Therapie, die von Ärzten verordnet und bei allen harmlosen Beschwerden angewendet wurde. Die Königlich-Bayerische Leib- und Hofapotheke führte weit über hundert getrocknete Kräuter. Die Apotheker hatten gebräuchliche Teemischungen im Kopf, und zahlreiche Rezepte sind zusätzlich in den Manualen verzeichnet.

Unsere Urgroßeltern bzw. Großeltern holten sich zur Linderung der Schmerzen „ihren" Tee aus der Apotheke.

Kritiker der Heilpflanzenkunde wenden ein, daß zahlreiche Kräuter nur winzige Spuren wirksamer Substanzen enthielten. Schon die Frischpflanze enthalte keine „standardisierbaren" Wirkstoffmengen. Klima, Witterung, Boden oder Jahreszeiten machen jede Pflanze mal mehr, mal weniger inhaltsreich. Durch Trocknung und Lagerung träten weitere Verluste auf. Was übrigbleibe, sei im wesentlichen Einbildung.

Gesetzt den Fall, ein Mensch, der unter Verstopfung leidet, tränke einen Abführtee und hätte Erfolg aus purer Einbildung, so wäre das die ideale Heilmethode! Tatsächlich gibt es ja anerkannte Methoden der Selbstbeeinflussung (autogenes Training), mit denen bestimmte Erkrankungen – u. a. auch Verstopfung – gebessert werden können. Das autogene Training versagt aber z. B. bei Kindern, während Teezubereitungen ausgesprochen gut ansprechen.

Es sind also doch die winzigen Spuren der „nicht standardisierbaren" Wirkstoffe, die eine Wirkung herbeiführen.

Teezubereitungen sind darüber hinaus weder enorm zeitraubend, noch besonders schwierig.

Kräutertees schmecken (im Gegensatz zu der Meinung einiger Skeptiker) meist sehr gut – und zeigen vor allen Dingen die gewünschte Wirkung.

Wer einige Rezepturen aus der Königlich-Bayerischen Leib- und Hofapotheke selber ausprobieren will, bekommt die verschiedenen Kräuter in Apotheken, Drogerien, Reformhäusern oder Kräuterläden.

Für etliche Beschwerden gibt es in jeder Apotheke außerdem fertige Kräutermischungen, z. B. für Herz und Kreislauf, Nieren und Blasen, gegen Verstopfung oder zur Blutreinigung. Und wer wirklich der Teezubereitung nichts abgewinnen kann, findet in der Apotheke auch Kräutertees in Pulverform, die gleich in der Tasse mit heißem Wasser verrührt werden können.

Das beste wäre allerdings, bei Alltagsbeschwerden und zur Unterstützung der Behandlung bei chronischen Leiden den Kräutertee nicht als lästige Medizin anzusehen, sondern als ein nützliches Getränk, das sich in den meisten Fällen sogar geschmacklich verfeinern läßt – mit Honig oder Kandiszucker, mit Zitronensaft oder einem zusätzlichen, angenehm schmeckenden Kraut wie Pfefferminze, Melisse oder Fenchel.

Handschweißmittel.

Rp. Borax 15,0
Acid. salicyl. 5,0
I Acid. boric. 60,0
Glycerin 60,0
Spirt. 60,0

II Formalin, Aqu. dest. aa
ds morg. u. ab. einpins.

III Tannoformstreupulv.
Tannoform 1,0
Talc. 3,0
Amyl. Oryzae 1,0.

IV Formalin 12,0
Spirt. Colon. 10,0
Spirt ad 250,0
Handschuhe damit tränken

Gehirngrippe

bei motor. Lähmungen
für einen 20 jährigen
Cop. ord. [illegible] Mensch [illegible] Serologe (Spezialist)

Scopolamin. hydrobrom.
0,01/10,0
mds 2 mal tgl. 10 gtts

Magen & Darmtee

Flor. Chamomill. 05,0
Fol. Menthpip. 10,0
— Salviae 10,0
Herb. Millefolii 20,0

Tgl. vormittag 1 Kaffeel. auf 1 Tasse [illegible] / Tee kalt einweichen u. ziehen lassen dann in kochend. Wass. 20 Minut. ziehen lassen/

Tee für die Schwiegermutter

roburans, nervös.

Flor. Lamii alb. 3,0 Herb. Veronic. 10,0 Fol. Malv. 10,0
Herb. Millefol 10,0 Fol. Salviae 10,0 Fol. Menth pip 20,0
Rad. Valerian 30,0 Cort. Chinae 15,0.

vormittag 1 Kaffeel. [illegible] mit kaltem Wasser ziehen lassen dann mit 1 [illegible] heißem Wasser ziehen u. [illegible] 20 Min. ziehen lassen.

Der „Tee für die Schwiegermutter" enthielt wirksame Drogen zur Nervenberuhigung, gegen Klimakterium und Frauenbeschwerden, für die Kräftigung der Haut. Übertragene Rezeptur für eine Tagesdosis auf Seite 33.

Teezubereitung

Die Zubereitung eines Gesundheitstees ist denkbar einfach. Sie nehmen, je nach Vorschrift, von den angegebenen Kräutern jeweils einen oder mehrere „Teile" – kleine Mengen, die man beim Greifen zwischen zwei Fingern hält und die allgemein auch „Prisen" genannt werden. Die Teile müssen so klein sein, daß der Tee nach dem Abgießen immer eine helle gelbliche oder grünliche Farbe hat. Ist der Tee zu dunkel geraten, verdünnt man entsprechend mit abgekochtem Wasser – und nimmt beim nächsten Mal entsprechend weniger Teile (oder Prisen). Kein Gesundheitstee soll dunkelfarbig und streng im Geschmack sein, wenn er frisch ist. Spätere Dunkelfärbungen vom längeren Stehen spielen keine Rolle.

Die Fingerprisen geben Sie in eine Kanne und gießen ¾ Liter Kochwasser darüber. Das nennt man einen Aufguß. Zugedeckt soll der Tee 10 Minuten ziehen. Dann wird er durch ein Sieb abgegossen – am besten in eine Thermosflasche. Honig oder Kandiszucker, bei Diabetes und Übergewicht Süßstoff (möglichst kein weißer Zucker), werden zugesetzt. Der Tee wird über den Tag verteilt getrunken. Abweichende Vorschriften werden bei einzelnen Rezepturen erwähnt.

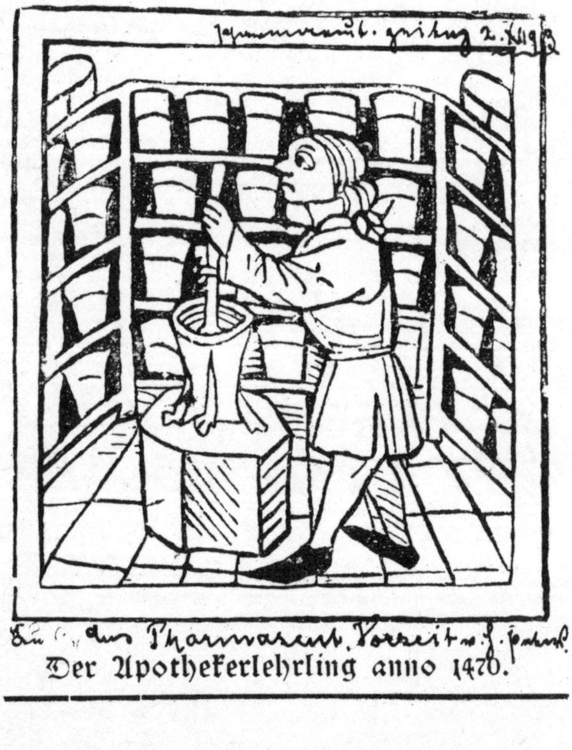

Der Apothekerlehrling anno 1470.

Die Originalrezepte der Königlich-Bayerischen Leib- und Hofapotheke wurden damals natürlich in größeren Mengen angegeben und hergestellt. Deshalb sind die nun folgenden Rezepturen umgeschrieben, um sie für den Hausgebrauch anwendbar zu machen. Geringfügige Mengenunterschiede der verschiedenen Kräuter bei der täglichen Zubereitung sind ohne Bedeutung; denn sie haben durch die Vielzahl ihrer winzigen Wirkstoffmengen die Eigenschaft, einander zu ergänzen. Phytotherapeuten behaupten auf Grund von Erfahrungen, daß sich die Vielzahl der Miniwirkungen sogar „potenziere", also vervielfache – wofür es allerdings bis heute weder einen wissenschaftlichen Beweis noch einen Gegenbeweis gibt.

Teemischungen lassen sich auch als Badezusätze verwenden. Sie eignen sich bestens für Fuß- und Handbäder, auch für Sitzbäder oder Vollbäder. Mit Teezusätzen kann man Kopfdampfbäder und feuchtwarme Umschläge machen. Bei entsprechender Eignung wird darauf bei den einzelnen Rezepturen hingewiesen. Die Wirkungen über Haut und Atmung wurden von den alten Hofapothekern offenbar hoch geschätzt. Sie werden heute noch von Anhängern der Kneippschen Wasserheilkunde vertreten.

Tee für die gute Verdauung (Abführtee)

Es gibt zahlreiche wirksame Abführmittel. Alle haben gemeinsam, daß der träge Darm nicht zu eigener Aktivität angeregt wird. Leichte Abführtees wirken sanfter. Sie werden am besten morgens (2 Tassen) auf nüchternen Magen und abends (1 Tasse) vor dem Schlafengehen getrunken. Eine Thermosflasche reicht dann zwei Tage. Die Trinkmenge sollte bei anhaltendem Erfolg „Schluck um Schluck" verringert und binnen 4 bis 8 Wochen abgesetzt werden.

Auch milder Abführtee ist keine lebenslange Lösung. Er soll nur den Übergang von stärkeren Medikamenten zur absoluten Freiheit von Medikamenten schaffen. Dazu ist es nötig, bei der täglichen Ernährung auf Zufuhr von Grobgemüse und Frischobst zu achten: Kohl, Rüben, Blattgemüse, Zwiebeln, Spargel, Salate, Paprikaschoten, alle schalen- und kernhaltigen Obstsorten reizen mit ihren Fasern und Kernen den Darm zur Aktivität. Die unverdauten Faserstoffe sorgen für reichliche Füllung, verhindern zu starken Wasserentzug und werden von der natürlichen Bakterienflora als Nährstoff angenommen.

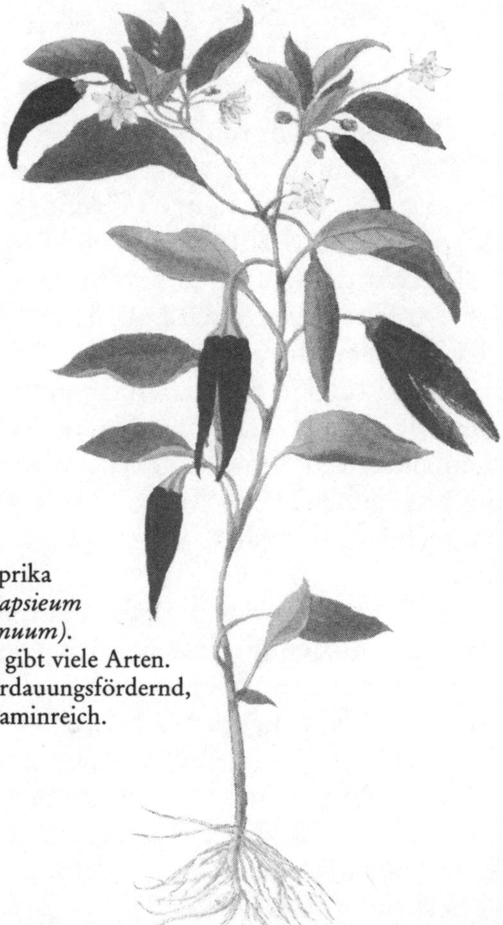

Paprika *(Capsieum annuum)*. Es gibt viele Arten. Verdauungsfördernd, vitaminreich.

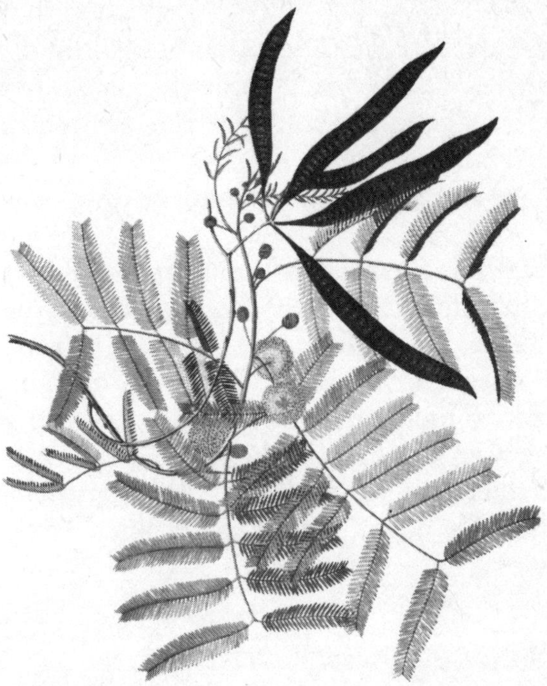

Akazie *(Acacia)*. Es gibt zahlreiche Arten. Auch die Mimose gehört dazu. Abführend.

Das alles wußte man um die Jahrhundertwende noch nicht. Die Ernährung war aber insgesamt wohl gröber und faserstoffreicher. Chronische Verstopfung kam entsprechend seltener vor als heute. Bei Beschwerden dieser Art mischten die Apotheker:

2 Teile Sennesblätter und
je 1 Teil Holunderblüten
Römische Kamillenblüten
Weiße Taubnessel
Königskerzenblüten
Akazienblüten
Fenchelsamen
Kümmel
oder
2 Teile Sennesblätter
je 1 Teil Pfefferminze
Anissamen
Fenchelsamen

In leichteren Fällen und bei Kindern:
2 Teile Fenchelsamen
5 Tropfen Aloesaft, dem Tee zuzugeben.

Bei älteren Leuten mit gleichzeitiger

Herzschwäche (erkennbar an geschwollenen Waden oder Händen):

Je 2 Teile Wacholderbeeren, zerstoßen Fenchelsamen
1 Teil Schwarze Holunderwurzel

Süßholzwurzel, Faulbaumrinde, Wildes Stiefmütterchen gehören ebenfalls in die Reihe der abführenden sanften Drogen.

Bei Schmerzen und Entzündungen im Zusammenhang mit der Verstopfung setzten die Hofapotheker immer etwas Salbei und Römische Kamille zu (nehmen Sie davon bei Bedarf je einen Teil).

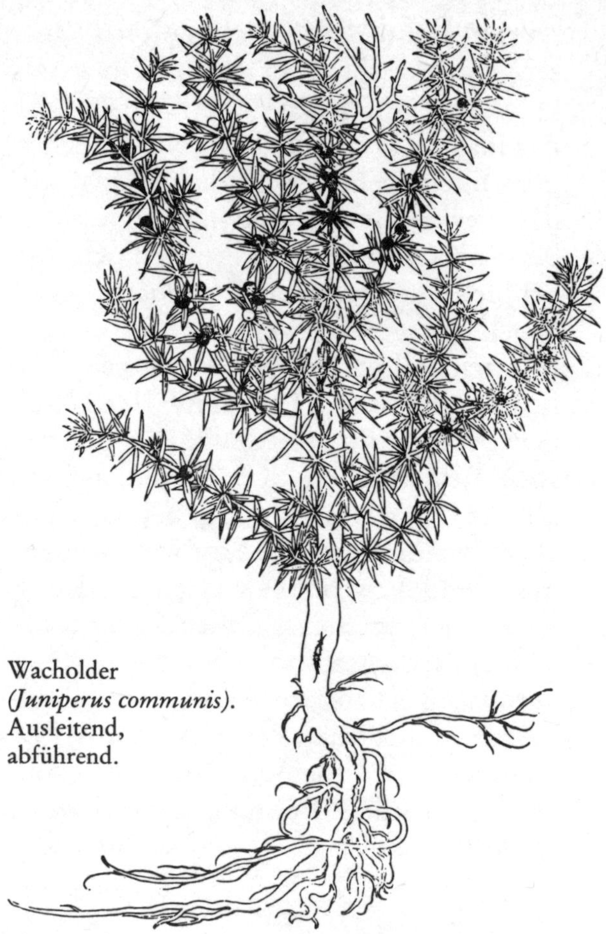

Wacholder (*Juniperus communis*). Ausleitend, abführend.

Tee gegen Erkältungen

Erkältungen – Husten, Schnupfen und Bronchitis, einfache Grippe – sind bei ansonsten gesunden Menschen harmlose Infektionskrankheiten, die durch Bakterien und Viren verursacht werden. Sie sind nichtsdestoweniger lästig, weil das Allgemeinbefinden empfindlich gestört ist.

Die Beschwerden werden durch zahlreiche moderne Medikamente sehr erfolgreich unterdrückt. Eine Heilung führen die Medikamente nur in den seltensten Fällen herbei, denn sie sind nicht in der Lage, die Erreger zu vernichten und samt ihren Giftstoffen aus dem Körper zu treiben. Im Gegenteil – die Erreger können unter Umständen länger überleben, weil z. B. das bakterien- und virenvernichtende Fieber unterdrückt wird.

Da Komplikationen bei gewöhnlichen Erkältungen relativ selten sind (Nebenhöhlen- und Lungenentzündung), wird der Mensch zwar trotz moderner Medikamente wieder gesund – allerdings unter Schwächung seines Immunsystems oder/und mit Reizungen der Schleimhäute.

Teemischungen gegen Erkältungskrankheiten unterstützen die Heilung zunächst einmal durch die harntreibende, Erreger und Gifte ausscheidende Wirkung der Trinkmenge. Grundsätzlich sollte bei Erkältungen reichlich getrunken werden, besonders wenn sie von leichtem Fieber begleitet sind.

Es schadet überhaupt nichts, wenn der Patient täglich zusätzlich einen Liter Kräutertee trinkt (statt nur ¾ l wie in der allgemeinen Anleitung zur Teezubereitung angegeben). Die Menge der Heilkräuter braucht deshalb nicht erhöht zu werden.

Verschiedene Kräuter haben außerdem schleimlösende, auswurffördernde, den Hustenreiz lindernde und desinfizierende Wirkungen. Andere sind schweißtreibend, was der Ausscheidung über die Haut dient. Schweißtreibende Tees sollten allerdings nur getrunken werden, wenn der Betroffene dann auch das Bett hüten kann.

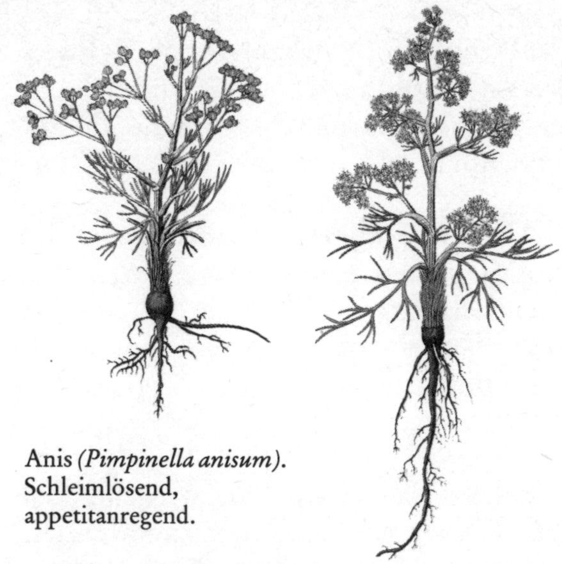

Anis *(Pimpinella anisum)*.
Schleimlösend,
appetitanregend.

Husten und Bronchitis

Die Hofapotheker verabreichten einen Brusttee gegen Husten und Bronchitis:

Je 1 Teil Anissamen
Fenchelsamen
Alantwurzel
Huflattich
Lavendelblüten
Lindenblüten
dazu etwas (ungespritzte) Zitronenschale.

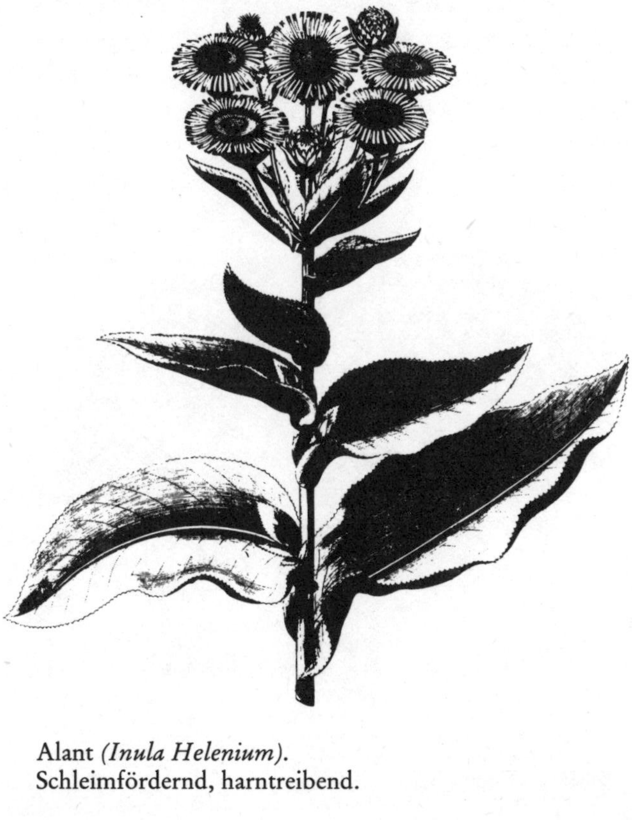

Alant *(Inula Helenium)*.
Schleimfördernd, harntreibend.

Es wird empfohlen, diesen Tee mit Honig oder Kandiszucker zu trinken. Zusätzlich verkauften sie damals einen Fenchelhonig, der im wesentlichen aus Honig, je 5 Tropfen Fenchelöl und Anisöl bestand. Sie hatten auch einen „Brustkräuterhonig" parat. Er bestand aus Honig, Malzextrakt und einigen Teelöffeln extrem stark gekochtem Brusttee. Kinder mögen den Honig gern pur, er kann natürlich auch gut in warmer Milch getrunken werden.

Ähnliche, fertig gemischte Brusttees gibt es auch heute in der Apotheke. Sie können 1 bis 2 Wochen lang, je 1 Tasse täglich morgens und abends, genommen werden. Ärztliche Behandlung bei hartnäckigem Husten ist jedoch notwendig, wenn er länger als drei Wochen andauert.

Bei Hustenreiz

Hustenreiz wird auch durch den folgenden Tee gelindert:

Je 1 Teil Fenchelsamen
Huflattich
Lungenkraut
Thymian
Spitzwegerich
oder:
Je 1 Teil Fenchelsamen
Lungenkraut
Thymian

Entzündete Bronchien

Bei stark entzündeten Bronchien gab es folgenden Tee:

2 Teile Fenchelsamen
je 1 Teil Schafgarbe
Thymian
Salbei

Bei Fieber

Gegen Fieber bekamen schwache und herzkranke Patienten nur einen mild wirkenden Tee:

Je 2 Teile Heidekrautblüten
Pfefferminze
Schafgarbe
auf ½ l Kochwasser

Huflattich (*Tussilago farfara*). Beruhigend, schleimlösend.

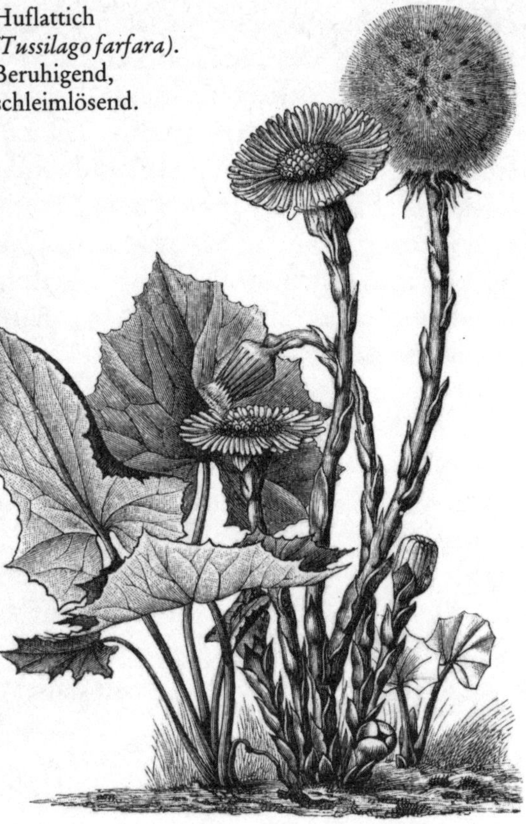

Inhalierung gegen Schnupfen

In einen großen, breiten Topf mit 2 l Wasser kommen folgende Kräuter:

Je 1 Teil
Lindenblüten
Kamille
Salbei
Thymian

Man bringt den Inhalt zum Sieden. Dann wird der Topf auf einen niedrigen Tisch gestellt, der Patient legt sich ein Handtuch über den Kopf, beugt sich im Schutze dieses Tuches über den Topf und atmet tief ein und aus – etwa 10 Minuten lang. Dadurch gelangt genügend Dampf in die Atemwege.

Nach dem Inhalieren kann derselbe Sud für einen *warmen Brustwickel* verwendet werden:

Langes Handtuch in die heiße Flüssigkeit tauchen, fest um die Brust legen, dreifach längs gefaltetes Laken fest darüber, eine ebenfalls längs gefaltete Wolldecke wiederum darüber und über alles das Deckbett. Dreißigminütiges Schwitzen ist empfohlen, danach auswickeln, abtrocknen, warmes Nachthemd an und schlafen.

Als *Gurgelmittel* verordneten die Hofapotheker eine weitere, wirksame Teemischung:

Je 1 Teil Fenchel
Kamille
Salbei

Dieser Tee wird überwiegend bei Halsschmerzen (Angina) angewendet. Er kann bei Schnupfen auch sehr behutsam in kleiner Menge durch die Nase eingesogen werden. Schluckweises Trinken wird empfohlen. Bei Entzündungen der Mandeln darf er aber keinesfalls gesüßt werden. Zugleich sind alle süßen Speisen zu unterlassen. Denn Zucker in jeder Form nehmen die Bakterien im Hals gern als Nahrung an und vermehren sich um so schlimmer.

Vorsicht: Häufige Halsentzündungen dürfen nach heutigen Erkenntnissen nicht auf die leichte Schulter genommen werden. Die Bakterien und ihre Gifte richten ausgerechnet an den Herzklappen und in den Nieren mit der Zeit beträchtliche Schäden an.

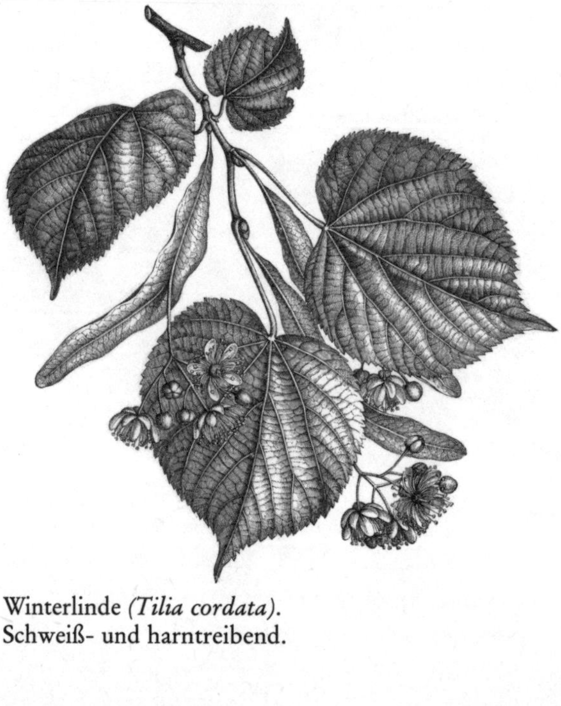

Winterlinde (*Tilia cordata*). Schweiß- und harntreibend.

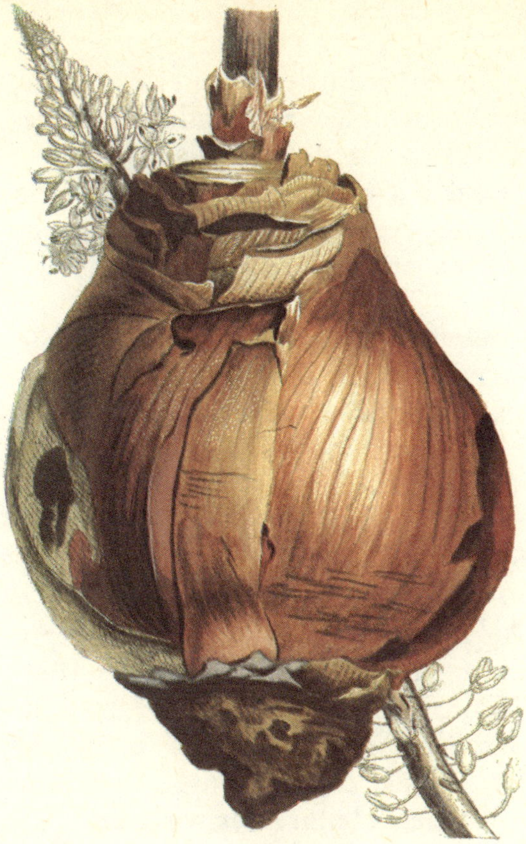

Meerzwiebel *(Urginea maritima)*. Giftig! Hustenreizmildernd, herzkräftigend.

Tee für gesteigerten Harnfluß

Es gibt mehrere gute Gründe, harntreibende Teemischungen zu trinken:

• Während Infektionskrankheiten und danach ist es zweckmäßig, auf diese Weise Erreger, ihre Trümmer und Giftstoffe so schnell wie möglich auszuscheiden.

• Bei Stoffwechselstörungen und allgemein träger werdendem Stoffwechsel (z. B. bei älteren Leuten) werden durch harntreibende Teemischungen körpereigene Schlacken und Gifte verstärkt ausgeschieden. Volkstümlich wird in diesem Zusammenhang von einer „Blutreinigung“ gesprochen.

• Die Nieren werden durch intervallartige Spülungen gekräftigt und von feinsten Ablagerungen gereinigt. Nierengrieß und kleine Steine können damit ausgetrieben werden.

• Rheumatische Beschwerden können durch harntreibende Maßnahmen gelindert werden. Wasseransammlungen an erkrankten Gelenken werden abgeführt. Das führt zur Verbesserung der kapillaren Durchblutung.

Wasseransammlungen bei Herzkrankheiten, insbesondere allgemeiner Herzleistungsschwäche, können nach heutigen Erkenntnissen der Medizin nicht ohne weiteres durch Tee ausgetrieben werden. Herzkranke dürfen in vielen Fällen nur wenig trinken. Bei leichten, funktionellen (nicht bei organischen) Herzstörungen sind kleinere

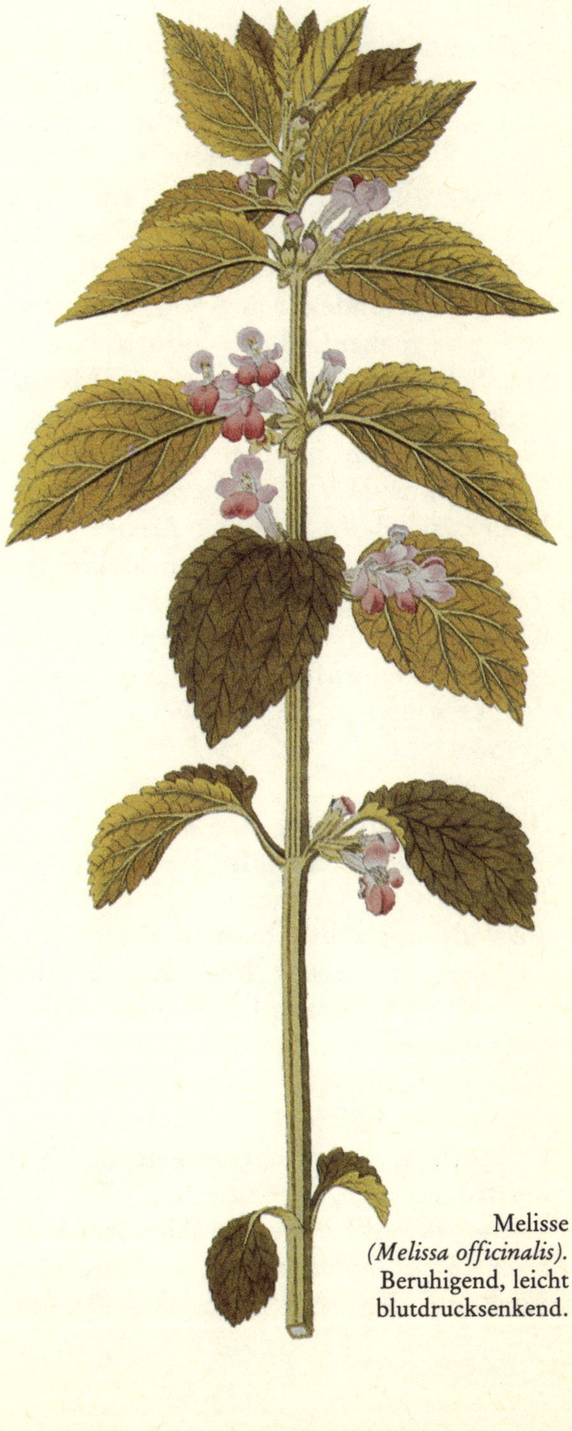

Melisse *(Melissa officinalis)*. Beruhigend, leicht blutdrucksenkend.

Mengen Kräutertee erlaubt, die aber nicht zusätzlich, sondern statt anderer Getränke genommen werden sollten. Was die tägliche Trinkmenge betrifft, sollten Herzkranke immer einen Internisten befragen.

In der Hofapotheke gab es den nicht zu empfehlenden „Dr. Abele's Wassersuchts-Tee", der u. a. mit zerriebener Meerzwiebel hergestellt wurde. Der stark giftige Gehalt der im Mittelmeerraum wildwachsenden Meerzwiebel war den Apothekern wahrscheinlich bekannt.

Ähnlich dem Fingerhutgewächs (Digitalis) verfügt die Meerzwiebel über ein herzwirksames Glykosid, und aus der Zwiebelknolle wird heute ein Herzmittel (Scillaren) hergestellt. Frische Zwiebeln werden im Mittelmeerraum bis heute als Rattengift verwendet.

Nun war und ist den Apothekern und der pharmazeutischen Industrie Gift kein Schreckgespenst. In geringer Menge wirken viele Gifte lebenserhaltend und heilend – zum Beispiel die erwähnten Herzglykoside vom Fingerhut und der Meerzwiebel. In größerer Menge werden sie schädlich und wirken schließlich tödlich. Dennoch wird es heute keine Kräutermischung mit Meerzwiebel und erst recht keine Meerzwiebel pur mehr in der Apotheke geben, um Wasser auszutreiben.

Bei Wasserstauung

Das wassertreibende Teerezept der Hofapotheker ist aber in der folgenden Abwandlung sehr effektiv und gesund:

3 Teile zerstoßene Wacholderbeeren
je 1 Teil Petersilie, frisch oder getrocknet
Lavendelblüten
Holunderblüten.

Dieses Grundrezept ist geeignet, um bei Infektionen, insbesondere allen Erkältungskrankheiten, die Ausscheidung über Harn und Haut zu fördern. Die Wirkung der harntreibenden Drogen wird nicht verdorben, wenn sie z. B. bei einer Bronchitis den Grundrezepten gegen Husten, Bronchitis (siehe Seiten 23, 24) zugefügt werden, soweit sie nicht in den entsprechenden Rezepten bereits enthalten sind.

Blutreinigung

Zur Blutreinigung bei trägem Stoffwechsel trägt das nächste Teerezept bei:

2 Teile zerstoßene Wacholderbeeren
je 1 Teil Löwenzahn (Blätter und Wurzeln)
Schafgarbe

Auch heute gibt es in fast jeder Apotheke fertige Teemischungen zur Blutreinigung. Sehr oft sind darin zahlreiche andere Kräuter enthalten, denn zur verstärkten Austreibung von Harn sind in der Tat viele Heilkräuter wirksam.

Gicht und Rheuma sind Krankheiten, bei denen ebenfalls bestimmte Stoffwechselfunktionen gestört sind.

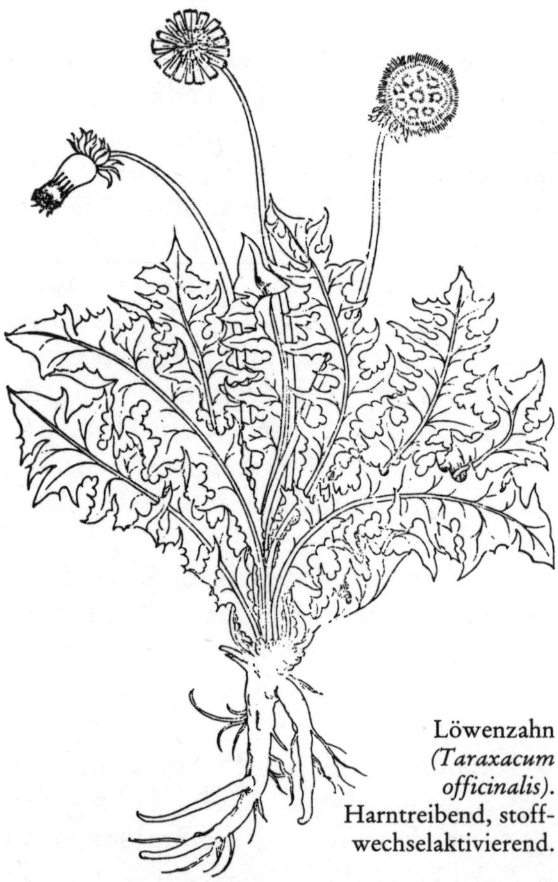

Löwenzahn (*Taraxacum officinalis*). Harntreibend, stoffwechselaktivierend.

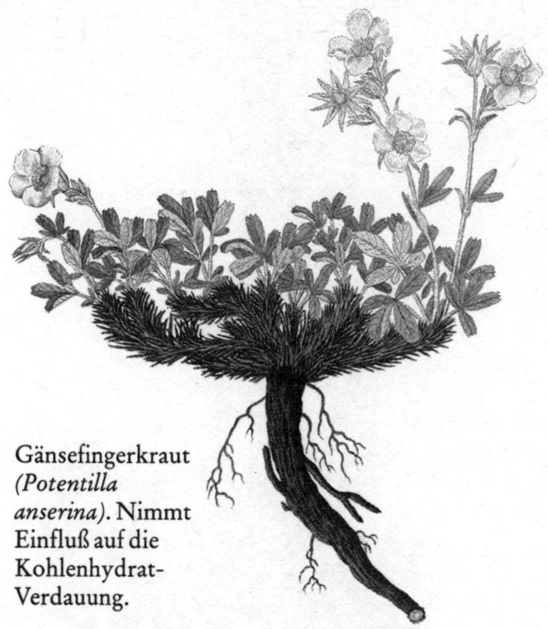

Gänsefingerkraut *(Potentilla anserina)*. Nimmt Einfluß auf die Kohlenhydrat-Verdauung.

Bei Rheuma

Der Rheumatismustee der Bayerischen Hofapotheke hatte die folgende Formel:

2 Teile Bärentraubenblätter
je 1 Teil zerstoßene Wacholderbeeren
Wilde Stiefmütterchen

Bei Gicht

Ein Teerezept für Gichtleidende:
2 Teile zerstoßene Wacholderbeeren
je 1 Teil
Brennessel
Birkenblätter
Schafgarbe

Bei Blutzucker

Der Diabetes (Blutzuckerkrankheit) wird heute, je nach Schweregrad, mit Diät oder Diät plus Tabletten oder Diät plus Spritzen (Insulin) unter Kontrolle gehalten. Neuerdings gibt es auf gentechnologischem Wege hergestelltes Human-Insulin, das sich durch besondere Verträglichkeit und geringe Nebenwirkungen auszeichnet. Die Zahl der Diabetiker nimmt in der Bundesrepublik ständig zu. Ein Heilmittel, das Zuckerkranke gesund macht, gibt es bis heute nicht.

Zur Zeit der Bayerischen Hofapotheke gab es kein wirksames Mittel gegen die Zuckerkrankheit. Dennoch muß der folgende Tee für Zuckerkranke in Grenzen wirksam gewesen sein, denn das Rezept ist erst unter dem 21. 7. 1922 eingetragen – die Apotheker waren längst Vollakademiker, leitender Oberapotheker war Dr. Bernhard.

3 Teile Benediktenkraut
(Herba Cardui benedicti)
je 1 Teil Brombeerblätter
Heidelbeerblätter
Gänsefingerkraut (Herba Potentilla)
Der Tee ist ungesüßt zu trinken.

Außerdem wurde empfohlen:
ganzer Leinsamen – täglich zu kauen.

Dazu steht folgender Vermerk im Manuale:

„Eine alte Dame von 72 Jahren hat fast gar keinen Zucker mehr, auch keine Stuhlbeschwerden seit dieser Kur (die Dame war frisch, wohl genährt und bei bester Verfassung)."

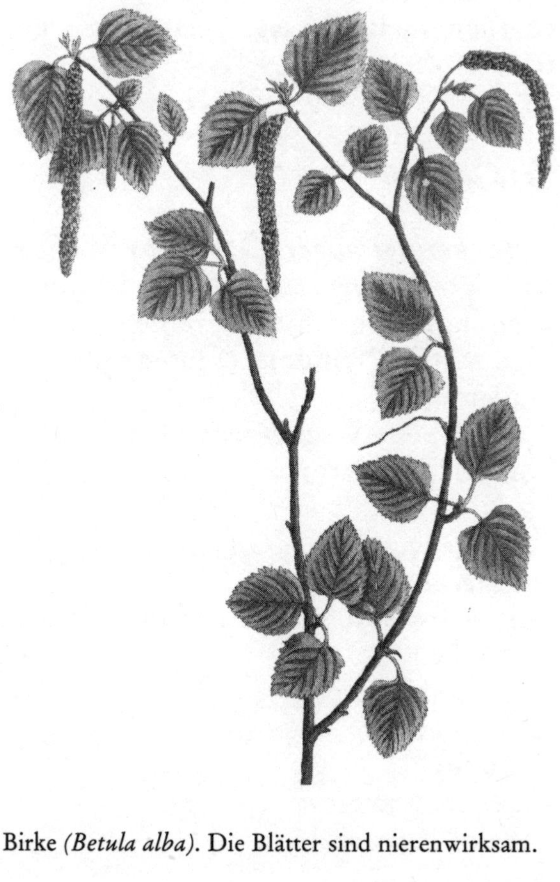

Birke *(Betula alba)*. Die Blätter sind nierenwirksam.

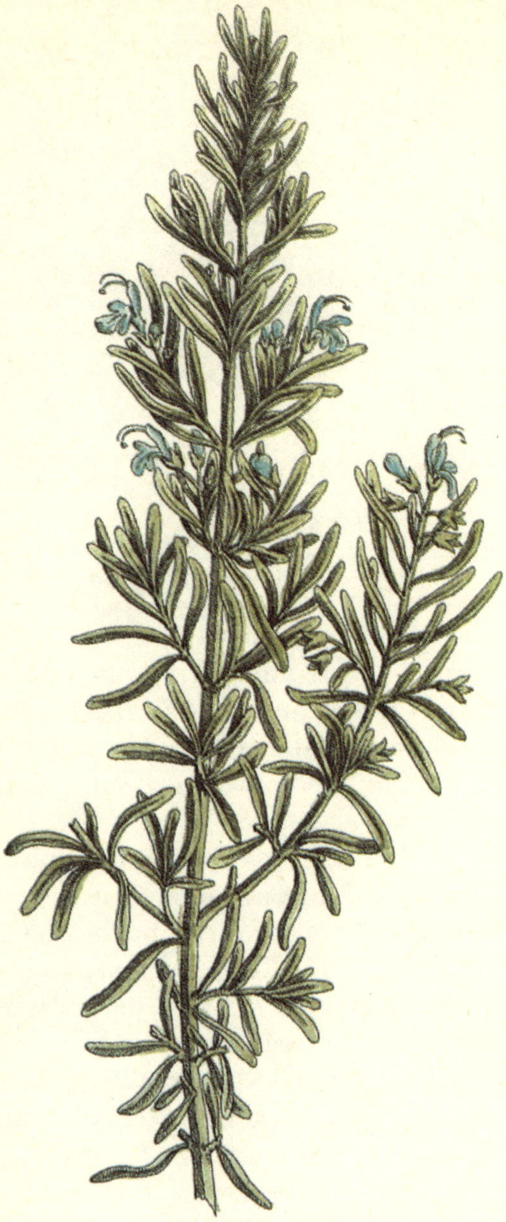

Rosmarin *(Rosmarinus officinale)*.
Herzwirksam, verdauungsfördernd.

Unter keinen Umständen darf nach heutigem Wissensstand einem Diabetiker geraten werden, die notierte Rezeptur an die Stelle verordneter Medikamente zu setzen. Jedoch dürfte der Versuch gemacht werden, in Zusammenarbeit mit dem behandelnden Arzt durch Tee (und auch Leinsamen) die Dosis eingesetzter Medikamente eventuell zu senken. Zwei der weniger bekannten Kräuter wurden zum besseren Verständnis und zur Kontrolle der Ärzte deshalb mit den lateinischen Namen bezeichnet.

Auch bei Herz- und Kreislauferkrankungen treten häufig Wasseransammlungen im Körper auf. Die moderne Medizin hat dafür starkwirkende harntreibende Mittel (Diuretica) zur Verfügung, deren Anwendung in ernsten Fällen zwingend nötig ist. Bei Dauertherapie kann es jedoch, insbesondere bei älteren Patienten, zu Nebenwirkungen kommen: Magenschmerzen, Verdauungsstörungen, Übelkeit, Impotenz und Hautausschläge gehören dazu.

Es liegt auf der Hand, daß geringfügige herz-, kreislauf- und bluthochdruckbedingte Ödeme, etwa leicht geschwollene Knöchel, Waden, Finger- und/oder Handgelenke, wenigstens versuchsweise zunächst mit sanftwirkenden Mitteln behandelt werden können.

Ein in der Bundesrepublik hochgeschätzter Professor der Herzinternistik kannte zwar die harntreibende Wirkung der Wacholderbeeren noch nicht, fand sich aber zu einem „Selbstversuch" bereit. Danach konstatierte er beeindruckt: „Ich habe in den letzten Tagen mit Sicherheit mehr Wasser gelassen als getrunken."

Bei Ödemen

Bei *geringfügigen Ödemen mit leichter Herzleistungsschwäche* (z. B. durch Trainingsmangel) ist empfohlen:

Je 2 Teile Weißdorn (Blüten und Blätter)
zerstoßene Wacholderbeeren
1 Teil Rosmarin

Bei *geringfügigen Ödemen mit nervösen Herzbeschwerden:*

2 Teile zerstoßene Wacholderbeeren
je 1 Teil
Lavendelblüten
Rosmarin
Kümmel
Fenchelsamen
Baldrianwurzel

Bei *geringfügigen Ödemen mit Bluthochdruck:*

Je 1 Teil zerstoßene Wacholderbeeren
Weißdorn
Schafgarbe
Mistel (Blätter und Stiele)

Bei allen Herzbeschwerden sollten die angegebenen Kräutermengen abweichend von der Grundregel immer nur auf ½ l Wasser verwendet werden. Grundsätzlich ist morgens und abends nur je 1 Tasse zu trinken. Die Anwendung muß über mehrere Wochen täglich erfolgen und kann bei Erfolg über Monate fortgesetzt werden.

Tee bei Blasen- und Nierenbeschwerden

Entzündungen der Blase mit dem Risiko des „Aufsteigens nach oben" in die Nieren und Niereninfektionen über den Blutweg durch Bakterien sind immer sehr ernst zu nehmen. Denn so robust und gutmütig gesunde Nieren auch sind, so empfindlich reagieren sie, sobald sie infiziert sind. Nierenkrankheiten werden oft chronisch. Schätzungsweise drei Viertel aller Menschen, die lebenslang an der Dialyse hängen, haben eine an sich harmlose Nierenkrankheit nicht erkannt oder verschleppt.

Das Gefährliche ist, daß nicht jede Nierenkrankheit starke Schmerzen verursacht und daß wiedergefundene Schmerzfreiheit noch wochenlang keine Ausheilung einer Niereninfektion bedeutet. Bei allen Blasen- und Nierenentzündungen muß deshalb dringend ein Facharzt (Urologe) aufgesucht und seine Verordnungen müssen peinlich genau befolgt werden. Nach heutigem Wissensstand kann erst dann ein „Blasen- und Nierentee" empfohlen werden, wenn der Facharzt stärkere Mittel nicht mehr für erforderlich hält. Zusätzlich zu anderen Medikamenten kann eine solche Teemischung zweckmäßig sein, wenn es nach Rücksprache mit dem Arzt sinnvoll ist, die Ausleitung zu fördern.

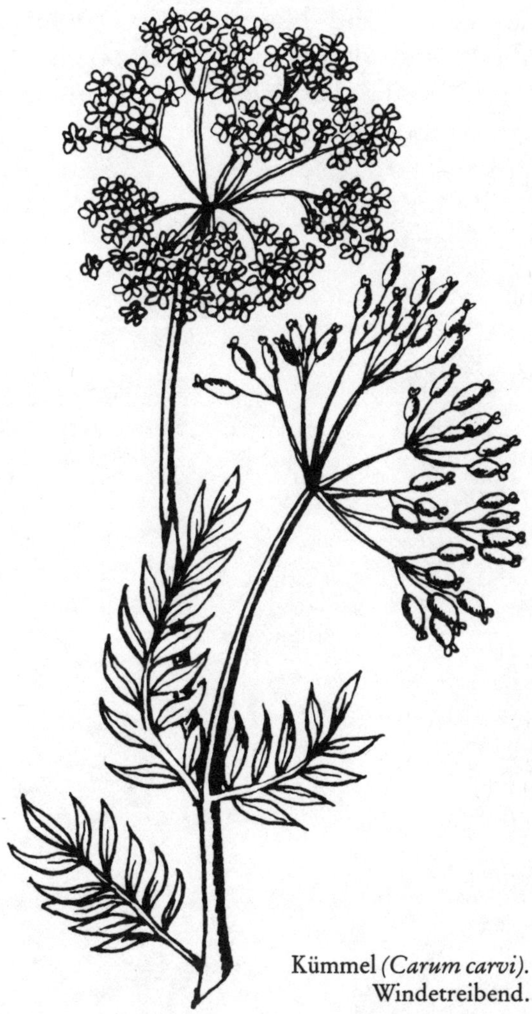

Kümmel *(Carum carvi)*. Windetreibend.

Bei Blasenentzündung

Bei einer gewöhnlichen Blasenentzündung mit häufigem Harndrang und Blasenschneiden ist es zweckmäßig, die Harnmenge durch reichliches Trinken zu vergrößern und so die Harnschärfe zu verringern, damit die entzündeten Schleimhäute besser abheilen können. Bei reichlicherem Harnfluß werden außerdem Erreger und ihre Giftstoffe verstärkt ausgeleitet. Dafür eignet sich das folgende Rezept:

Je 1 Teil zerstoßene Wacholderbeeren
Lavendelblüten
Fenchelsamen
Bärentraubenblätter
Heidekrautblüten

Bei Nierenschmerzen

Gegen Nierenschmerzen (nicht bei Koliken!) und Nierendruck wandelten die Hofapotheker das Rezept so ab:

Je 1 Teil zerstoßene Wacholderbeeren
Lavendelblüten
Heidekrautblüten
Süßholzwurzel
Lindenrinde

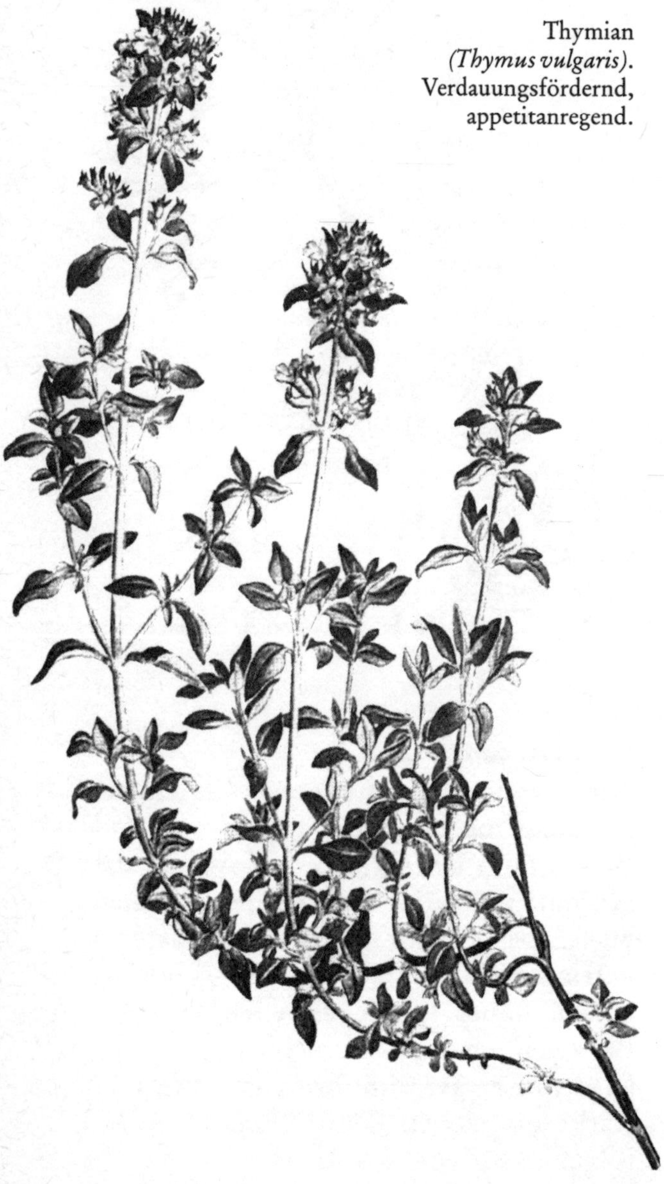

Thymian (*Thymus vulgaris*). Verdauungsfördernd, appetitanregend.

Bei Nierensteinen

Gegen Steinleiden hatten die Hofapotheker von damals keine wirksamen Mittel zur Hand. Erst im letzten Jahrzehnt sind spezielle Medikamente erfunden worden, mit denen drei der sechs verschiedenen Steinarten unter glücklichen Umständen ganz oder teilweise in der Niere aufgelöst werden können. Das nächste Rezept gegen Nierensteine kann also nur vorbeugend empfohlen werden. Da aber Steinleidende nach dem Abgang von Nierensteinen immer wieder zu Neubildungen neigen, sind intervallmäßige vierwöchige Trinkkuren alle Halbjahre durchaus zweckmäßig:

Je 1 Teil zerstoßene Wacholderbeeren
Lavendelblüten
Heidekrautblüten
Thymian
5 Teile Lindenrinde (vor dem Aufguß mitgekocht)

Bei den aufgezählten Beschwerden der Harnorgane sollte der jeweilige Aufguß abweichend von der Grundregel mit mindestens 1 l Kochwasser (oder mehr) erfolgen.

Vorsicht: Bei Harnverhaltung und Abflußstörungen jeder Art ist jegliche Flüssigkeitszufuhr sofort zu unterlassen und der Urologe aufzusuchen! In diesem Fall darf nicht versucht werden, den Harnfluß durch eigenmächtige Einnahme von Medikamenten oder durch einen harntreibenden Tee herbeizuführen!

Tee bei Herzbeschwerden

Gegen Herzkrankheiten haben die Bayerischen Hofapotheker bereits Digitalis, den giftigen Extrakt des roten Fingerhutes, eingesetzt. Digitalispräparate sind auch heute noch bei zahlreichen Herzkrankheiten das „Mittel der Wahl", wie es fachlich heißt. Digitalispräparate wirken bei präziser Dosierung und pünktlicher Einnahme sehr zuverlässig.

Jedoch bleiben zu niedrige Mengen nahezu wirkungslos, zu hohe Dosierungen lösen schnell Vergiftungssymptome aus: Verwirrtheit, Depression, langsamer Herzrhythmus oder auch nur Übelkeit.

Wenn es nun ein Mittel gibt, das ein insgesamt etwas schwach gewordenes Herz risikolos ohne Giftstoffe kräftigen kann, sollte es ausprobiert werden. Teerezepte mit herzstärkenden Kräutern können in manchen Fällen helfen – in anderen nicht. Bei dramatischen Attakken und schweren organischen Herzkrankheiten bleiben Teezubereitungen mit Sicherheit wirkungslos.

Herztees bei geringfügigen Schwellungen (Ödemen) von Füßen und Händen mit mild ausleitender Wirkung sind schon im Kapitel über die harnsteigernden Tees erwähnt. Die folgenden Rezepturen eignen sich für verschiedene funktionelle Herzbeschwerden.

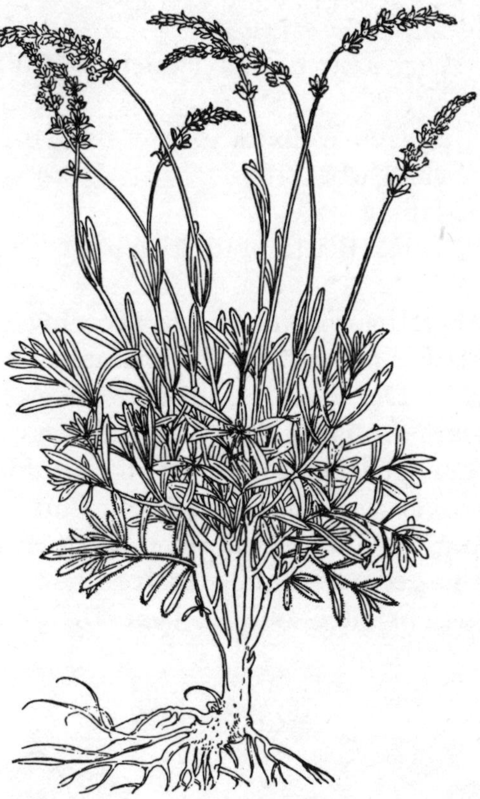

Lavendel *(Lavendula officinalis)*. Ausleitend, abführend.

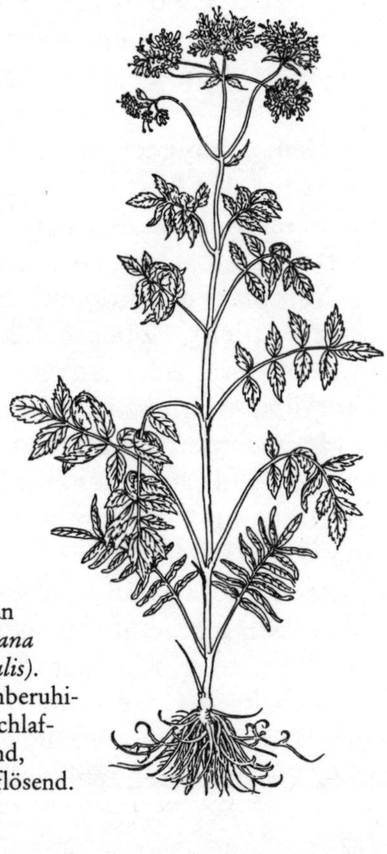

Baldrian *(Valeriana officinalis)*. Nervenberuhigend, schlaffördernd, krampflösend.

Bei Herzschwäche

Bei leichter Herzleistungsschwäche durch Trainingsmangel, fehlende körperliche Anstrengung oder nach längerer Krankheit verordneten die Hofapotheker, was noch heute in jeder Apotheke abgepackt zu haben ist:

4 Teile Weißdorntee auf ¾ l Kochwasser
oder die folgende Mischung:
2 Teile Weißdornblätter und -blüten
je 1 Teil Schafgarbe
Rosmarin
Lindenblüten

Bei Herzbeschwerden

Bei nervösen Herzbeschwerden mit beschleunigtem oder unregelmäßigem Puls oder Herzklopfen:

2 Teile Baldrianwurzel
je 1 Teil Fenchelsamen
Lavendelblüten
Melisse

Bei Bluthochdruck

Bei leichtem oder labilem Bluthochdruck:

Je 1 Teil Weißdornblätter und -blüten
Schafgarbe
Melisse
Mistel (Blätter und Stiele)

Sehr häufig werden Herzbeschwerden durch einen aufgeblähten Magen verursacht. Der Magen schiebt das Zwerchfell hoch, das Herz wird buchstäblich in die Ecke gedrückt. Es kommt zu Herzschmerzen mit schnellem Puls und Angstgefühl, wie sie einem leichten Angina-pectoris-Anfall entsprechen. Typisch ist der aufgetriebene Blähbauch, auf dem man trommelartige Klopftöne erzeugen kann. Es besteht Neigung zum Aufstoßen, was ebenso wie Wasserlassen, Stuhl produzieren oder Erbrechen (Finger in den Mund) Erleichterung schafft.

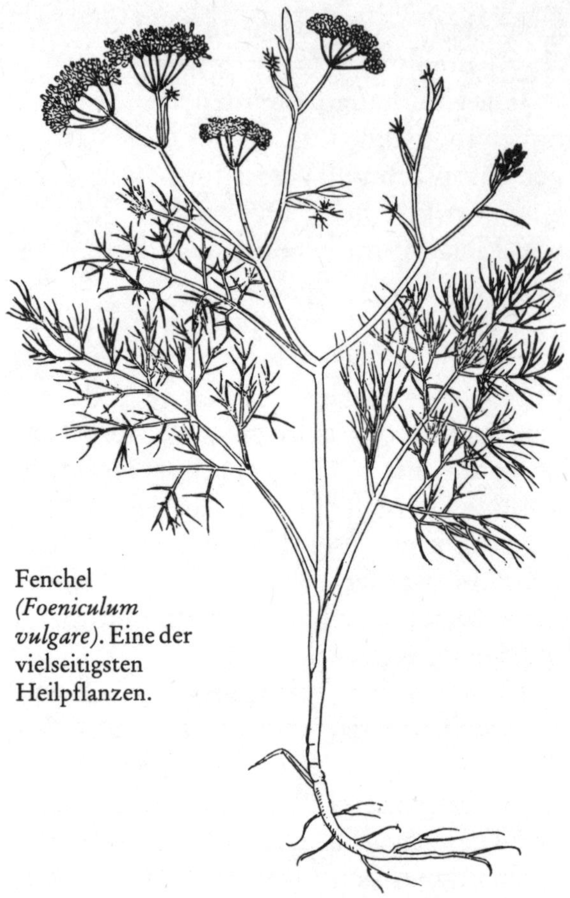

Fenchel *(Foeniculum vulgare)*. Eine der vielseitigsten Heilpflanzen.

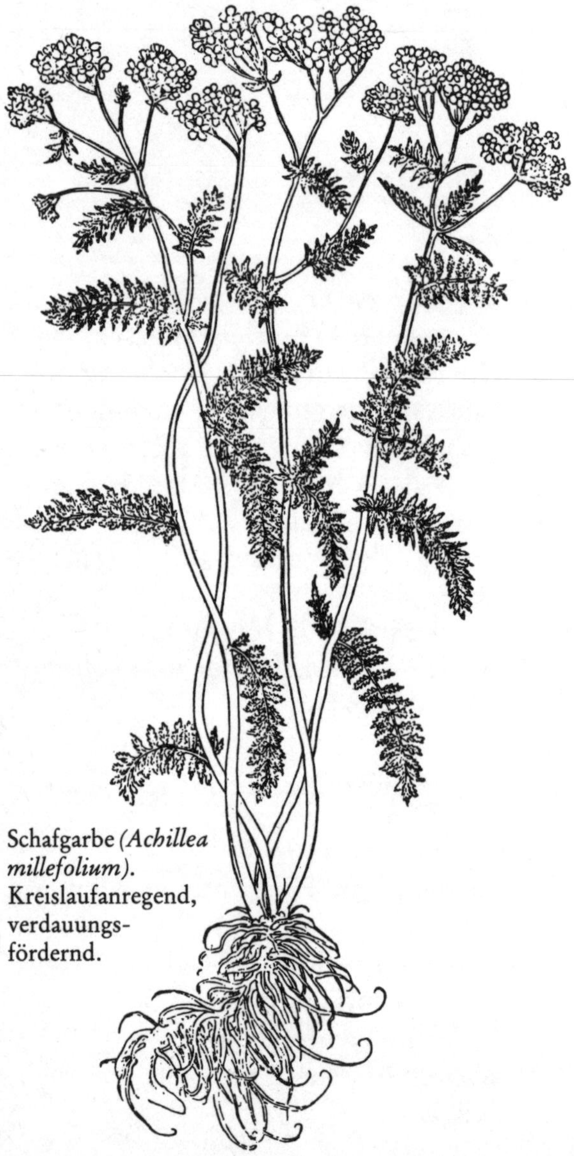

Schafgarbe *(Achillea millefolium)*. Kreislaufanregend, verdauungsfördernd.

Erst in den dreißiger Jahren dieses Jahrhunderts hat der Arzt Roemheld die Zusammenhänge geklärt. Seither spricht man vom Roemheldschen oder Gastrokardialen Symptomenkomplex. Er ist grundsätzlich nicht lebensgefährlich. Dennoch sollte ein Arzt unverzüglich gerufen werden, wenn zum ersten Mal im Leben Herzschmerzen mit Angst und beschleunigtem Puls auftreten, weil auch Angina pectoris und Herzinfarkt diese Symptome verursachen.

Sobald der Patient weiß, daß es sich nur um das lästige Roemheldsche Syndrom handelt, kann er mit einem Tee aus der Hofapotheke „Gegen den Blähbauch“ den lästigen Beschwerden entgegentreten (4 Wochen lang täglich auf ¾ l

Kochwasser, ungesüßt!). Gleichzeitig muß der Betroffene aber auch üben, täglich mehrere (5) kleine Mahlzeiten einzunehmen, schwere Speisen zu meiden und Fett und Alkohol einzuschränken.

Bei Blähbauch

Gegen den Blähbauch hilft dann das folgende Rezept:

Je 1 Teil Anissamen
Fenchelsamen
Melisse
Schafgarbe

Tee gegen Nervosität und Schlaflosigkeit

Nervosität und Schlaflosigkeit sind in unserer Zeit so verbreitet, daß wir glauben, es seien typische Übel und Wirkungen des Technik-Zeitalters. Mehrere Rezepte aus den Manualen der Königlich-Bayerischen Leib- und Hofapotheke beweisen aber, daß die Menschen auch schon damals darunter litten.

Zur Nervenberuhigung

Ein Nervenberuhigungs- und Stärkungsmittel war der folgende Tee. Daß auch frühere Apothekergenerationen Humor hatten, beweist die Eintragung mit der Überschrift: „Tee für die Schwiegermutter" (vgl. Faksimile auf Seite 19):

Je 2 Teile Baldrianwurzel, zerstoßen
Pfefferminze
je 1 Teil Weiße Taubnessel
Ehrenpreis
Malvenblüten
Chinarinde, zerstoßen
Salbei

Die Apotheker empfahlen, die angegebene Menge etwa einen halben Tag lang in einer Tasse kaltem Wasser einzuweichen, dann erst das Ganze mit ¾ l Kochwasser aufzugießen und 20 Minuten ziehen zu lassen. „Für die Schwiegermutter" war der Trank wohl deshalb gedacht, weil Taubnessel, Ehrenpreis und Chinarinde neben nervenstärkenden Wirkungen auch noch bei Klimakterium, altersbedingten Frauenbeschwerden und Hautaustrocknung angewendet werden. Was aber nicht ausschließt, daß auch Männer zur Nervenkräftigung den Tee trinken dürfen.

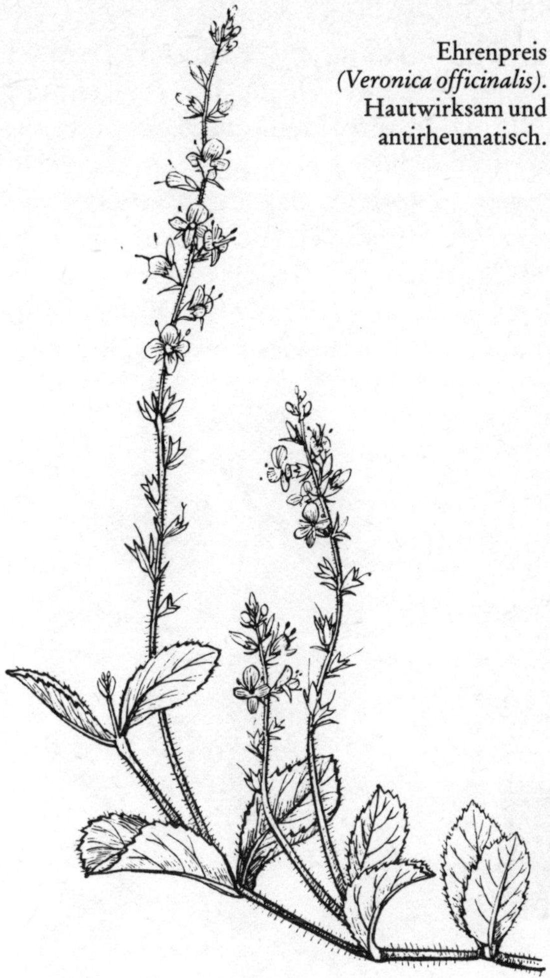

Ehrenpreis (*Veronica officinalis*). Hautwirksam und antirheumatisch.

Das einfachste Rezept zur Nervenberuhigung ist wohl dieses:

5 Teile Baldrianwurzel auf ¾ l Wasser, 10 Minuten kochen und 20 Minuten ziehen lassen,

oder

2 Teile Baldrianwurzel 10 Minuten in ¾ l Wasser kochen, dann über 2 Teile Hopfenblüten und -blätter gießen, 20 Minuten ziehen lassen

Die Wirkung des Baldrians ist noch heute bekannt. Gegen die Anwendung von Baldriantropfen (entweder 20 bis 30 Tropfen pur oder mit einem Teelöffel Zucker) spricht, daß der Extrakt einen unangenehmen Geruch verbreitet. Die nichtriechenden Baldrian-Dragees haben keine vergleichbar verläßliche Wirkung. Leider ist viel zuwenig bekannt, daß es in Apotheken oder Reformhäusern einen Baldrian-Frischpflanzensaft gibt, der nicht die Penetranz der Baldriantropfen, wohl aber die gleiche Wirkung hat. Auch baldrianhaltige Teemischungen schmecken, mit Honig gesüßt, keineswegs unangenehm und verbreiten keinen unangenehmen Geruch.

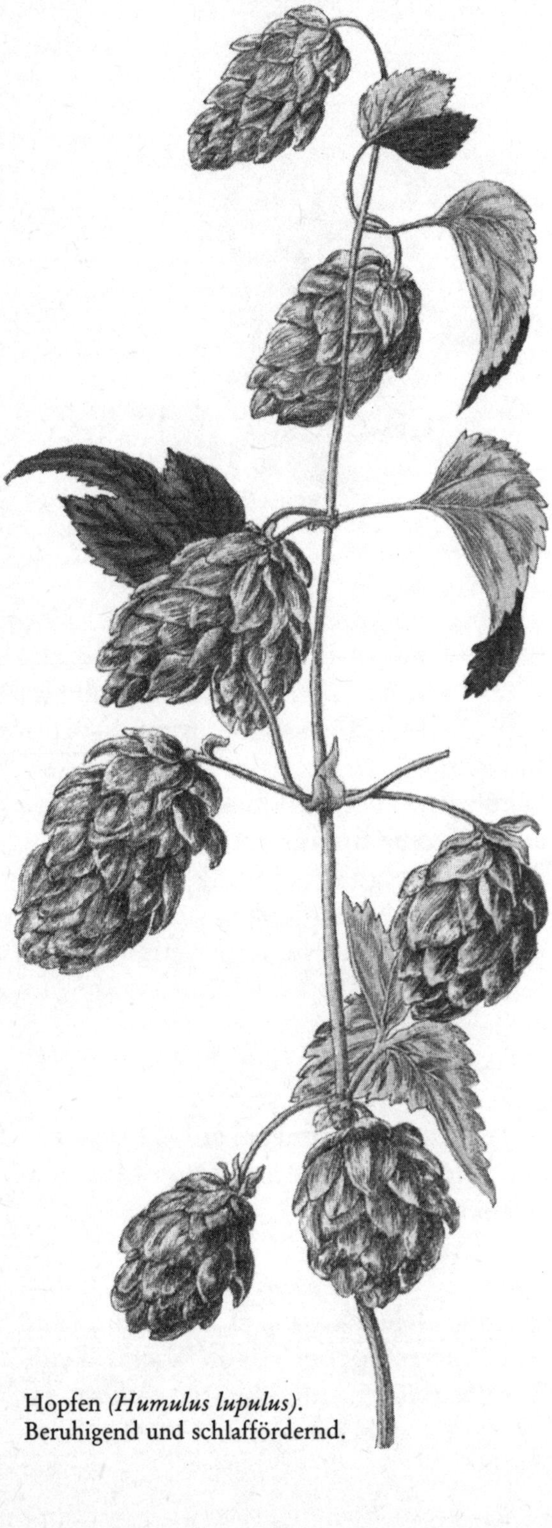

Hopfen *(Humulus lupulus)*.
Beruhigend und schlaffördernd.

Die beruhigende Wirkung des Hopfens ist ebenfalls bekannt. Biertrinker lieben den leicht bitterlichen Hopfengeschmack und loben das Bier als „Getränk für einen guten Schlaf". Das kann Bier auch tatsächlich sein, wenn man wirklich nur ein oder zwei Gläser trinkt.

Zum Einschlafen

Ein weiterer Tee zur Nervenberuhigung und Einschlafhilfe:

Je 2 Teile Baldrianwurzel, zerrieben
Bärentraubenblätter
je 1 Teil Bitterklee
Chinarinde
Hopfen
Pfefferminze
Süßholzwurzel, zerrieben
Wermutblätter

Die Hofapotheker haben diese Teemischung in größerer Menge hergestellt und abgepackt verkauft. Bei der Vielzahl der Kräuter wird bei der Selbstherstellung auch mit vorsichtigsten Fingerprisen der Tee zu stark. Es ist zu empfehlen, Wermutblätter und Chinarinde einfach wegzulassen oder das Rezept folgendermaßen zu variieren:

je 1 Teil Baldrianwurzel, zerrieben
Bärentraubenblätter
Hopfen
Pfefferminze

Und – daran sei noch einmal erinnert – dafür sorgen, daß der frisch abgegossene Tee eine helle Farbe hat! Gesundheitstees müssen immer leicht sein. Nicht die Masse bringt die erwünschte Wirkung, sondern die kurmäßige Anwendung über längere Zeit.

Will der gehetzte Mensch bei der Anwendung eines Nerventees nicht nur momentane Beruhigung erfahren oder den Schlaf für nur eine Nacht fördern, sondern die Nerven anhaltend kräftigen, müssen die Teemischungen über 8 bis 12 Wochen regelmäßig täglich getrunken werden, morgens und abends je eine Tasse, bei starken Schlafbeschwerden in der ersten Woche abends zwei Tassen. Nach der gesamten Anwendungszeit brüht man sich für ungefähr zwei Wochen einen immer dünneren Tee in immer geringeren Mengen – bis man dann gar keinen mehr trinkt. Man läßt also die Behandlung sehr behutsam ausklingen.

Diese Methode gilt überhaupt für Teezubereitungen. In vielen Fällen wird man feststellen, daß das Ziel erreicht ist und das gute Befinden wiederhergestellt ist. Man setzt also die Behandlung langsam ab. Es kann aber auch sein, daß man weiterhin eine geringe Teemenge benötigt. Diese Erhaltungsdosis kann grundsätzlich ohne Bedenken monatelang getrunken werden.

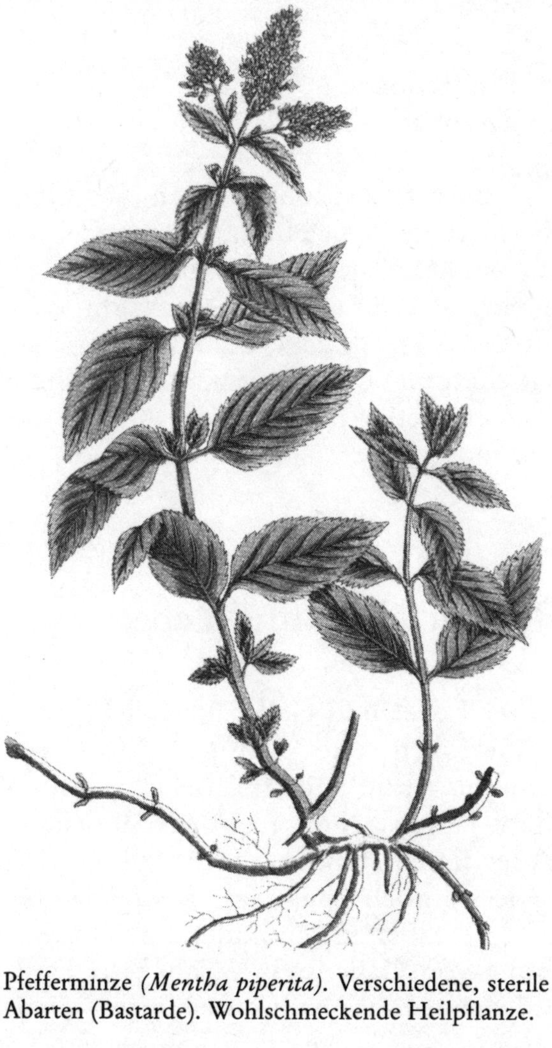

Pfefferminze *(Mentha piperita)*. Verschiedene, sterile Abarten (Bastarde). Wohlschmeckende Heilpflanze.

Bei Schlafstörungen

Schlafstörungen sind überwiegend an Nervosität gekoppelt. Es gibt aber auch Menschen, die einfach nur schlecht ein- oder durchschlafen oder einen so leichten Schlaf haben, daß sie morgens nicht erfrischt aufstehen. Sie sollten es sich zur Gewohnheit machen, abends regelmäßig folgenden wohlschmeckenden Tee zu trinken:

Je 1 Teil Pfefferminze
Melisse
Lindenblüten

Tee gegen Arteriosklerose

Die Arteriosklerose ist eine Fett- und Kalkablagerung in den arteriellen Blutgefäßen. Schwerpunktmäßig kommt es zu Ablagerungen am Gehirn, am Herzen und an den Beinen. Folgeerscheinungen arteriosklerotischer Prozesse sind Verschlechterung der Denk-, Lern- und Merkfähigkeit (bei Gehirnsklerosen), Herzleistungsschwäche und Herzschmerzen (bei Sklerosen der Herzarterien) oder Gehschwierigkeiten durch Schmerzen im Ober- oder Unterschenkel (bei Sklerosen der Beinarterien). Von dramatischen plötzlichen arteriellen Verschlüssen braucht hier nicht berichtet zu werden, weil sie für eine Behandlung mit Kräutertes nicht in Frage kommen.

Verkalkungserscheinungen treten überwiegend erst um die Lebensmitte herum auf, meist danach. Die Hofapotheker hatten bei Hofe vorwiegend ältere Leute zu versorgen, noch dazu höchst einflußreiche Persönlichkeiten. Teils nach Verordnungen der Hofärzte,

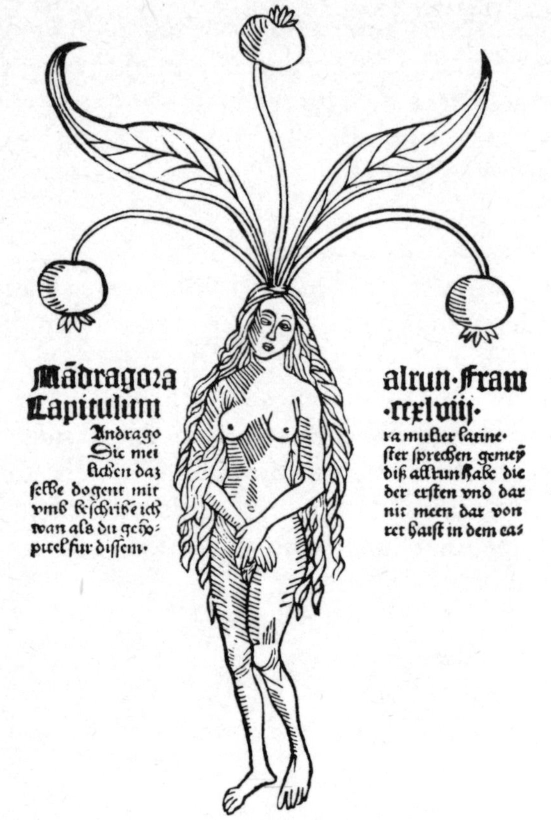

Alraunfrau (Mandragora foemina) aus „Gart der Gesundheit", gedruckt von Peter Schöffer, Mainz 1485

teils nach rezeptfreien Mixturen der Hofapotheke nutzten auch alle Hofangestellten diese Dienste, denn sie bekamen alle Medikamente kostenlos, ob höchster Adel, Minister, Kammerzofe, Koch oder Wachsoldat.

Bei Arteriosklerose

Bei beginnenden Verkalkungserscheinungen, z. B. Vergeßlichkeit oder Auffassungsschwierigkeiten, ist es unerläßlich, alles zu unternehmen, um den sklerotischen Prozeß zumindest aufzuhalten. Denn rückgängig machen kann man den Prozeß der Verkalkung mit Medikamenten nicht.

Am bayerischen Königshofe trank man dagegen nicht nur Arteriosklerose-Tee, sondern schluckte auch noch Tabletten, Tropfen, machte Einreibungen und nippte Gesundheitsweine. Wir werden in späteren Kapiteln auf weitere Arteriosklerose-Mittel zurückkommen, deren Anwendung auch heute noch sinnvoll sein kann.

Als einfachsten Arteriosklerose-Tee verordneten die Hofapotheker

3 Teile Salbei (ein ausnahmsweise starker Aufguß) auf nur eine Tasse, täglich früh auf nüchternen Magen zu trinken.

Nun ist Salbeitee pur kein angenehm schmeckendes Getränk. Deshalb hatte man noch zwei andere Rezepte parat:

2 Teile Salbei
je 1 Teil Lindenblüten
Melisse
Thymian
Wacholderbeeren, auf ¾ l Kochwasser als Aufguß
oder
je 1 Teil Salbei
Lindenblüten
Melisse
Majoran
Pfefferminze
Thymian

Ältere Leute sollten ihren Tee möglichst immer mit Honig süßen, weil der Bienenhonig herzwirksame Spurenelemente enthält. Bei Übergewicht oder Diabetes (Blutzuckerkrankheit) müssen sie allerdings darauf verzichten und ihren Tee entweder mit Süßstoff süßen oder gar nicht.

Tee für Galle und Leber

Über Leber und Galle, ihre wichtigsten Funktionen und häufigen Störungen wußten Ärzte und Apotheker vor hundert Jahren schon recht gut Bescheid. Aber ihnen standen außer strikter Diät (wie sie noch heute angewendet wird), einigen rabiaten Methoden zur Austreibung von Gallensteinen, ein paar Heilwässern (die es heute noch gibt – siehe

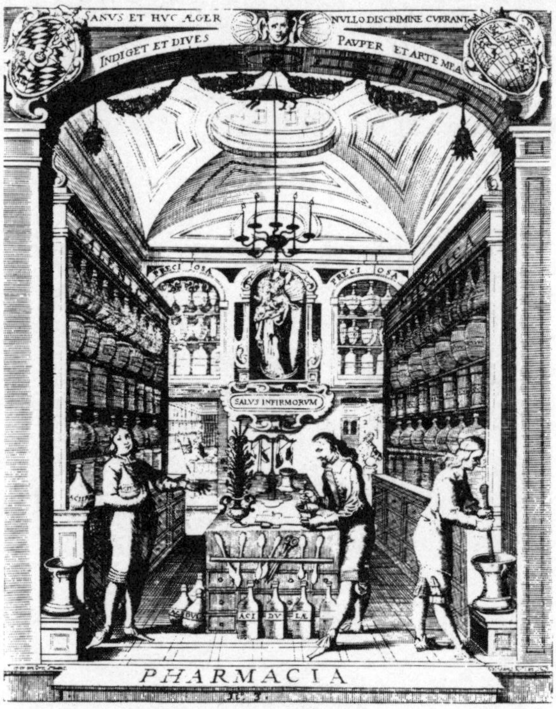
SANVS ET HVC ÆGER
NVLLO DISCRIMINE CVRRANT
INDIGET ET DIVES
PAVPER ET ARTE MEA
SALVS INFIRMORVM
PHARMACIA

Innenansicht einer Barockapotheke aus dem 17. Jh.; in den Regalen links „Galenica", Mittel pflanzlicher Herkunft, rechts „Chymica", chemische Arzneistoffe.

Seiten 127 ff) und Teezubereitungen keine wirksameren Heilmittel zur Verfügung.

Heute weiß man von der Leber, daß fast alle Medikamente die Leber belasten, während kein einziges verläßliches Leber-Heilmittel gefunden wurde. Die angegriffene Leber (z. B. nach Hepatitis, Alkoholmißbrauch) heilt nach Ansicht der meisten Mediziner am besten, indem man kein Medikament verordnet. Lebertees können in der Heilphase (nicht während akuter Erkrankungen!) nützlich sein.

Die Gallenblase, das Anhängsel der Leber, wird heutzutage bei akuten Entzündungen mit Antibiotika behandelt. Gallensteine können manchmal medikamentös aufgelöst werden, oft hilft nur eine Operation. Geringfügige Gallenbeschwerden lassen sich mit Kräutertees bessern.

Zur Leberkräftigung

Zur Kräftigung der Leber kann der folgende Tee beitragen:

Je 1 Teil Löwenzahn, Blätter und Wurzeln
Mariendistel, Samen
Pfefferminze, auf ½ l Kochwasser als Aufguß, 8 bis 12 Wochen täglich morgens und abends schluckweise je 1 Tasse,
oder
je 1 Teil Löwenzahn
Schöllkraut
Fenchelsamen
Anissamen
Pfefferminze, auf 1 l Kochwasser als Aufguß. 8 bis 12 Wochen täglich schluckweise morgens und abends je 1 Tasse. Vorrat reicht 2 Tage.

Bei Gallenbeschwerden

Bei Völlegefühl, Gallendruck, nach übermäßigem Essen und starkem Alkoholkonsum:

Je 1 Teil Lindenrinde, ersatzweise Lindenblüten
Löwenzahn
Pfefferminze
Salbei, auf ¾ l Kochwasser als Aufguß, 1 bis 2 Wochen lang täglich morgens und abends je 1 Tasse.

Tee gegen Magenbeschwerden

Jeder Mensch spürt irgendwann unangenehm seinen Magen. Millionen Menschen sind chronisch magenleidend: Magenschleimhautentzündung (Gastritis) und Magengeschwüre (Ulcus) begleiten den Betroffenen oft lebenslang und verursachen hauptsächlich im Frühjahr und im Herbst jeweils mehrere Beschwerdewochen.

Magentee, von allen Medikamenten das harmloseste, ist besonders wirksam. Außerdem reicht er in vielen Fällen vollkommen aus, um den Magen zu beruhigen. Chronisch Magenkranke, die ihre Beschwerdezeiten schon kennen, kön-

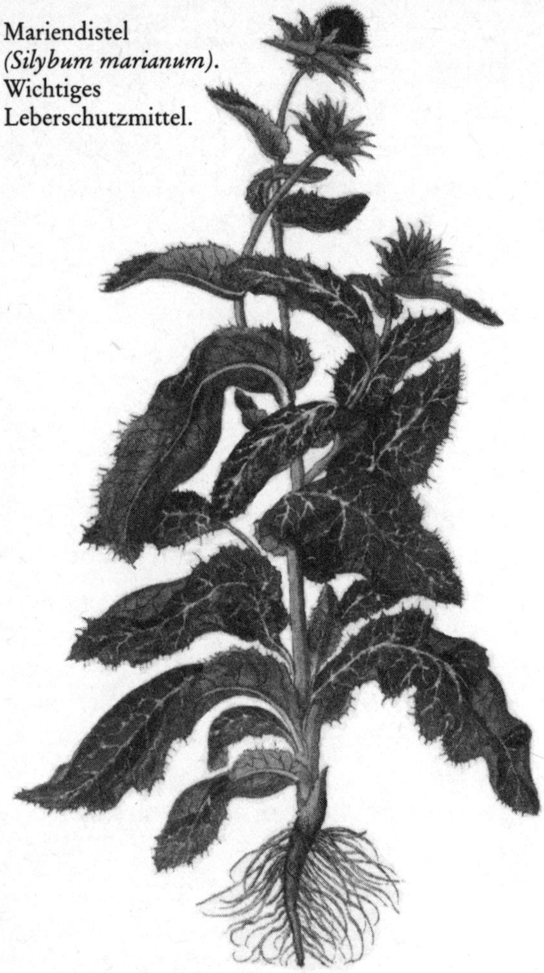

Mariendistel
(Silybum marianum).
Wichtiges
Leberschutzmittel.

Pfefferminze
Schafgarbe, auf ¾ l Kochwasser, lauwarm 2 Tassen zu trinken, danach eine Woche lang je 1 Tasse morgens und abends.

Die einmalige Anwendung von Magentee kann akute Beschwerden vertreiben, aber innere Entzündungen nicht heilen. Deshalb sollte Magentee immer etwa eine Woche über die Beschwerden hinaus getrunken werden.

Dasselbe gilt für den folgenden Tee bei *verdorbenem Magen:*

nen vorbeugend mit etwa vier Teewochen die Beschwerden verhindern, verkürzen oder lindern. Es gibt in vielen Apotheken fertige Teemischungen und sogar Magentees in Pulverform, die in Wasser aufgelöst werden.

Bei Magenbeschwerden
Die alten Apotheker hatten eine Rezeptur zur Anwendung sowohl bei *akuten Magenschmerzen* als auch in längeren Beschwerdezeiten:
Je 1 Teil Kamille
Fenchel
Ringelblumen, lauwarm morgens und abends je 1 Tasse, 4 Wochen lang trinken.

Gegen krampfartige Magenschmerzen:
Je 1 Teil Basilikum
Fenchel
Kamille

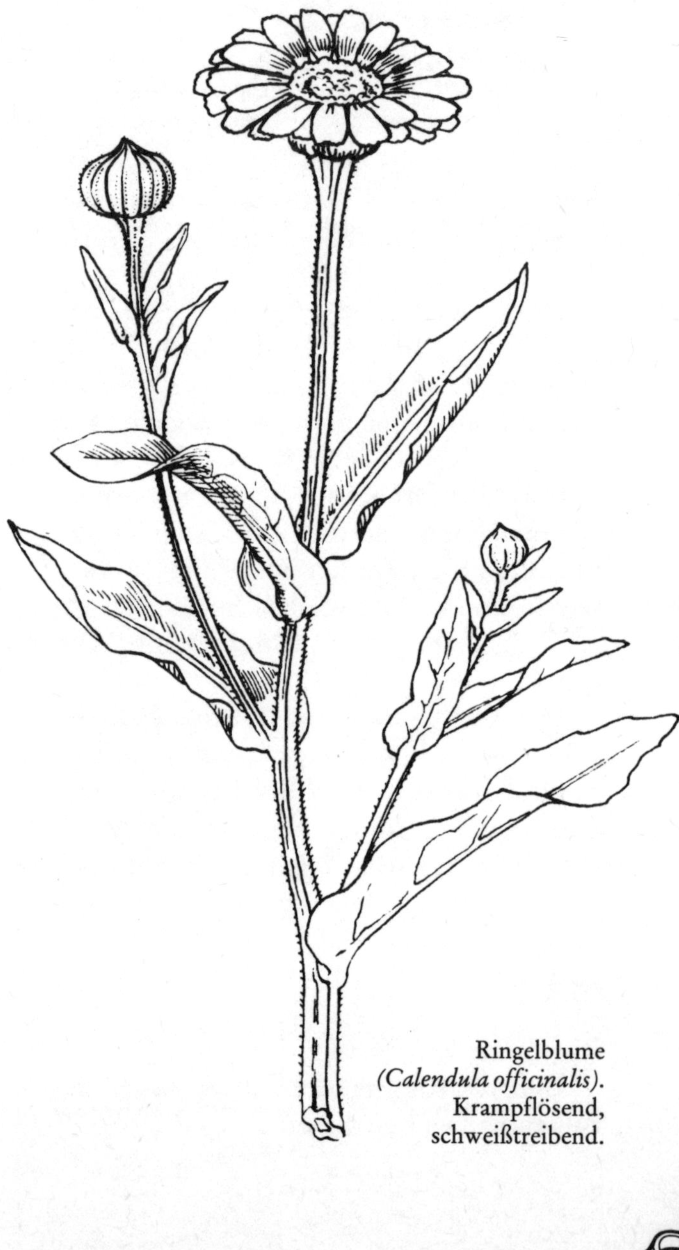

Ringelblume
(Calendula officinalis).
Krampflösend,
schweißtreibend.

Je 1 Teil Fenchel
Kamille
Pfefferminze
Salbei

Zur Appetitanregung

Es muß nicht immer ein alkoholischer Aperitif sein, um den Appetit anzuregen und die Magensäfte zu locken. Der Appetitverbesserung dient diese Rezeptur:

Je 1 Teil Bitterklee
Enzianwurzel, zerrieben
Tausendgüldenkraut
Wermutblätter, auf ½ l Kochwasser als Aufguß, ca. 30 Minuten vor jeder Hauptmahlzeit 1 Tasse.

Tee für die Liebe

Als Aphrodisiaka haben die Bayerischen Hofapotheker einige harmlose Kräuter angesehen: Bohnenkraut, Petersilie, Pfefferminze, Rosmarin. „Für Mann und Weib vegetarische Kost", notierten sie als kostenlosen Ratschlag an ihre Kunden unter dem 10. Juli 1907. Dem Bier gestanden die Bayern potenzfördernde Wirkung bei Männern zu. Jedoch: „Sekt ist das beste Aphrodisiakum für Frauen." Auch Yohimbin, ein heute noch verwendetes Mittel (verschreibungspflichtig), war damals schon bekannt.

Weder Frau noch Mann kann es schaden, einmal 4 Wochen lang gemeinsam allabendlich diesen Tee zu trinken (jeder die Hälfte des Aufgusses auf ¾ l Kochwasser):

Je 2 Teile Bohnenkraut
Pfefferminze
je 1 Teil Petersilie
Rosmarin

Bei Prostatabeschwerden

Ab 50 kommt es bei jedem zweiten Mann früher oder später zu einer mehr oder weniger starken Prostatavergrößerung, die sich in seltenen Fällen als Krebs erweist. Deswegen ist bei Nachlassen des Harnstrahles, Harnverzögerung bei vorhandenem Harndrang, Nachtröpfeln, gelegentlich leichtem Druckschmerz im Dammbereich oder nachlassender Erektionsfähigkeit dringend zu raten, unver-

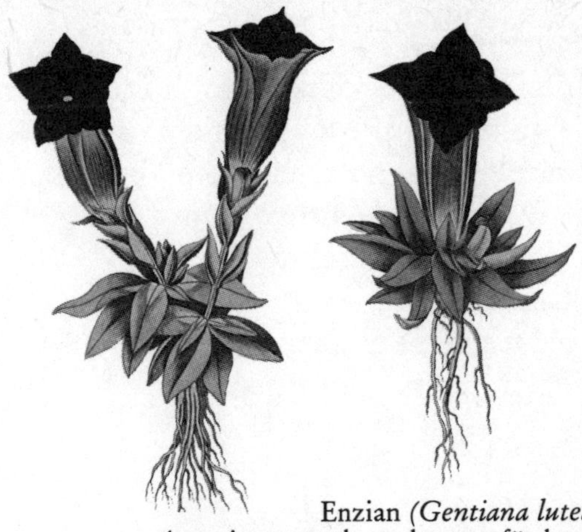

Enzian *(Gentiana lutea)*.
Appetitanregend, verdauungsfördernd.

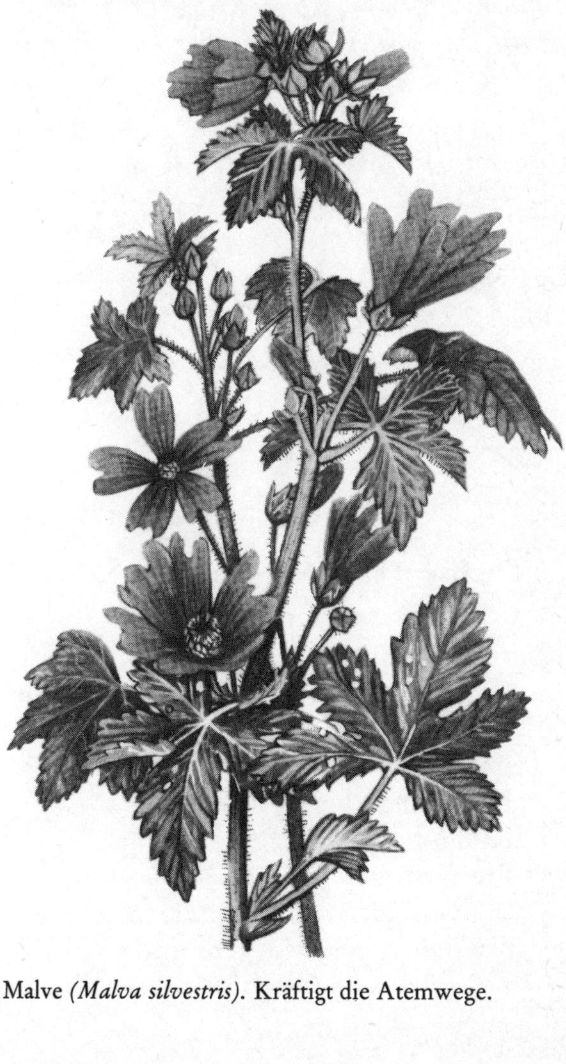

Malve *(Malva silvestris)*. Kräftigt die Atemwege.

züglich einen Facharzt für Geschlechtsleiden oder für Urologie aufzusuchen. Wenn die Unbedenklichkeit der Symptome erwiesen ist, kann ein Versuch mit einem Tee gemacht werden:

Je 2 Teile Heidekrautblüten
Lindenrinde,
ersatzweise Lindenblüten
Pfefferminze, morgens und abends je 1 Tasse, 8 Wochen lang.

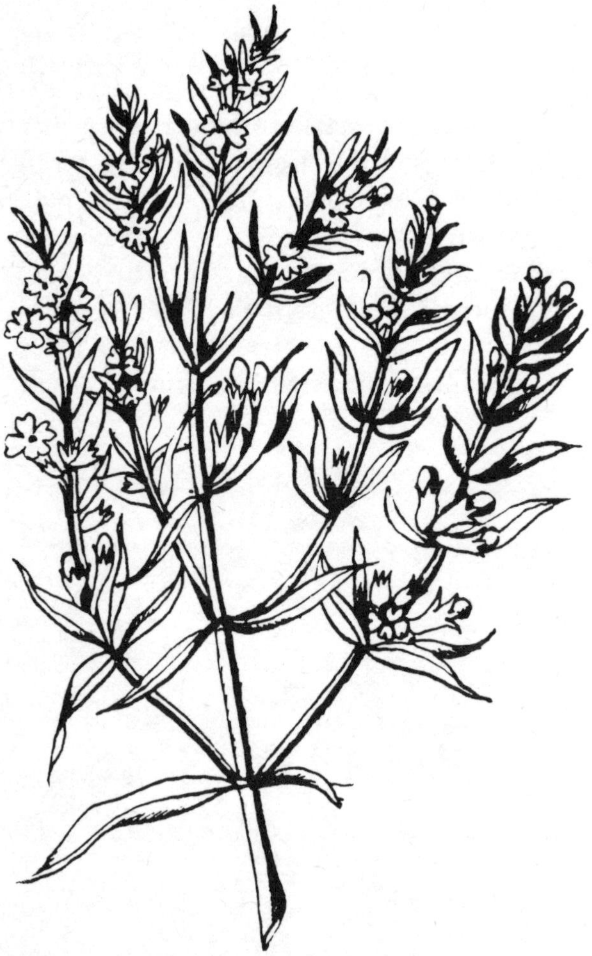

Bohnenkraut *(Satureja hortensis)*. Gut für die Liebe.

Bei Menstruationsbeschwerden

Gegen Menstruationsschmerzen bei Frauen in jedem Lebensalter kann diese Teezubereitung Besserung bringen:

Je 1 Teil Salbei
Lavendel
Pfefferminze
Malvenblüten und Blätter, mindestens 6 Wochen lang morgens und abends je 1 Tasse.

Tee gegen Kopf- und Nervenschmerzen

Die segensreiche und schmerzlindernde Wirkung von Acetylsalicylsäure, offizielle Abkürzung ASS, weltweit unter dem Namen Aspirin bekannt, kannten schon die Hofapotheker des vorigen Jahrhunderts. Sie preßten aus dem weißen Pulver bereits Tabletten zu 0,5 Gramm und verkauften sie 20stückweise. Aspirin ist eines der ältesten und zuverlässigsten Schmerzmittel. Sogar unsere heutigen US-Astronauten sind von der Wirkung so überzeugt, daß es in keiner Bordapotheke fehlt.

Zur Zeit des großen Hofapothekers Prof. Dr. Max von Pettenkofer wurde ebenfalls ein Kombinationspräparat gegen Schmerzen gemischt: ASS, Phenacetin und Antipyrin. Und weil man schnell merkte, daß Schmerzmittel durch ihren betäubenden Effekt müde machen, wurde Coffein zugesetzt. In letzter Zeit sind Kombinationspräparate in die Schußlinie von Arzneimittelkritikern geraten, weil verschiedene Stoffe sich gegenseitig hochschaukeln oder die Wirkungen gegeneinander aufheben oder die Zahl der unerwünschten Nebenwirkungen vergrößern können. Im März 1926 notierte der Hofapotheker nach einer Überprüfung der alten Rezepturen: „bene" – gut. Und versah sein Kopfwehpulver mit einem Sternchen.

Daß die bekannten Schmerzmittel häufig wiederkehrenden Kopfschmerz, Migräne und andere Nervenschmerzen (Neuralgien) zwar momentan bessern oder beseitigen – aber nicht heilen können, war den Medizinern um die Jahrhundertwende wohl bekannt. Deshalb scheuten sie sich nicht, Teerezepte für einen Heilversuch zu empfehlen.

Gegen Kopfweh und Migräne

kann der folgende Tee bei dauernder Anwendung unempfindlicher machen:

2 Teile Melisse
je 1 Teil Fenchel
Kamille
Lindenblüten, 6 bis 8 Wochen lang 1 Tasse jeden Abend, dann die Mischung immer dünner machen und langsam absetzen.

Gegen andere neuralgische Schmerzen:
Je 2 Teile Eisenkraut
Melisse
Lindenblüten, ebenfalls 6 – 8 Wochen 1 Tasse jeden Abend, dann behutsam absetzen.

Tee gegen Hautkrankheiten

Man möchte meinen, daß Hautkrankheiten heute seltener sind als früher. Schließlich leben wir viel hygienischer, baden uns täglich, verhindern mit Deosprays Schweißbildung und schützen die Haut durch warme Kleidung und Zentralheizung. Hautärzte wissen es besser. Unsere Haut ist durch zu häufiges Einseifen, luxuriöse Badezusätze, Deos oder Parfüms entfettet und durch Entwöhnung von allen Reizen des Wetters und Klimas überempfindlich geworden. Hautausschläge kommen genauso oft vor wie früher. Die ohnehin sensible Haut wird dann mit starken, verschreibungspflichtigen Salben eingerieben. Selbst bei harmlosen Hautaffektionen werden zusätzlich Mittel zum Einnehmen verordnet oder ohne Verordnung geschluckt.

Wohlgemerkt: Bei Hautkrankheiten sollten Sie in schweren Fällen unbedingt dem Facharzt vertrauen. Aber bei einfachen Ausschlägen, unreiner Haut, Mitessern, leichter Akne und zur allgemeinen Schönheitspflege der Haut sind die Teerezepturen der alten Bayerischen Hofapotheker sicherlich hilfreich.

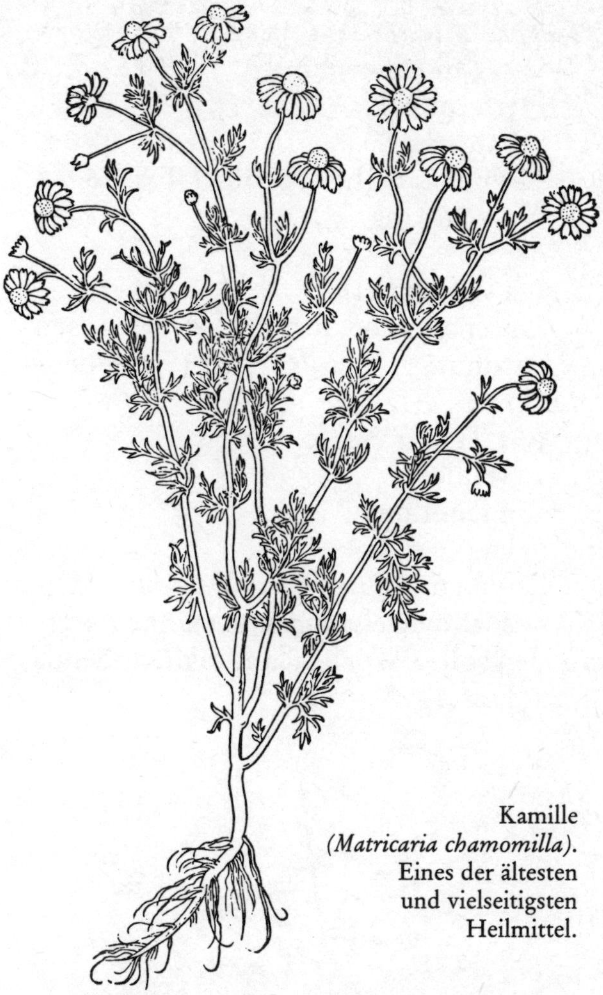

Kamille *(Matricaria chamomilla)*. Eines der ältesten und vielseitigsten Heilmittel.

Bei Hautkrankheiten

Jeder Hauttee sollte sowohl von innen als auch von außen wirken. Er wird getrunken, und es werden gleichermaßen Gesichtsauflagen, Hand- oder Fußbäder gemacht.

Bei leichten Entzündungen der Haut:
Je 1 Teil Lavendel
Salbei
Brennessel
Löwenzahn
Thymian
täglich abends 1 Tasse 6 – 8 Wochen.

oder
je 1 Teil Lavendel
Lindenblüten
Kamille
Salbei
Thymian
täglich abends 1 Tasse 6 – 8 Wochen.

Gegen Mitesser und Akne:
Je 1 Teil Lindenblüten
Pfefferminze
Schafgarbe
Thymian, täglich abends 1 Tasse 6 – 8 Wochen lang.

Bei Schuppenflechte

Unterstützend neben den ärztlichen Verordnungen bei Psoriasis (Schuppenflechte):
Je 2 Teile Kamille
Lavendel
Lindenblüten
Salbei
Thymian, eine Teezubereitung, die ausnahmsweise stark getrunken werden soll. 4 Wochen lang täglich abends 1 Tasse.

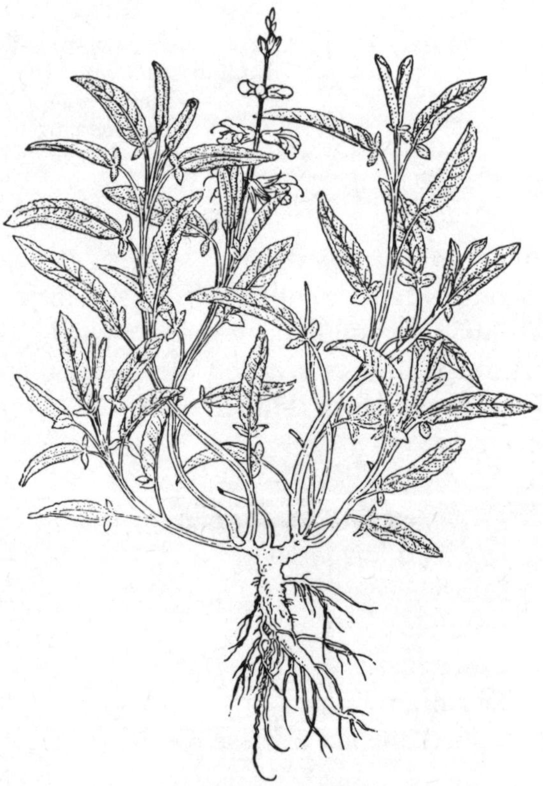

Salbei *(Salvia officinalis)*.
Wirkt entzündungshemmend und kräftigend.

Zur Hautkräftigung

Zur allgemeinen Hautkräftigung in jedem Lebensalter ein Schönheitstee, ebenfalls zum Trinken und für Auflagen oder Teilbäder empfohlen:
Je 1 Teil Lindenblüten
Malvenblüten und Blätter
Rosmarin, 4 Wochen lang
täglich abends 1 Tasse – und das zweimal jährlich.

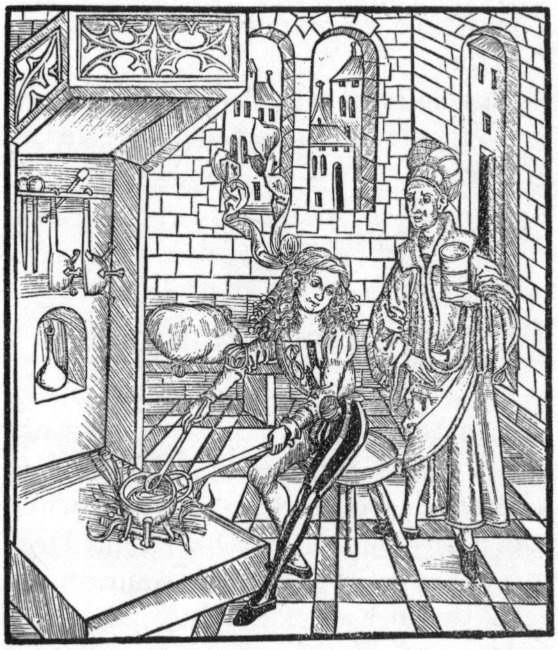

Laboratorium mit einem Gesellen, der unter Aufsicht des Apothekers arbeitet.
Aus H. Brunschwig, „Medicinarius" Straßburg 1505.

Da Malven sehr angenehm schmecken und zu den hautwirksamen Kräutern gehören, kann es von Nutzen sein, abends öfter Malventee zu trinken, den es sogar in Teebeuteln zu kaufen gibt. Dasselbe gilt für Lindenblüten und Kamille; sie sind ebenfalls als Teebeutel zu haben. Den etwas faden Geschmack der beiden Kräuter kann man leicht durch eine Prise Pfefferminze aufbessern. Zum Süßen sollte möglichst Honig verwendet werden. Bei Akne und sehr unreiner Haut ist aber zu beachten, daß Süßes in jeder Form gemieden werden muß, auch wenn es noch so schwerfällt. Erlaubt ist natürlich Süßstoff, versuchsweise kann mit wenig Traubenzucker gesüßt werden.

3. Kapitel

Allerlei Tinkturen, Salben und Pillen aus der Hofapotheke

In der zweiten Hälfte des vorigen Jahrhunderts, als der großartige Max Pettenkofer der Königlich-Bayerischen Leib- und Hofapotheke vorstand (1841 fing er als Lehrling an), gab es bereits ein beträchtliches Arsenal starker medizinischer Wirkstoffe. Opiate zur Anwendung gegen stärkste Schmerzen und zur Ruhigstellung des Darmes bei schweren Durchfällen (Ruhr, Cholera) gehörten zum Bestand der Offizin. Arsen wurde eingesetzt, um die Lues (Syphilis) zu bekämpfen. Digitalis verordneten die Ärzte schwer herzkranken Patienten.

Anders als heute oblag es den Apothekern, fast jede Rezeptur selbst herzustellen – eine nennenswerte pharmazeutische Industrie gab es noch nicht. Die Bayerischen Apothekenordnungen, deren erste bereits aus dem Jahre 1498 bekannt ist, geboten aber strikt, „Gifte und Abortiva“ und ihre Zubereitungen nur nach Vorschrift von Ärzten abzugeben.

Im freien Verkauf war es gestattet, „gegen allerley Peyn“ ohne ärztliche Rezeptur ungiftige Heilmittel herzustellen und abzugeben. Es wurde also, genau wie heute, nach verschreibungspflichtigen und nichtverschreibungspflichtigen Medikamenten unterschieden.

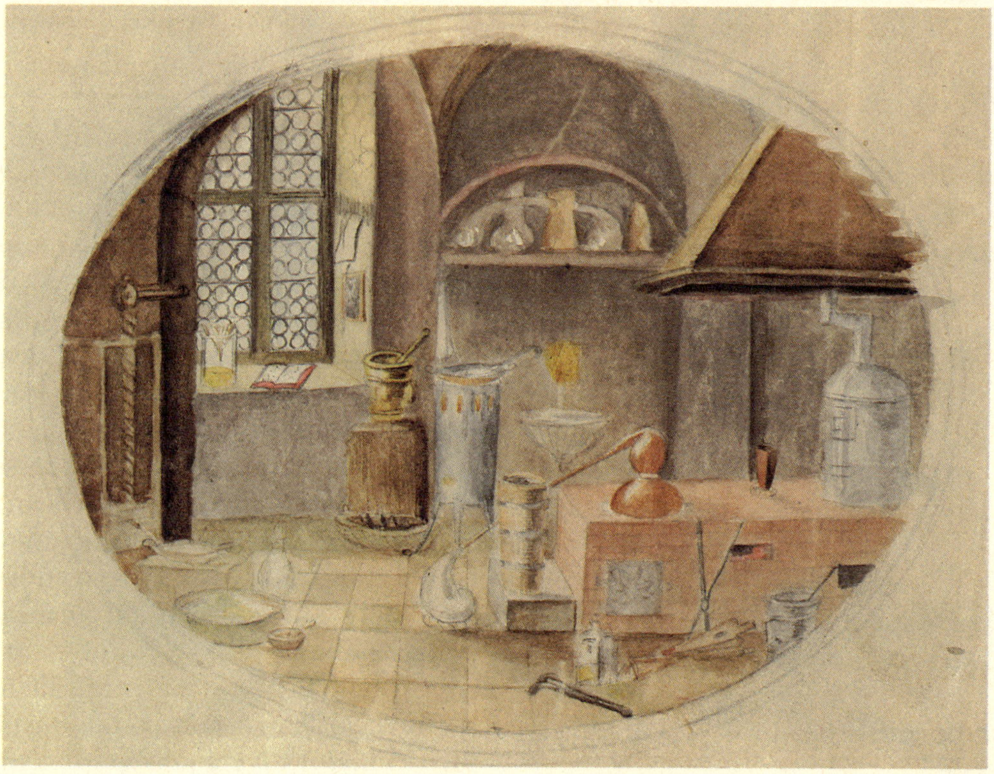

Werkstatt der Bayerischen Hofapotheke, ein Aquarell im ersten Band der Rezeptbücher. Der Maler ist unbekannt.

Die aktiven und pensionierten königlichen Hofdiener, deren Ehegatten, unverheiratete Kinder und Witwen sowie das „aktive und pensionierte niedere Kunst- und Dienstpersonal der Königlichen Hoftheater mit Einschluß der Logendiener und Billeteure" konnten in der Hofapotheke ihre Medikamente kostenfrei beziehen. Die Vergünstigung galt aber nur, wenn eine hofärztliche Verordnung vorgelegt wurde. Bei privatärztlichen Rezepten war grundsätzlich ein Drittel der Arzneitaxe zu entrichten. Dem Apothekenvorstand oblag es, „jeglicher Art von Mißbrauch der Apothekenfreiheit, vor allem ungewöhnlich großen oder teuren ärztlichen Verordnungen, mit Nachdruck entgegenzutreten".

Seit 1770 versorgte die Hofapotheke – gegen Barzahlung – ebenfalls die Bürger der Stadt und die Bauern der Umgebung. Das geschah sicherlich auch, um die Kosten günstiger zu gestalten. Allerdings ist es niemals gelungen, die Hofapotheke in die Gewinnzone zu bringen. Im insgesamt günstigen Geschäftsjahr 1880 erzielte der Apothekenvorstand zum Beispiel 51289,– Mark Einnahmen. Dem standen Ausgaben von 79770,– Mark gegenüber. Das Dilemma blieb auch bestehen, als König Ludwig III. mit dem 25. April 1914 anordnete: „Das Theaterpersonal hat auch bei hofärztlichen Verordnungen stets ein Drittel der Taxe zu bezahlen."

Die im freien Verkauf „gegen allerley Peyn" erhältlichen Rezepte der Bayerischen Hofapotheke beschränkten sich nicht etwa nur auf Teezubereitungen. Aus Kräutern und Mineralstoffen wurden bereits Tinkturen, Salben und Pillen hergestellt, deren Wirkungen entsprechende Teemischungen übertrafen und/oder ergänzten. Etliche dieser Arzneimittel finden wir heute noch – teils unter bekannten Markennamen – in jeder Apotheke.

Tinkturen – Heilkräuter tröpfchenweise

Eine *Tinktur* besteht im wesentlichen aus hochprozentigem Apotheken-Alkohol und Auszügen aus einem oder mehreren Kräutern. Die jeweils wirksamen Bestandteile von Heilpflanzen werden pulverisiert (aus trockenen Blättern, Blüten, Stielen, Samen oder Wurzeln) in den Alkohol gegeben. Dort läßt man sie einige Tage mazerieren (ausziehen), bevor die Tinktur durch ein feines Tuch oder Watte (heute Filterpapier) abgegossen bzw. gedrückt wird. In anderen Fällen wird frisch gepreßter Pflanzensaft in den Alkohol gegeben.

Die Stärke einer Tinktur bestimmt der Apotheker nach dem Wirkstoffgehalt der jeweiligen Pflanzen. Die Hofapotheker verwendeten auf fünf Gewichtsteile Alkohol einen Gewichtsteil getrockneter Kräuter – bei sehr mild wirkenden Drogen wie Kamille, Lindenblüten, Löwenzahn oder Fenchel. Oder zehn Gewichtsteile Alkohol auf einen Gewichtsteil Kräuter bei Schöllkraut, Kaktus oder Arnica. Die Alkoholmenge wird bei dieser Herstellungsart von den pulverisierten Kräutern nahezu aufgesogen – die Tinktur muß am Schluß regelrecht herausgepreßt werden.

Tinkturen sind sehr konzentrierte Kräuterauszüge. Wirkungen werden erzielt, indem man 10 bis 30 Tropfen einnimmt. Meistens werden die Tropfen auf einen Teelöffel (mit oder ohne Zucker) gegeben. Man behält die Tinktur möglichst lange im Mund, weil die Aufnahme der Wirkstoffe über die Schleimhäute im Mund am wirksamsten ist. Tinkturen mit Wasser verdünnt hinunterzuspülen, ist wenig sinnvoll. Die aggressiven Magensäfte machen den Großteil der Wirkstoffe zunichte.

Manche Tinkturen eignen sich auch zum Gurgeln oder zum Aufträufeln für feuchte Wickel. Entsprechende Hinwei-

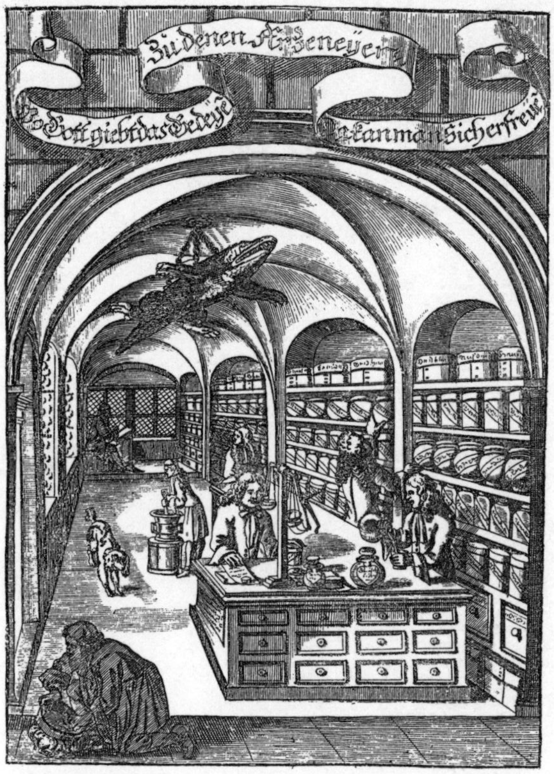

Apotheke im Stil der Renaissance. Kupferstich, Mitte 17. Jahrhundert.

se werden bei den einzelnen Tinkturen gegeben. Baldriantinktur und Myrrhentinktur sind die heute noch bekanntesten ihrer Gattung.

Seit einiger Zeit sprechen einige Arzneimittelkritiker dem Alkohol jede Berechtigung ab, bei der Zubereitung von Arzneimitteln verwendet zu werden. Ihr Argument: Alkohol mache alkoholkranke Menschen erneut süchtig und verführe Kinder und Jugendliche zum leichtfertigen Umgang mit anderen alkoholischen Getränken.

In der Tat lösen bereits ein paar Tropfen Alkohol, ja sogar der bloße Duft von alkoholischen Aromastoffen bei Alkoholkranken derartige Katastrophen aus. Alkoholiker, auch sogenannte „trockene" Alkoholiker, dürfen niemals alkoholhaltige Medikamente erhalten. Diese Mittel sind grundsätzlich auch für Kinder ungeeignet. Es wäre gut, wenn die pharmazeutische Industrie heutzutage auf den Etiketten alkoholhaltiger Medikamente entsprechende Warnungen anbringen würde, um versehentlichen Gebrauch auszuschließen.

Andererseits ist die Forderung unsinnig, aus den genannten Gründen solche Präparate zu verbieten oder unter Rezeptpflicht zu stellen. Ebenso könnte verlangt werden, den Zucker vom Markt zu nehmen, weil er für eine bestimmte Gruppe kranker Menschen, nämlich für Diabetiker, Gift ist. Zuckerkranke werden absichtlich oder versehentlich zu Süßigkeiten greifen – aber jedenfalls nicht absichtlich zu zuckerhaltigen Hustenmitteln, nur um mal zu „sündigen". Alkoholiker werden zu Schnaps, Bier oder Wein greifen, wenn die Sucht stärker ist als ihr Wunsch, trocken zu bleiben. Aber sie werden keine Myrrhen- oder Baldriantinktur aus der Apotheke holen.

Alkohol ist in vielen Medikamenten ein zweckmäßiger Stoff: Er konserviert wirksame Substanzen, schließt durch seine hohe Blutgängigkeit den Organismus für die Wirkstoffe auf und erweitert die Blutgefäße. Er wirkt, in medizinisch geringer Menge, krampflösend und entspannend. Daß der Mißbrauch von Alkohol verheerende Wirkungen anrichten kann, spricht nicht gegen den Alkohol, sondern gegen den Mißbrauch. Es gibt keine irdische Substanz ohne schädliche oder gar tödliche Dosis.

Verschiedene Tinkturen zur Anwendung bei allerlei Ungemach gibt es noch heute in Apotheken. Andere kann man sorglos selber machen, wie sie die Hofapotheker bereiteten:

Arnica-Tinktur

25 g pulverisierte Arnicawurzel
1/8 l Weingeist

Anwendungen: äußerlich teelöffelweise auf feuchtkalte Auflagen bei Quetschungen, Verstauchungen, Furunkulose, Krampfadern, Nervenschmerzen – ca. 10 Tropfen zweimal täglich auf etwas Zucker, 2 bis 4 Wochen lang, einzunehmen bei leichtem Bluthochdruck, leichter Herzschwäche, Arteriosklerose.

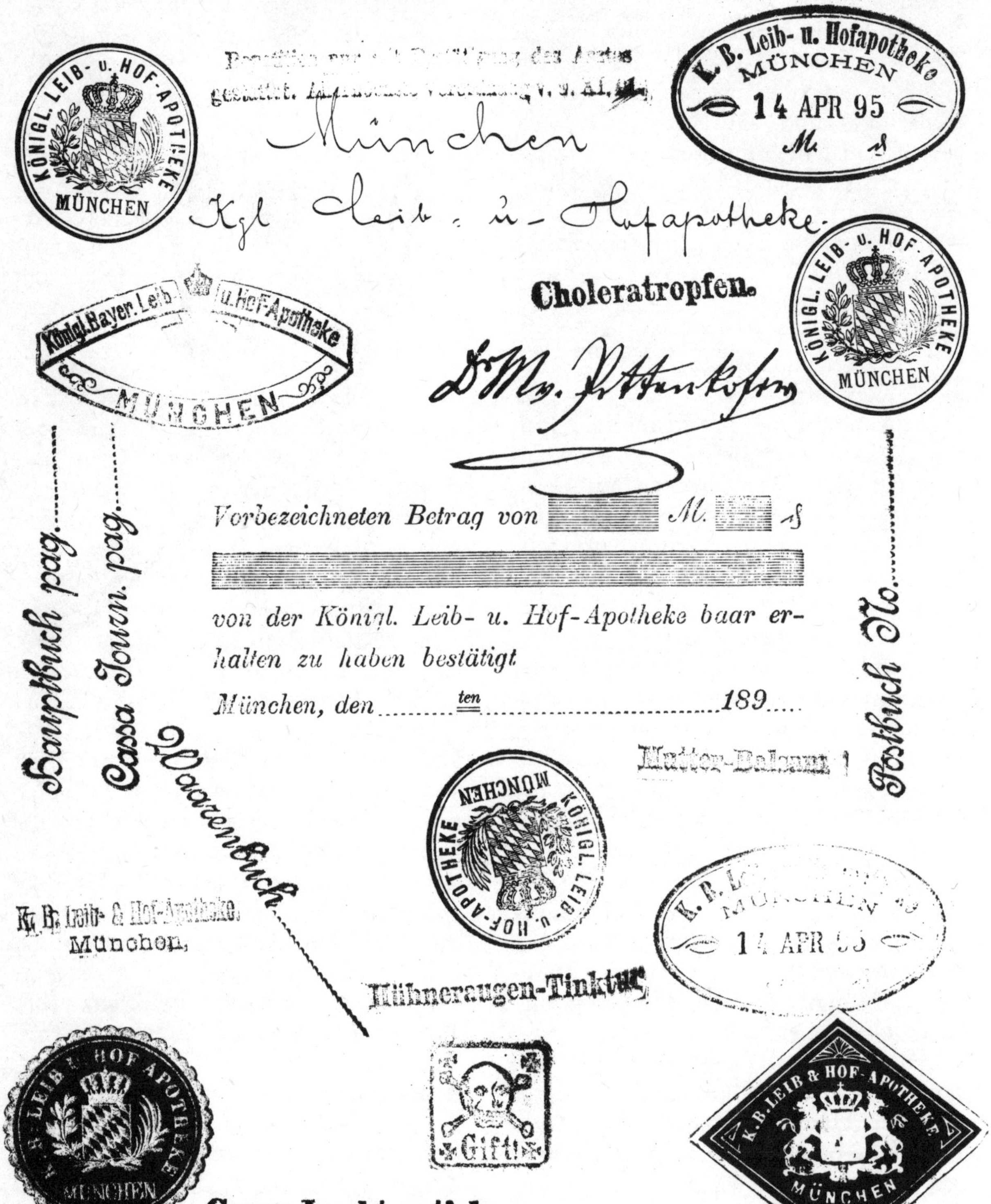

Stempel und Siegel der Königlich-Bayerischen Leib- und Hofapotheke

Baldrian-Tinktur

25 g pulverisierte Baldrianwurzel

⅛ l Weingeist

Man bekommt sie am besten fertig in der Apotheke. Anwendungen: ca. 20 Tropfen, pur oder auf etwas Zucker. Bei Einschlaf- und Durchschlafstörungen nur abends. Bei allgemeiner Nervosität morgens 10, abends 20 Tropfen, 2 bis 3 Wochen lang, dann die Dosis tropfenweise verringern bis zum endgültigen Absetzen.

Eucalyptus-Tinktur

25 g zerriebene Blätter

⅛ l Weingeist

Anwendungen: bei Schnupfen, Husten, Heiserkeit, Bronchitis, drei- bis fünfmal täglich 20 Tropfen auf etwas Zucker. – Zur Nachtruhe einige Tropfen als Brusteinreibung – 2 Tropfen unter die Nase, um durchatmen zu können. Äußerlich teelöffelweise zu feuchtkalten oder feuchtwarmen Auflagen bei rheumatischen Schmerzen. In jeder Apotheke gibt es bereits seit der Jahrhundertwende Eucalyptus-Zubereitungen mit weiteren, die Wirkung verstärkenden Kräutern. Diese Hausmittel sind z. B. unter den Namen „Carmol“ oder „Olbas-Tropfen“ bekannt.

Fenchel-Tinktur

25 g zerstoßene Fenchelsamen

⅛ l Weingeist

nach dem Auspressen dazu 10 Tropfen Fenchelöl

Anwendungen: bei Blähungen, Aufstoßen, Völlegefühl, 20 bis 30 Tropfen, nach den Hauptmahlzeiten, 7 Tage lang. Vor dem Essen wirkt Fenchel-Tinktur appetitanregend.

Ginseng-Tinktur

25 g zerriebene Ginsengwurzel

⅛ l Weingeist

Anwendungen: Schwächezustände aller Art, zur Stärkung nach schweren Erkrankungen, kurmäßig 4 bis 6 Wochen lang morgens und abends je 20 Tropfen auf etwas Zucker.

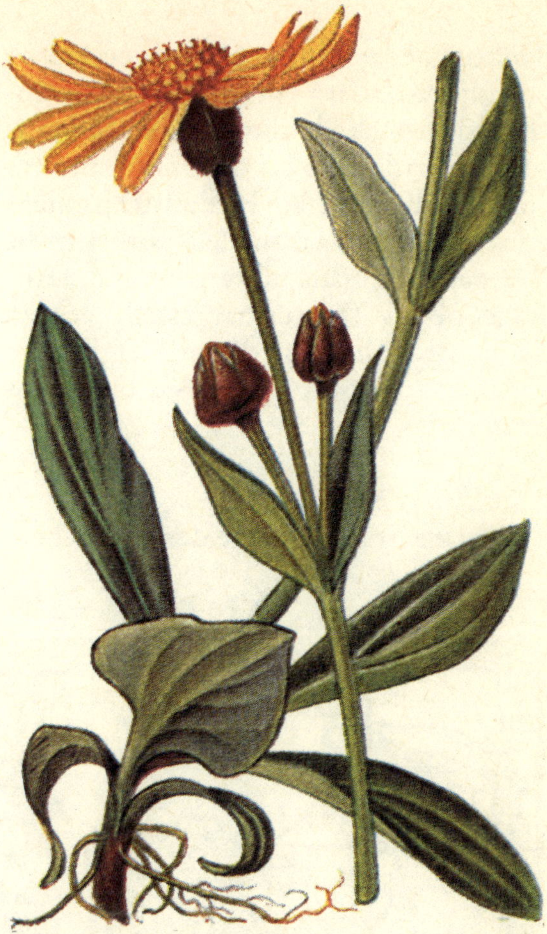

Arnika *(Arnica montana)*. Innerlich herzwirksam, äußerlich bei Hautproblemen.

Mit Ginseng-Produkten wird heute umfangreiche Werbung getrieben. Die Heilwirkung der seltenen und darum teuren wildwachsenden Ginsengwurzel ist im asiatischen Raum unumstritten. Die heute in Korea gezüchtete Ginsengwurzel ist wirkungsschwächer, aber nicht wirkungslos, wie manchmal voreilig geurteilt wird. Wenn zur allgemeinen Kräftigung ein Versuch mit Ginseng-Kapseln (sie enthalten einen Extrakt aus der Wurzel) ohne Wirkung bleiben sollte, kann man nach der getrockneten Wurzel Umschau halten.

Ipecacuanha-Tinktur

12,5 g zerriebene Ipecacuanha (Brasilianische Brechwurzel)

⅛ l Weingeist

Die Hofapotheker verabreichten die

Tinktur gegen Atmungsallergien (Heuschnupfen), allergisch bedingte Bronchitis und Bronchialasthma, gegen Migräne und Gastritis. Das bei den Indios in Brasilien hochgeschätzte Heilmittel ist nicht ganz ungiftig. Da manche Apotheker die Wurzel noch heute führen, lohnt die Anfrage, ob die Tinktur hergestellt werden kann. Bei Allergien dreimal täglich 10 Tropfen auf etwas Zucker – 2 bis 3 Wochen lang.

Kamillen-Tinktur

25 g zerriebene Köpfe der römischen Kamille
1/8 l Weingeist

Anwendungen: bei Hautentzündungen äußerlich teelöffelweise auf feuchtkalte Auflagen; bei Heiserkeit und Halsentzündungen 10 bis 20 Tropfen ins Gurgelwasser; bei Nervosität 6 bis 8 Wochen lang morgens und abends je 20 Tropfen auf etwas Zucker oder pur; das gleiche bei Magen- und Darmverstimmungen, Blähungen. Bei allen leichten periodischen Unregelmäßigkeiten (zu schwache oder zu starke Periode, differierende Zeitabstände, menstruationsbedingte Bauch- oder Kopfschmerzen) kann folgender Versuch unternommen werden: Jeweils 1 Woche vor zu erwartendem Beginn der Regelblutung bis

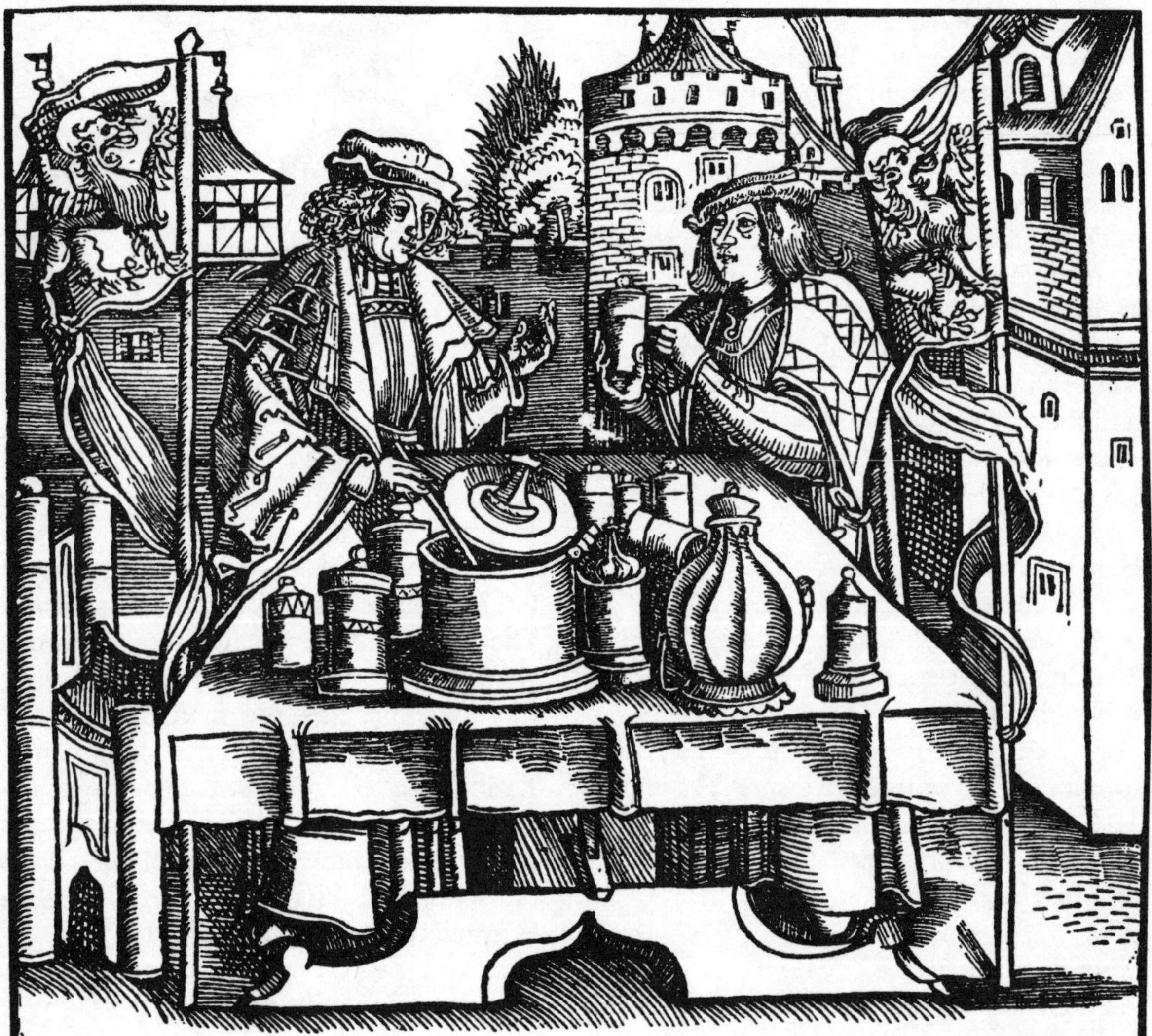

Öffentliche ärztliche Besichtigung der Bestandteile zur Bereitung des Theriaks, welche vorwiegend von den „Theriakskrämern" feilgehalten wurden. Holzschnitt aus: H. Brunschwig, Destillierbuch über die Zusammengethane Ding. Straßburg, Grueninger 1512. Theriak ist ein opiumhaltiges Allheilmittel des Mittelalters.

zum Blutungsende täglich dreimal 20 Tropfen auf etwas Zucker – über 4 bis 5 Periodenzeiten hinweg. Wenn eine Besserung erfolgt ist: Einnahmezeitraum und Tropfenzahl über einige weitere Perioden hinweg allmählich verringern.

Myrrhen-Tinktur

15 Tropfen eingedickter Milchsaft der Frischpflanze

⅛ l Weingeist

Myrrhen-Tinktur kann in fast jeder Apotheke bezogen werden. Anwendungen: Bei Zahnfleischentzündungen einige Tropfen sanft einreiben. Als Mundspülung bei entzündlichen Prozessen im Mund-Hals-Bereich 20 Tropfen ins Wasserglas; 20 bis 30 Tropfen auf etwas Zucker bei einfachen Durchfällen (Sommerdurchfall); in der Tierheilkunde: Wunden mit *Myrrhen-Tinktur* betupfen. Kann in allen Anwendungsbereichen mit *Kamillen-Tinktur* gemischt werden.

Pfefferminz-Tinktur

25 g pulverisierte Pfefferminze

⅛ l Weingeist

Anwendungen: drei- bis fünfmal täglich bei allen leichten Erkältungskrankheiten, jeweils 20 Tropfen auf etwas Zucker. Sehr gut auch in Mischung mit *Eucalyptus-Tinktur*. Bei Magen-, Darm- und Gallenstörungen empfiehlt sich die Mischung mit *Kamillen-Tinktur*. Da Pfefferminze auch sanft nervenberuhigend wirkt, kann die Tinktur bei Nervosität über mindestens 6 Wochen täglich zweimal (je 20 Tropfen morgens und abends) auf etwas Zucker genommen werden – wenn man will, auch im Gemisch mit *Baldrian-Tinktur*.

Weißdorn-Tinktur

12,5 g pulverisierte Blüten des Weißdorns

⅛ l Weingeist

Anwendungen: bei leicht erhöhtem Blutdruck, beschleunigtem Puls und zur Hebung der Herzenergie bei leichter Leistungsschwäche durch Trainingsmangel; nach längerer Krankheit oder im fortgeschrittenen Alter morgens und abends je 15 Tropfen auf etwas Zucker, drei bis vier Wochen lang täglich, dann tropfenweise die Dosis verringern – langsam ausklingen lassen. Wenn es das Wohlbefinden älterer Menschen bessert, kann Weißdorn-Extrakt – morgens 15 Tropfen auf etwas Zucker – auch ohne eine zeitliche Begrenzung genommen werden.

Sirup löffelweise – die alkoholfreie Alternative

Die Herstellung von Heilsirup gehörte ebenfalls zu den alltäglichen Aufgaben der Bayerischen Hofapotheker. Aus den Rezepturen wurde eine Auswahl getroffen, die sich auch heute noch zur Anwendung eignet. Heilsirup ist besonders gut für Kinder, die solche Medizin ihres süßen Geschmacks wegen gern schlukken. Er kann – im Gegensatz zu den alkoholischen Tinkturen – auch unbedenklich Alkoholkranken gegeben werden.

Die Herstellung von Heilsirup im Hausgebrauch weicht in einigen Fällen etwas von den Originalrezepten der Hofapotheke ab. Zur Vereinfachung werden die jeweils angegebenen Kräuter immer 24 Stunden in ⅛ l Wasser eingeweicht (mazeriert). Dann wird die Flüssigkeit gefiltert und abgepreßt. In einem Topf (kein Emaille verwenden, es kann abplatzen!) läßt man 250 g braunen Naturzucker durch langsames Erhitzen zergehen und gibt den Kräuterauszug erst dazu, wenn die Zuckermasse fast klar ist. Es darf nicht zu viel Wasser verdampfen, sonst wird die Zuckermasse nach dem Erkalten hart. Sobald der Sirup etwas abgekühlt ist, wird er in ein Marmeladenglas abgefüllt und teelöffelweise verabreicht. Ebensogut kann Heilsirup in einen leichten Kräutertee oder Früchtetee gegeben werden. Da Zucker – ähnlich dem Alkohol – hervorragend konserviert, hält sich Heilsirup unbedenklich wochenlang.

Eine Variante ist die Herstellung von Heilhonig. Man verwendet die gleiche Menge wie bei Zucker (250 g), erwärmt den Honig aber nur leicht und rührt die gleiche Menge von den jeweiligen Kräuterauszügen unter, die aber in diesem Falle zuvor kurz aufgekocht werden sollten.

Arnica-Sirup

25 g pulverisierte Arnicawurzel
⅛ l Wasser
250 g Zucker bzw. Honig

Nur für Erwachsene bei leichtem Bluthochdruck, leichter Herzschwäche, Arteriosklerose, morgens und abends je 1 Teelöffel, 2 bis 4 Wochen lang. Tritt die erwünschte Wirkung ein, kann der Sirup unbedenklich weitergenommen werden: Nur morgens 1 Teelöffel.

Baldrian-Sirup

25 g pulverisierte Baldrianwurzel
⅛ l Wasser
250 g Zucker bzw. Honig

Für Erwachsene und Kinder geeignet. Wird gern genommen, weil der penetrante Baldriangeschmack, wie er in alkoholischer Lösung auftritt, gering ist. Bei Einschlaf- und Durchschlafstörungen abends 1 Teelöffel für Kinder, 2 Teelöffel für Erwachsene. Bei allgemeiner Nervosität morgens 1 Teelöffel, abends 2 Teelöffel.

Fenchel-Sirup

25 g zerstoßene Fenchelsamen
⅛ l Wasser
250 g Zucker bzw. Honig

Bei Blähungen, Aufstoßen, Völlegefühl 1 bis 2 Teelöffel nach den Hauptmahlzeiten. Bei Appetitlosigkeit 2 Teelöffel, jeweils 30 Minuten vor der Mahlzeit. Ein ausgezeichnetes Kindermittel!

Kamillen-Sirup

25 g zerriebene Köpfe der römischen Kamille
⅛ l Wasser
250 g Zucker bzw. Honig

Morgens und abends nehmen Kinder jeweils 1 Teelöffel, Erwachsene 2 Teelöffel bei Magen- und Darmverstimmungen oder Blähungen. Versuch bei periodischen Unregelmäßigkeiten – siehe Kamillen-Tinktur.

Pfefferminz-Sirup

25 g pulverisierte Pfefferminze
⅛ l Wasser
250 g Zucker bzw. Honig

Bei allen leichten Erkältungskrankheiten drei- bis fünfmal täglich 1 Teelöffel; bei Magen-, Darm- und Gallenstörungen, wenn man will, auch mit Kamillen-Sirup gemischt, dreimal täglich vor oder nach den Mahlzeiten (ausprobieren) je 1 Teelöffel; zur sanften Nervenberuhigung wochenlang (mindestens 6 Wochen) morgens und abends 1 Teelöffel (stärkere Wirkung in Mischung mit Baldrian-Sirup).

Schöllkraut-Sirup

25 g pulverisiertes Schöllkraut
⅛ l Wasser
250 g Zucker bzw. Honig

Statt Schöllkraut kann auch Quassia, das zermahlene Holz des ostindischen Quassiabaumes, genommen werden. Auch Schöllkraut und Quassia zu gleichen Teilen sind möglich. Anwendungsbereich: zur Leberkräftigung nach überstandener Hepatitis, bei leichten Gallenbeschwerden und nach überstandener Gallenblasenentzündung, bei angegriffener Leber (z. B. durch starken Alkoholismus und bei Übergewicht).

Da es bis heute kein zuverlässiges Leberheilmittel gibt und Schöllkraut wie Quassiaholz ungiftige Drogen sind, ist ein kurmäßiger Versuch mit Schöllkraut-(Quassia-)Sirup sehr zweckmäßig: zweimal täglich 1 Teelöffel, 4 bis 6 Wochen lang, dann weitere 2 Wochen nur noch 1 Teelöffel morgens, möglichst immer auf nüchternen Magen. Achtung: Man versuche nicht, Schöllkraut oder/und Quassia zur Leber-Gallen-Behandlung als Tinktur herzustellen; denn Alkohol ist für die angegriffene Leber auch in geringster Menge in höchstem Maße schädlich!

Weißdorn-Sirup

12,5 g pulverisierte Blüten des Weißdorns
1/8 l Wasser
250 g Zucker bzw. Honig

Anwendungen: bei leicht erhöhtem Blutdruck, beschleunigtem Puls und zur allgemeinen Herzkräftigung bei leichter Leistungsschwäche durch Trainingsmangel, nach längerer Krankheit oder im fortgeschrittenen Alter morgens und abends je 1 Teelöffel, 3 bis 4 Wochen täglich. Wenn es das Wohlbefinden älterer Menschen bessert, kann Weißdorn-Sirup auch ohne zeitliche Begrenzung genommen werden: morgens 1 Teelöffel vor dem Frühstück.

Frischpflanzensäfte – Natur pur

Es ist überliefert, daß der letzte bayerische König, Ludwig III., der heilenden Kraft der Kräuter sehr zugetan war. In jedem Frühjahr fand allmorgendlich eine heute eher komisch anmutende Prozedur statt: Die königliche Familie erwartete nach dem Frühstück im Salon den Hofapotheker. Pünktlich erschien Hofrat Wagenhäuser mit zwei Flaschen. In der einen befand sich frischgepreßter Löwenzahnsaft, in der anderen Brennesselsaft. Jedes Mitglied der Frühstückstafel bekam ein Gläschen voll.

Die Frühjahrskur mit Frischpflanzensaft von Brennessel und Löwenzahn wird heute noch von Anhängern der Pflanzenheilkunde propagiert. Brennessel wirkt blutreinigend, blutbildend und belebt den im Winter träger gewordenen Stoffwechsel. Löwenzahn dient der Anregung von Leber und Galle. Beide Heilpflanzen haben gewisse antiallergische und antirheumatische Wirkungen.

Auch wenn die Heilpflanzen im Sinne moderner Arzneimittelprüfung mit ihren Inhaltsstoffen nicht einzuordnen

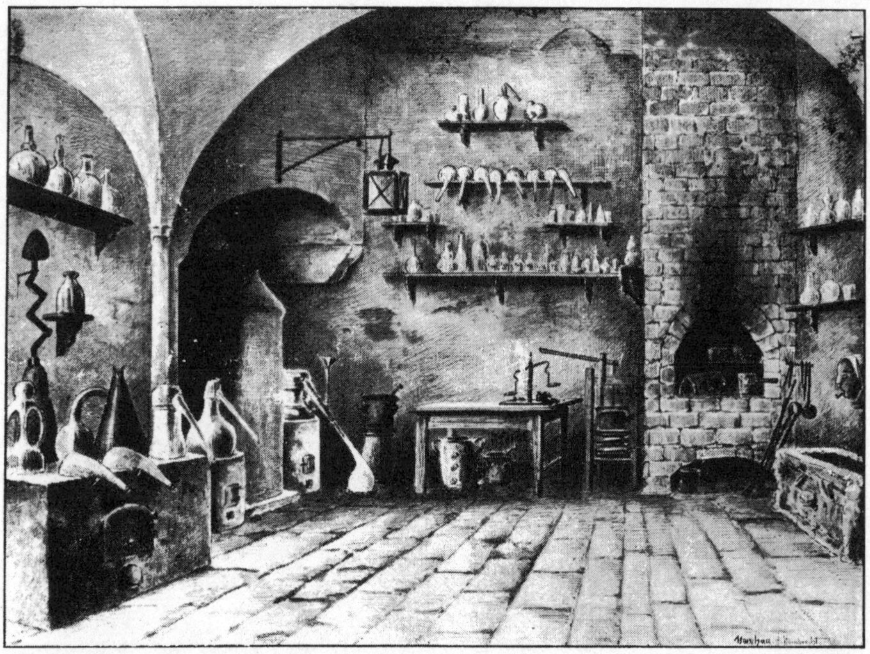

Mittelalterliche Alchimistenküche. Der Arbeitsplatz des Apothekers um 1850 unterschied sich nicht wesentlich.

sind: Brennessel und Löwenzahn gehören zu den zahlreichen, in neuerer Zeit wissenschaftlich analysierten Pflanzen, denen effektive Wirkungen nicht abgesprochen werden. Brennessel enthält Gerbstoff, Lezithin, Phytosterin, ein hautreizendes Glykosid, Chlorophyll, Sekretin – außerdem Eisen, Kalium, Kalzium, Chlor, Natrium und Spuren einiger Vitamine. Löwenzahn enthält Cholin, Bitterstoff, Stärke, Saponin, Lavulin, Taraxin, etwas ätherisches Öl, ferner Kalium, Kalzium, Mangan, Natrium, Schwefel, Kieselsäure und Spuren einiger Vitamine.

Wer die Wirkung geringer Mengen grundsätzlich ungiftiger Drogen anerkennt oder wenigstens für möglich hält, kann leicht der Auffassung folgen, daß der gepreßte Saft einer Frischpflanze die natürlichste Form aller natürlichen Arzneizubereitungen ist und zwangsläufig kräftiger wirkt als Teezubereitungen aus getrockneten Pflanzen, als alkoholische Auszüge aus getrockneten oder frischen Pflanzen (Tinktur) oder als wässerige Auszüge in Zucker bzw. Honig (Sirup).

Wildwachsende wie in Heilpflanzenkulturen angebaute Kräuter werden grundsätzlich geerntet, wenn die ganze Pflanze bzw. die wirksamen Teile einer Pflanze im kräftigsten Saft stehen oder den höchsten Wirkstoffgehalt haben. So ist zwar keine Standardisierung* möglich, aber doch wenigstens die Gewähr gegeben, daß der bestmögliche Wirkstoffgehalt gewonnen wird. Die früheren Hofapotheker kannten detaillierte Wirkstoffanalysen sanfter Drogen noch nicht. Sie waren „Erfahrungsmediziner" auf diesem Gebiet und rezeptierten überwiegend richtig – auf Grund oft jahrhundertealter Überlieferungen.

In der Königlich-Bayerischen Leib- und Hofapotheke wurden Frischpflanzensäfte als Saisonartikel hergestellt und abgegeben. Es gelang damals noch nicht, Pflanzensäfte ohne chemische Zusätze, ohne Alkohol oder Sirup, von einer Ernte zur anderen haltbar zu machen. Was nutzte aber der wirksamste Frühjahrs-Löwenzahn-Frischpflanzensaft für die rebellierende Galle im Herbst? Andererseits wußten die Leute vor hundert Jahren besser als heute, wann man welchen Saft frisch aus der Apotheke beziehen und eine entsprechende Kur damit machen konnte.

Heute gibt es in Apotheken, Drogerien und Reformhäusern zahlreiche, durch Kurzzeit-Erhitzung (wenige Se-

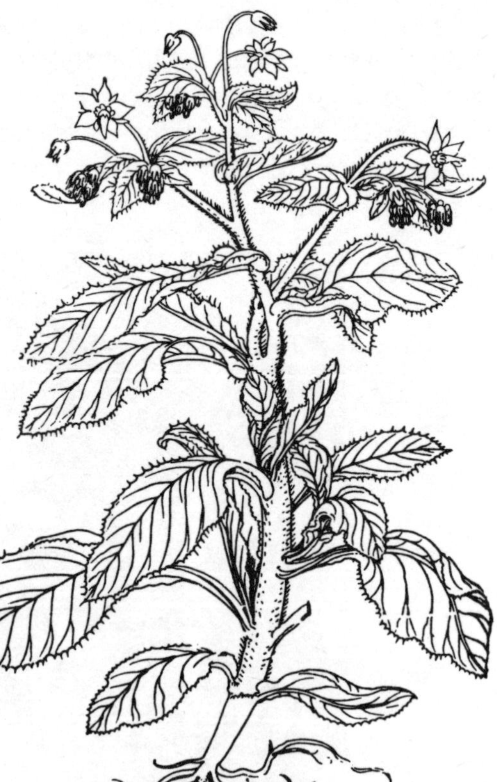

Boretsch *(Borago officinalis)*.
Herzkräftigend, nervenberuhigend.

* Standardisierung wird vom Bundesgesundheitsamt grundsätzlich von jedem Medikament gefordert. Ob Einzeldroge oder Mischpräparat – die Menge wirksamer Substanzen muß immer gleich sein und im Tierversuch immer die gleiche Wirkung auslösen. Zahlreiche pflanzliche, mineralische und homöopathische Präparate erfüllen diese Bedingung nicht. Gegner solcher Medikamente fordern deshalb die Streichung aus dem Arzneimittelkatalog. Anhänger sanfter Drogen verlangen dagegen ein der natürlichen Droge entsprechendes Prüfverfahren.

kunden!) haltbar gemachte und in ihrer Frischwirkung nicht oder kaum beeinträchtigte Pflanzensäfte in Flaschen. Behandlung mit Frischpflanzensäften ist also das ganze Jahr über möglich. Auf die Bezeichnung „Frischpflanzensaft" sollte der Käufer achten. Die Dosierung ist auf den Etiketten angegeben. Die wichtigsten Frischpflanzensäfte, deren „Ursaft" schon in der Bayerischen Hofapotheke zu haben war, sind:

Baldriansaft

Erntezeit September/Oktober. Preßsaft aus den zermahlenen frischen Wurzeln. Wirkungen: schlaffördernd, nervenberuhigend. Geeignet bei nervöser Erschöpfung und nervös bedingten Organbeschwerden (Magen, Herz).

Boretschsaft

Erntezeit Juni/Juli. Preßsaft aus dem ganzen Kraut während der ersten Blüte. Geeignet zur kurmäßigen Anwendung bei Mißlaunigkeit, bedrückenden Stimmungslagen, Leistungsunlust.

Brennesselsaft

Erntezeit April/Juni. Preßsaft aus der ganzen Pflanze. Erhöht Grundumsatz und Stoffwechsel, gilt deshalb als „Schlankheitsmittel". Wirkt sanft ausleitend, also „blutreinigend", fördert die Blutbildung. Antiallergische und antirheumatische Wirkungen durch winzige Spuren des Nesselgiftes sind erfahrungsmedizinisch belegt, streng wissenschaftlich jedoch unbewiesen.

Gänsefingerkrautsaft

Erntezeit Mai/Juni. Preßsaft aus dem Kraut während der Blüte. Krampflösend bei Magen- und Darmkrämpfen, beruhigend, sanft stopfend bei Durchfällen.

Hagebuttensaft

Erntezeit im Herbst bis zur Frostperiode. Gewonnen wird das Fruchtmus der reifen Früchte. Enthält fünfmal soviel C-Vitamin wie Zitrone. Anwendung bei Frühjahrsmüdigkeit, vorsorglich gegen Erkältungskrankheiten. Erhöhung der allgemeinen Widerstandskraft. Unterstützend bei fieberhaften Erkrankungen.

Holundersaft

Erntezeit September. Preßsaft aus reifen Beeren. Schweißtreibende Wirkung, daher zweckmäßig bei Erkältungen und fieberhaften Infekten. Anregung verschiedener Hormondrüsen, umstimmende und blutreinigende Komponente. Bei kurmäßiger Anwendung unterstützend gegen Nervenschmerzen. Geeignetes Zusatzmittel bei rheumatischen Erkrankungen.

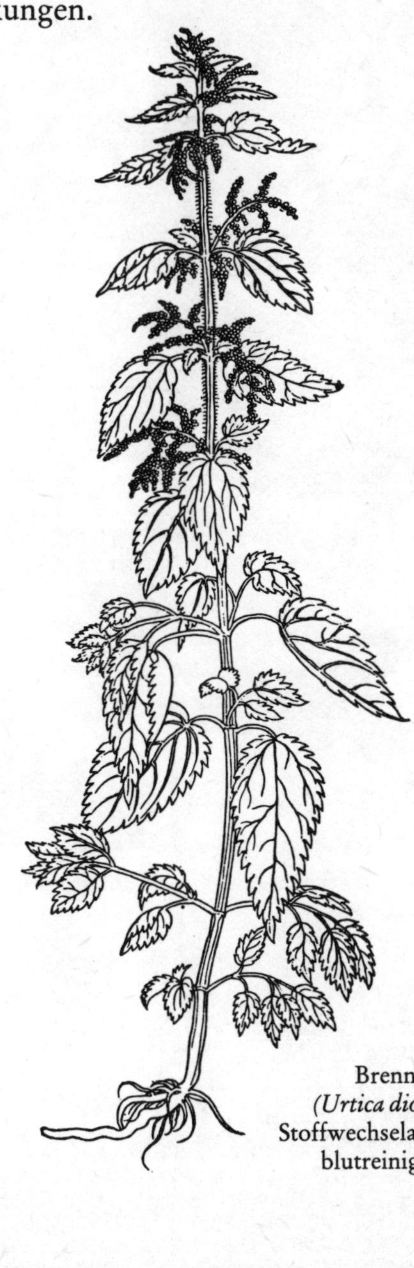

Brennessel (*Urtica dioica*). Stoffwechselaktiv, blutreinigend.

Huflattichsaft

Erntezeit Mai/Juni. Preßsaft aus den voll entwickelten Blättern. Schleimlösend bei Bronchitis und Husten. Ohne Angst dürfen Asthmatiker versuchen, ob Huflattichsaft, zusätzlich zu allen ärztlich verordneten Mitteln, womöglich Erleichterung bringt.

Johanniskrautsaft

Erntezeit Juni/Juli. Preßsaft aus dem blühenden Kraut. Hilfreich bei nervöser Erschöpfung. Frauen können einen vierwöchigen Kurversuch bei periodischen Störungen aller Art machen: Erfahrungsmediziner sagen dem Hypericumkraut eine regulierende Wirkung nach. Arteriosklerotische Beschwerden (insbesondere altersbedingte Niedergeschlagenheit) bessern sich oft. Günstige Wirkung bei Hautausschlägen.

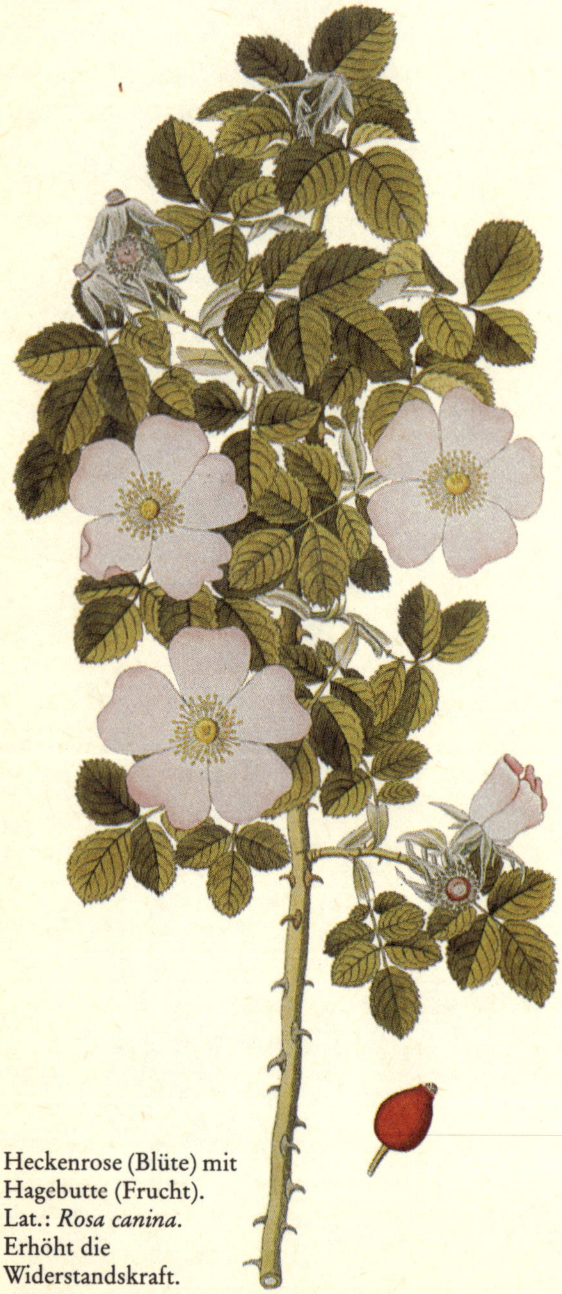

Heckenrose (Blüte) mit Hagebutte (Frucht). Lat.: *Rosa canina.* Erhöht die Widerstandskraft.

Kamillensaft

Erntezeit Juli/August. Preßsaft aus dem ganzen blühenden Kraut. Hohe entzündungswidrige Wirkung auf Haut und Schleimhäute. Zum Einreiben des Zahnfleisches während der ersten und zweiten Zahnung bei Kindern. Gegen Blähungen und Krämpfe im Magen-Darm-Bereich. Sanft neutralisierend bei zu viel Magensäure (saures Aufstoßen). Leicht beruhigend bei nervösen Schlafstörungen.

Löwenzahnsaft

Erntezeit im Frühjahr. Preßsaft aus jungen Blättern und Wurzeln. Anregung der Leber- und Gallentätigkeit. Erlaubtes Lebermittel nach Hepatitis. Günstige Beeinflussung bei Rheuma und Hautkrankheiten. Zusätzlich zu ärztlichen Verordnungen bei Blasen- und Nierenbeschwerden (Arzt befragen!). Zusammen mit Brennessel als vierwöchige Frühjahrskur geeignet – bei Übergewicht wird gleichzeitiges Abspecken empfohlen.

Salbeisaft

Erntezeit Juni/September. Preßsaft aus den vollentwickelten Blättern. Entzündungswidrige Wirkung. Geeignet bei allen leichten Infektionskrankheiten, zum Trinken und Gurgeln. Senkt bei kurmäßiger Anwendung übermäßige Schweißabsonderung. Günstige Wirkungen auf Magen, Darm, Leber (nicht bei Nierenerkrankungen!). Da Salbeitee seines faden Bittergeschmacks wegen von Erwachsenen und Kindern oft abgelehnt wird, gewinnt der Frischpflanzensaft an Bedeutung. Er kann, zur weiteren Geschmacksverbesserung, mit leicht erwärmtem Honig (20 Tropfen Saft auf 100 g Honig) verrührt und im verschlossenen Glas gekühlt wochenlang aufbewahrt werden.

Schafgarbensaft

Erntezeit Juli/August. Preßsaft aus der ganzen, blühenden Pflanze. Die Schafgarbe gehört zu den vielseitigsten Heilkräutern. Die Schulmedizin erkennt Wirkungen auf das Venensystem (gegen Varizen, Hämorrhoiden), bei Appetitlosigkeit, Magen- und Darmstörungen und zur Förderung der Gallen- und Verdauungstätigkeit an. Die Naturheilkunde verwendet Schafgarbe auch zur Erleichterung der Herzarbeit, bei Herzklopfen, beschleunigtem Puls, Drehschwindel und Beschwerden der Wechseljahre.

Thymiansaft

Erntezeit Juni/Juli. Preßsaft aus dem ganzen Kraut. Erstklassiges Mittel bei Husten und Bronchialkatarrh. Wirkt krampflösend – auch bei leichten Magenbeschwerden. Thymian ist in fast jedem Tee gegen Erkältungskrankheiten enthalten. Den Preßsaft mischten die Hofapotheker auch zu gleichen Teilen mit Huflattichsaft. In einem anderen Rezept werden beide Säfte zusätzlich mit Eucalyptus- und Pfefferminztinktur vermischt.

Weißdornsaft

Erntezeit der Blätter und Blüten im Mai, der reifen Beeren im Oktober. Wahrheitsgemäß muß vorausgeschickt werden, daß dieser Frischpflanzensaft von den alten Hofapothekern nicht hergestellt wurde. Sie beschränkten sich auf Weißdorntee, Weißdorntinktur und Weißdornsirup. Der heute erhältliche Weißdorn-Frischpflanzensaft ist wirksam bei erhöhtem Blutdruck, beschleunigtem Puls, leichter Herzleistungsschwäche durch Trainingsmangel, nach längerer Krankheit und im fortgeschrittenen Alter. Weißdorn reguliert die Herztätigkeit, verbessert die Sauerstoffversorgung und erweitert sehr sanft die Herzkranzgefäße.

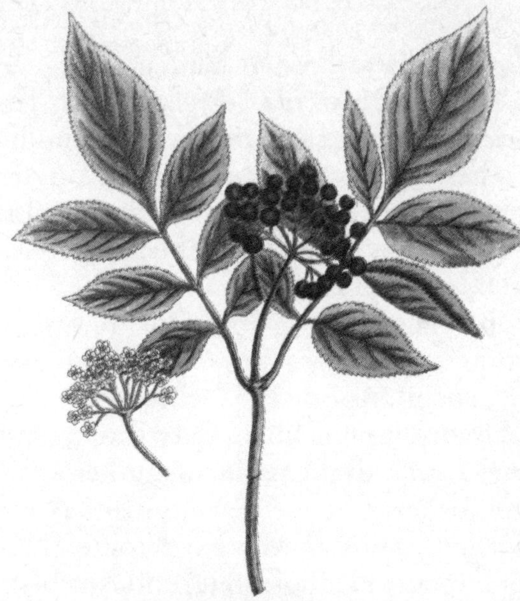

Holunder *(Sambucus nigra)*. Schweißtreibend, schmerzstillend. Grippemittel als Saft, siehe Seite 53.

Wermutsaft

Erntezeit August. Preßsaft aus den Blättern vor der Blüte. Reguliert die Magentätigkeit. Wirkt gleichermaßen bei Mangel wie bei Überschuß an Magensäure. Bessert Blähungen und leichte, durch Infektionen verursachte Magenverstimmungen. Allgemein bekannt ist die appetitanregende Wirkung des Wermuts. Der Bittergehalt regt die Gallenausschüttung und damit die Darmverdauung an.

Natürliche Salben – Kraut auf Haut

Die Salbenzubereitung zur Behandlung von erkrankter Haut, entzündeten Schleimhäuten, Fissuren (Risse, z. B. an Lippen, After etc.) oder Hämorrhoiden gehört zur Kunst des Apothekers. Auch heute noch verordnen Hautärzte eigene Rezepturen, die in der Apotheke gemischt werden. Allerdings werden die meisten Salben schon seit Jahren von der pharmazeutischen Industrie hergestellt. Und die Ärzte verschreiben überwiegend, was die Industrie anbietet.

In vielen Fällen hat die Industrie durch aufwendige Forschung, wie sie sich kein Apotheker leisten könnte, hochwirksame Salben entwickelt, mit denen auch dramatische Wundherde sicher beherrscht werden können. Antibiotische Substanzen, Kortikoide (Nebennierenrindenhormone) und Antihistaminika (bei Hautallergien) werden zusammen mit juckreizstillenden (betäubenden) Bestandteilen auf breiter Front eingesetzt. Das gleiche gilt für salbenähnliche Zubereitungen (Cremes und Gels).

Die erwähnten Wirkstoffgruppen haben aber leider – wegen ihrer hohen Wirksamkeit – unerwünschte Nebenwirkungen. Solange es nichts Besseres

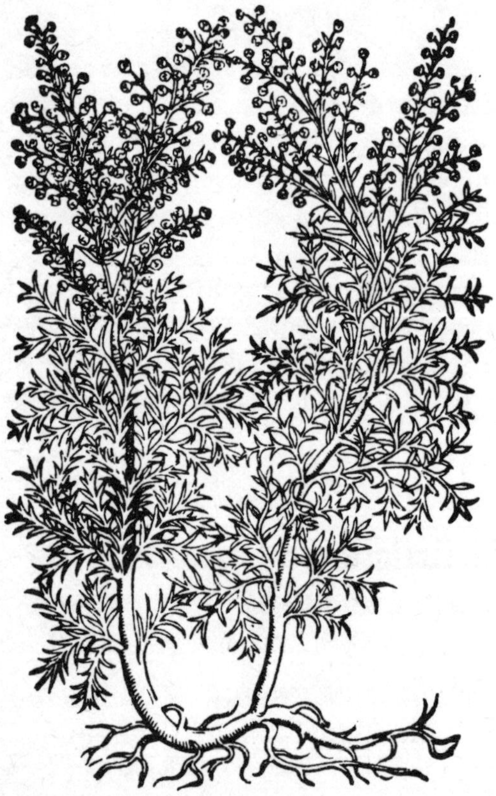

Wermut *(Artemisia absinthum)*. Reguliert die Magensäure.

gibt, müssen sie bei schweren Hautkrankheiten, vom Arzt kontrolliert, hingenommen werden. Bei leichtfertiger Anwendung und Selbstverordnung durch Laien kommt es zu unnötigen Abhängigkeiten der Haut: Kortikoidsalben können z. B. Entzündungen verursachen, sobald sie abgesetzt werden; es kommen Hautalterungen vor, Akne oder Hautflecken.

Für die Anwendung bei allen leichten Hauterkrankungen empfehlen sich deshalb Präparate, wie sie in den Manualen der Königlich-Bayerischen Leib- und Hofapotheke stehen. Ausgewählt wurden nur solche Salben, die auch heute noch in jeder Apotheke rezeptfrei zu haben und deren wirksame Bestandteile pflanzlichen oder mineralischen Ursprungs sind. Die Salbengrundlagen bestehen aus Lanolin (Wollfett), geringen Teilen Paraffin, Vaselin, Glycerin und/oder verschiedenen, meist schon zum Wirkstoffbereich gehörenden pflanzlichen Ölen. Die Hofapotheker von einst verwendeten in großem Umfang noch Schweinefett. Sanfte Salben mit Wirkstoffen der Natur können hervorragend heilen helfen. Vorausgesetzt, es wird für die „richtige" Hautkrankheit das „richtige" Mittel eingesetzt.

Auch ohne ärztliche Verordnung verabreichten die Hofapotheker bei harmlosen Erkrankungen der Haut:

Abrotanum-Salbe

Mit Auszügen aus Blättern und Trieben der in Mittelmeerländern wachsenden Eberraute. Wirksam gegen Kupferfinnen (kleine, rot entzündete Pickelchen auf fettigem Hautgrund), pustulöse Ausschläge und leichte Erfrierungen.

Arnica-Salbe

Mit Auszügen aus dem Wurzelstock des Bergarnica. Verwendbar zur Linderung bei Verstauchungen und leichten Verbrennungen. Bessert kleine, punktförmige Hautblutungen älterer Leute.

Calendula-Salbe

Mit Auszügen der ganzen blühenden Ringelblume. Unterstützt die Heilung von Hautrissen und Quetschwunden. Hilft gegen Hautrötungen durch Kälte und Nässe.

Conium-Salbe

Mit Auszügen aus dem gefleckten Schierlingskraut in homöopathischer Dosis (Schierlingskraut ist giftig!). Einsetzbar bei Nesselausschlag, anderen Juckflechten, Nagelbettentzündungen. Achtung: Nur die homöopathische Salbe ist rezeptfrei!

Echinacea-Salbe

Mit Auszügen aus der ganzen blühenden schmalblättrigen Kegelblume. Zum Einreiben schlecht heilender, nässender Wundränder (nicht auf die Wunde schmieren!), zur Kräftigung des entzündeten Gewebes im Bereich von Furunkeln (nicht auf die Kuppen schmieren!).

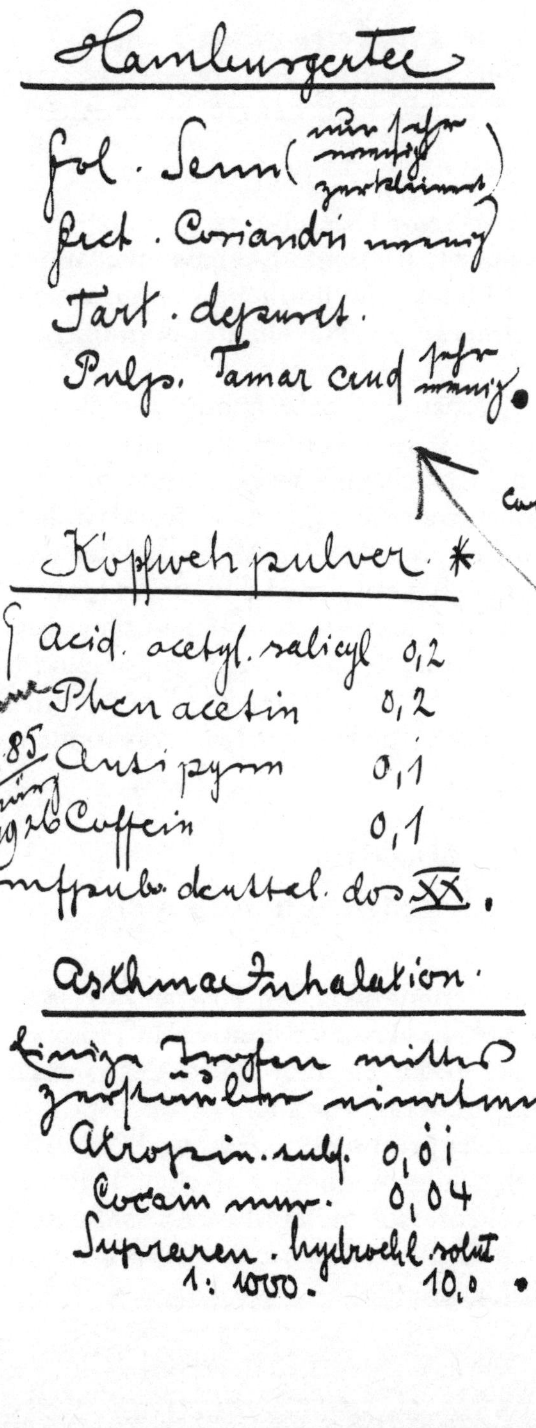

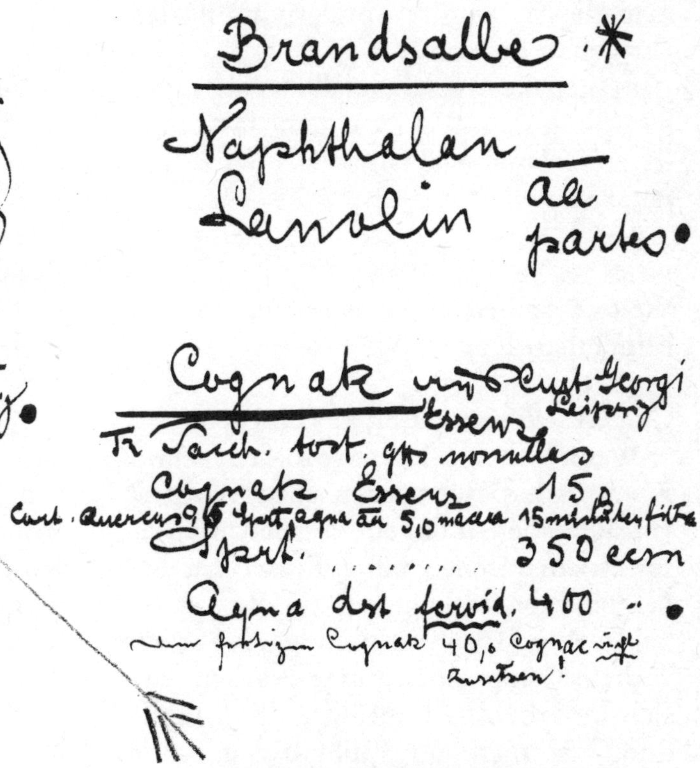

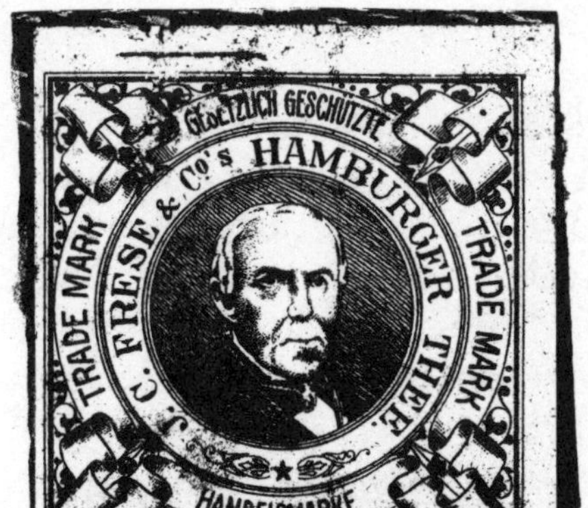

Der „Hamburger Tee", unten ein Originalbriefchen, oben das Rezept: Sennesblätter, Korianderfrüchte und Tamarinde. Ein kräftiges Abführmittel.

Hamamelis-Salbe
Mit Auszügen aus Rinden, Zweigen und Trieben des Hamamelis-Strauches (Zaubernuß). Verwendung vor allem gegen Hämorrhoiden, Afterrisse (Fissuren), zum sanften Auftragen auf Krampfadern (niemals reiben!) und zur massierenden Einreibung an rheumatisch entzündeten Gelenken. Wenn Hamamelis-Salbe, die auch heute noch sehr viel benutzt wird, gelegentlich im Analbereich nicht hilft, so liegt das meist nicht an der Unzulänglichkeit der Hamamelis-Wirkstoffe, sondern am hohen Fettgehalt der Salbe.

Fragen Sie in solchen Fällen nach einer fettarmen Creme oder einem (fast) fettfreien Gel mit den Hamamelis-Wirkstoffen.

Weitere Salben unter Verwendung von Mineralstoffen:

Calcium-fluoratum-Salbe (Flußspat)
Wenn bei Hämorrhoiden und Krampfaderbeschwerden andere Mittel versagt haben, lohnt ein Versuch mit dieser biochemischen Salbe. Einsetzbar bei Nagelbettentzündungen, zur Besserung bei starker Hornhautbildung. Äußerlich verheilte, aber noch junge Narben, die sich innerlich hart anfühlen (Keloidbildung) können mit Hilfe dieser Salbe eventuell besser und weicher abheilen.

Calcium-phosphoricum-Salbe
Versuchsweise bei nässender Bläschenflechte. Bei Ausbreitung muß aber umgehend der Hautarzt aufgesucht werden. Früher wurde die Salbe auch bei Lymphdrüsenschwellungen eingesetzt.

Ferrum-phosphoricum-Salbe (phosphorsaures Eisen)
Zum Bestreichen frischer Wundränder, bei schuppigen Hautausschlägen (nicht im Haarbereich!).

Kalium-chloratum-Salbe
Bei längerer Anwendung hilfreich gegen Hühneraugen (Salbenpflaster anlegen) und bei einzelnen Warzen an den Händen – aber nicht bei Kindern.

Kalium-sulfuricum-Salbe (Kaliumsulfat)
Geeignet zur flächenhaften Einreibung bei erkältungsbedingten oder rheumatischen Schmerzen im Nacken- oder Lendenbereich, an Armen oder Beinen sowie bei juckender, brennender und trockener Haut.

Magnesium-phosphoricum-Salbe
Versuchsweise zur Besserung von Juckbeschwerden bei trockener Altershaut.

Silicea-Salbe (Kieselsäure)
Bessert nässende Ekzeme an Händen und Füßen, entzündliche Fußschwielen, Hühneraugen, Nagelbettentzündungen.

Die genannten Salben mit Wirkstoffen aus der Natur werden, der teilweise geringen Nachfrage wegen, nicht in jeder Apotheke vorrätig sein. Grundsätzlich wurden aber aus den Manualen der Königlich-Bayerischen Leib- und Hofapotheke nur diejenigen Salben ausgewählt, die auch heute noch (als Fertigpräparate spezieller Hersteller) von jedem Apotheker kurzfristig beschafft werden können.

Homöopathie – die kleinstmögliche Dosis

Max Pettenkofer, der Vorstand der Königlich-Bayerischen Leib- und Hofapotheke in der zweiten Hälfte des vorigen Jahrhunderts, war nicht „nur“ Apotheker. Der promovierte Arzt und Geburtshelfer, unermüdliche Forscher, Erfinder und Professor an der Münchner Maximilians-Universität hatte ein Gespür für alles Neue.

Aus der Geschichte

des

ad: Sirup. ad long. vitam (Lebenssaft, Gesundheitssaft)

Die Vorschrift findet sich in: „Rezepte bewährter Heilpflaster & Hausmittel" Gesammelt von Freunden für Freunde (Druck der J. F. W. Swieltzen Offizin in Sulzbach.)

u. Lebensverlängernder Gesundheitssaft

Das Rezept dieses berühmten Arcanums theilte Graf Hansdörfer der freiherrl. Andrizkyschen Familie mit, die es zum Segen der Leidenden bekannt gab. – In der königl. Hofapotheke zu München ist dieser Saft trefflich bereitet zu haben.. — Doctor Andreas heißt es weiter; daß das Rezept von einem Bauern stammt der 136 Jahre alt war u. das Aussehen eines 30 jährigen hatte. Auf mein Anrathen ist durch dieses Mittel Graf von Helmbrecht von seiner 15 jährigen Krankheit, der Kurfürst von Bayern, welcher von allen Ärzten Deutschlands zum Tode verurtheilt wurde, die seit 5 Jahren vom Schlage gelähmte Markgräfin von Brandenburg u. die Herzogin von Innsbruck, welche an den Folgen des Kindbettes lange gelegen, geheilt worden, so daß die Anzahl der dadurch Genesenen, wie ich selbst bestimmen könnte, Staunen erregen würde.

Wirkung dieses Saftes:

1.) Kann er niemand schaden, weil er aus lauter für sich sehr heilsam erkannten Kräutern besteht.

2) Stärkt er den Magen, reinigt den ganzen Körper, zertheilt die Verstopfungen der Leber u. des Milzes u. ist für die Lunge sehr gut, da er das Verdorbene darin zertheilt u. das gesund erhält. Die Engbrüstigkeit heilt er offenbar. Er wirkt auf die Nerven, giebt denselben die völlige Geschmeidigkeit etc. etc. . usw.

Als „lebensverlängernder Gesundheitssaft" wird ein Sirup bezeichnet, der hauptsächl
gewonnen wurde. Das Rezept soll von einem Bauern stammen, der 136 Jahre alt wurde.
wurde damit von tödlicher Krankheit geheilt, die gelähmte Markgräfin von Brandenburg
vom Kindbettfieber geschwächte Herzogin von Innsbruck. Die alten Hofapotheker hielt
so oft vernachlässigt wird. Über die Saftwirkung schreiben sie: „1. kann er niemand schad
sich sehr heilsam erkannten Kräutern besteht."

Er erlebte die Entdeckung des Tuberkelbazillus durch Robert Koch (1883). Er wetteiferte selbst mit dem großen Berliner Arzt um den Sieg über die Cholera – der „Wettstreit" ging unentschieden aus: Koch gelang es 1892 in Hamburg, der Seuche durch Abkochen des Wassers zu begegnen. Pettenkofer ist die weiterreichende Erkenntnis zu danken, daß es im Kampf gegen die Cholera um Körper- und Bodenhygiene ging. In einem mutigen Selbstversuch schluckte er unter Kollegenkontrolle einen Kubikzentimeter Cholerabazillen in Reinkultur (3 Milliarden!) und bekam nur etwas Durchfall. „Sollte ich mich täuschen, ist es für die Wissenschaft", hatte der 74jährige zuvor erklärt.

Die zweite Hälfte des 19. Jahrhunderts erwies sich in der Medizin als sehr fortschrittlich. Semmelweis fand in Budapest die Ursache des Kindbettfiebers in mangelnder Hygiene bei der Entbindung. Virchow entwickelte Methoden zur Desinfektion. Aus Paris erreichte Deutschland eine neue Heilmethode. Der Leipziger Arzt Samuel Hahnemann (gestorben 1843) hatte sie in Frankreich praktiziert: die Homöopathie.

Die Manuale der Königlich-Bayerischen Leib- und Hofapotheke enthalten erstaunlich wenig Rezepturen mit stark giftigen Substanzen. Ein Grund dafür mag sein, daß verschreibungspflichtige Mittel ja streng nach den Vorschriften der Ärzte hergestellt wurden und sich deshalb eigene Notizen erübrigten. Dem steht entgegen, daß Aufzeichnungen solcher Verordnungen der Kontrolle gedient hätten.

Wahrscheinlich waren aber bei Hofe Pflanzenheilkunde (Phytologie) und von Pettenkofers Zeit an auch Homöopathie sehr angesehen:

1885 hatte der Greifswalder Pharmazeut Dr. Arndt-Schulz nach umfangreichen Versuchen den Lehrsatz aufgestellt: „Schwache Reize fachen die Lebenstätigkeit an, mittlere fördern sie, starke hemmen sie und stärkste heben sie auf." Ähnliches hatte Virchow in seiner Reizlehre schon dreißig Jahre vorher bemerkt.

An der Wiege der modernen Medizin standen bedeutende Wissenschaftler mit Erkenntnissen Pate, die erstmals der Arzt Theophrastus Bombastus von Hohenheim, genannt Paracelsus, um das Jahr 1500 formuliert hatte: „Erst die Menge (die Dosis) macht das Gift." Ein zergriffenes Heft mit homöopathischen Rezepturen aus den Manualen läßt schließen, daß diese Mittel in der Hofapotheke reichlich genutzt wurden.

An der Homöopathie scheiden sich seit eh und je die Geister. Laien sollten, bevor sie sich zur Anwendung homöopathischer Mittel entschließen, die wichtigsten Grundzüge kennenlernen:

Homöopathie, die menschliche Leidenslehre, von Samuel Hahnemann so benannt, geht davon aus, daß Krankheiten mit geringsten Mengen derjenigen Mittel geheilt werden können, die in großer Menge bei Gesunden ähnliche Beschwerden hervorrufen. Die Herstellung der Medikamente erfolgt immer in „potenzierten" Verdünnungen. Der Wirkstoff bzw. das Wirkstoffgemisch wird im Verhältnis 1:10 mit Wasser, Alkohol oder Milchzucker vermischt. Man spricht dann von der ersten Dezimalpotenz, abgekürzt „D 1". Die fertige D 1 wird wieder im Verhältnis 1:10 verschüttelt bzw. verrieben = D 2. In einer D 3 ist entsprechend nur noch ein Tausendstel des Wirkstoffgehaltes, in einer D 4 ein Zehntausendstel, in einer D 5 ein Hunderttausendstel, in einer D 6 ein Millionstel usw.

Bei akuten Erkrankungen werden verhältnismäßig niedrige „Potenzen" verordnet (z. B. D 1 bis D 3), bei chronischen Leiden überwiegend höhere Potenzen (von D 4 an aufwärts).

Nach heutigem Kenntnisstand steht die Homöopathie Hahnemanns wissenschaftlich auf schmalen Füßen. Es gibt keine schlüssige Beweiskette, derzufolge die Anwendung so simpler Regeln zu immer den gleichen, berechenbaren Erfolgen führt.

Dennoch kann der Grundsatz, „Ähnliches mit Ähnlichem zu heilen" (Hahnemann lehrte: Similia similibus curantur), nicht in Bausch und Bogen verworfen werden. Zahlreiche moderne Impfstoffe werden nach einem ganz ähnlichen Prinzip eingesetzt. Die Substanz aus abgetöteten oder abgeschwächten Bakterien oder Viren oder aus den giftigen Ausscheidungsprodukten von Erregern wird in winzigen Mengen injiziert, um gegen genau diejenige Krankheit zu immunisieren, die von der entsprechenden Erregerart ausgelöst wird.

Entsprechend wird bei der Desensibilisierung von Allergikern verfahren. Sie erhalten winzige Mengen derjenigen Stoffe, die als Auslöser der Allergie entlarvt wurden. 1983 gelang es einem Forscherteam an der Universität München, mit injiziertem Bienengift eine Anzahl Versuchspersonen zu desensibilisieren, die mit gefährlichen Schockallergien auf Insektenstiche reagierte. Bei der Veröffentlichung dieser „Entdeckung" wurde unterschlagen, daß die Homöopathie seit hundertfünfzig Jahren Bienengift (in Tablettenform) gegen Überempfindlichkeiten durch Insektenstiche und andere, dem Insektenstich ähnliche Hauterscheinungen (z. B. entzündliche Akne) erfolgreich einsetzt.

Kritiker der Homöopathie merken an, daß hohe Potenzen keinen nennenswerten Wirkstoffgehalt mehr haben. Dem muß entgegengehalten werden, daß Homöopathen höhere Potenzen (oberhalb der D 8) nur selten einsetzen, und daß auch die sogenannte Schulmedizin Medikamente verschreibt, deren einzelne Wirkstoffgehalte in Milligramm (tausendstel) oder sogar Mügramm bzw. Gamma (millionstel Gramm, beide Bezeichnungen haben die gleiche Bedeutung) angegeben werden.

Es ist in den Manualen der Königlich-Bayerischen Leib- und Hofapotheke nicht aufgeschrieben, in welchem Umfange homöopathische Medikamente verabreicht wurden. Auf jeden Fall standen Pettenkofer und seine Nachfolger „ungiftigen Heilmethoden" aufgeschlossen gegenüber, was zwei weitere Eintragungen beweisen. Unter dem 1. 1. 1927 wurde die Schüßlersche Biochemie notiert:

„Die biochemische Heilmethode ist von dem homöopathischen Arzt Dr. med. Schüßler in Oldenburg begründet (1873) und giftfrei. Die Krankheiten sind Funktionsstörungen der Zellen, die durch einen Mangel der im Blut und in den Geweben des menschlichen Körpers enthaltenen Mineralsalze zustande kommen. Durch Zufuhr dieser fehlenden Substanzen in minimalen homöopathischen Gaben wird der Organismus zum Ausgleich des Defizits angeregt und so die Gesundheit wiederhergestellt..."

Unter dem 20. 10. 1926 findet sich eine Aufzeichnung über die „Coné-Heilmethode", die als Vorläufer des „Autogenen Trainings" betrachtet werden kann:

„Apotheker Coné aus Troyes, später in Nancy. Heilung durch Selbstbeeinflussung ... Coné empfiehlt: In einem dunklen Zimmer in die Ecke setzen, die Augen schließen, über die kranken Körperteile streichen und sich 20mal vorsagen: ‚Ich fühle mich mit jedem Tag, in jeder Hinsicht besser und besser', und 20mal: ‚Es geht vorüber.' Bei geistigen Leiden über die Stirn streichen, einen Faden mit 20 Knoten in die Hand nehmen und bei jedem Knoten sagen: ‚Es geht vorüber.'"

Die Methode muß ausprobiert worden sein. Denn darunter findet sich noch eine Bleistiftnotiz: „In Süddeutschland bei Ärger über Personen und über Zustände öfters 3mal ‚mit Gefühl' nacheinander ‚L. m. a. A. rundum und kreuzweis' zu sagen."

Was die Hofapotheker um die Jahrhundertwende unserer Zeit offenbar voraus hatten, war ihre große Aufgeschlossenheit und die Bereitschaft, Unbekanntes ohne Voreingenommenheit auszuprobieren.

Die homöopathischen Rezepturen der Bayerischen Hofapotheke können sehr nützlich sein. Der Leser ist mit den folgenden Aufzeichnungen in der Lage, bei Alltagsbeschwerden und undramatischen Erkrankungen „sein" homöopathisches Mittel zu finden und in der Apotheke zu bestellen.

Homöopathische Mittel haben keine Markennamen (wie z. B. Aspirin oder Spalt) oder populäre Bezeichnungen (wie z. B. Magen-Pastillen), sondern

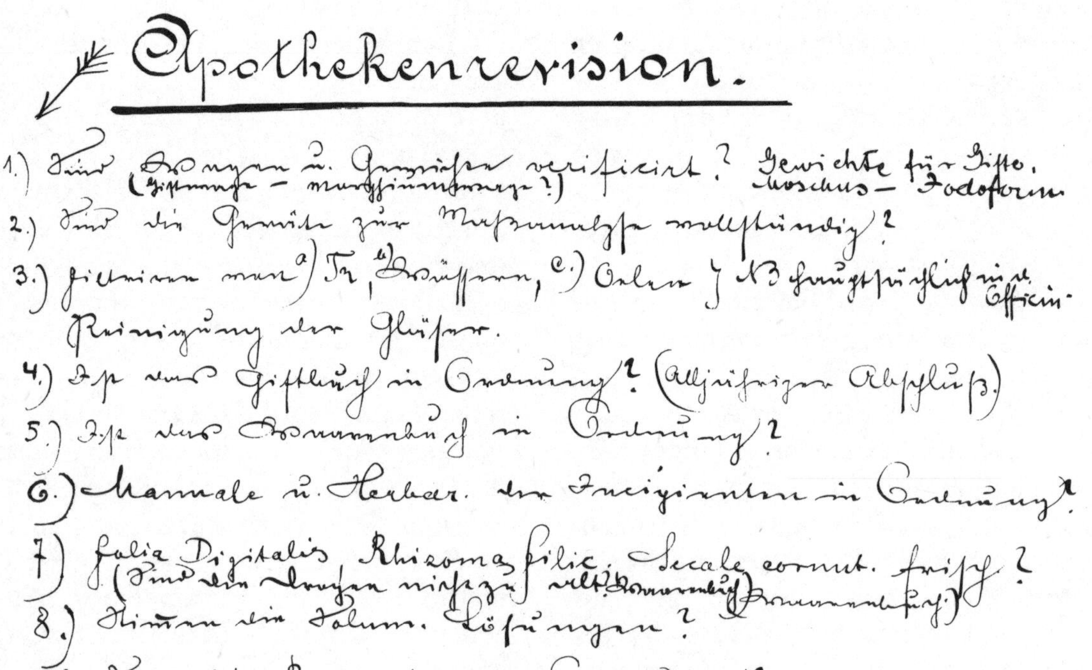
Apothekenrevision.

1.) Sind Wagen u. Gewichte verificirt? Gewichte für Gifte. (Giftwaage – Morphiumwaage?) Moschus – Jodoform
2.) Sind die Geräte zur Maßanalyse vollständig?
3.) [illegible] a) Tr. b) [illegible], c) Ölen [illegible] in d. Officin. Reinigung der Gläser.
4.) Ist das Giftbuch in Ordnung? (allseitiger Abschluß)
5.) Ist das [illegible] in Ordnung?
6.) Manuale u. Herbar. der Incipienten in Ordnung?
7.) Folia Digitalis, Rhizoma filic., Secale cornut. frisch? (Sind die Drogen nicht zu alt [illegible])
8.) Stimmen die Volum. Lösungen?
9.) Sind die Reagentien in Ordnung?
10.) Stimmen die spec. Gew. der Lösungen (Liqu. Kal. acet etc.) Liqu. Kal. acet., Mixt. sulf. acida, Tinctura Jodi titriren, Tr. Jodi, Tr. Opii etc. Spiritus?
11.) Stimmt Liqu. Kal. arsen. etc. NB. auf d. analyt. Waage frisch machen!
12.) Sind die Drogen ohne [illegible]
13.) Sind alle Dinge steril?
14.) Ist alles vorschriftsmäßig signirt? [illegible] in den Schubladen? Alle Deckel signirt?
15.) Giftwaagen, Separanda-Waagen, die nötigen Colir. [illegible] Separanda-Colirtücher [illegible]
16.) Sind die Salbentöpfe (Elect) etc. sauber?
17.) Elect, Pulpa, Extracta ohne Schimmel? Haben die Extracte die richtige Consistenz?
18.) Sind die Wollblumen schön u. trocken?
19.) Welche Präparate sind in Arbeit?

Die Apothekenrevision um die Jahrhundertwende: Scharfe Kontrolle auf Schimmel, Ungeziefer, Sterilität. Neue Präparate mußten vorgeführt werden – vgl. Ziffer 19.

grundsätzlich den lateinischen Namen der jeweils wirksamen Substanz. Da manche Substanzen gegen verschiedene Erkrankungen angewendet werden, tauchen sie auf den folgenden Seiten mehrmals auf – jeweils unter den entsprechenden Beschwerdebereichen (z. B. unter Bluthochdruck und unter Frauenkrankheiten). In der Apotheke bestellt man „sein" Mittel unter dem angegebenen lateinischen Namen – unter Zufügung der ebenfalls angegebenen (meistverwendeten) homöopathischen „Potenz" (z. B. Crataegus D 2).

Einnahme-Zeiträume und Dosierung sind in den Rezepturen der alten Hofapotheke nicht enthalten und wurden nach Erfahrungen homöopathischer Ärzte ergänzt, soweit dies ohne Berücksichtigung des subjektiven Krankheits-

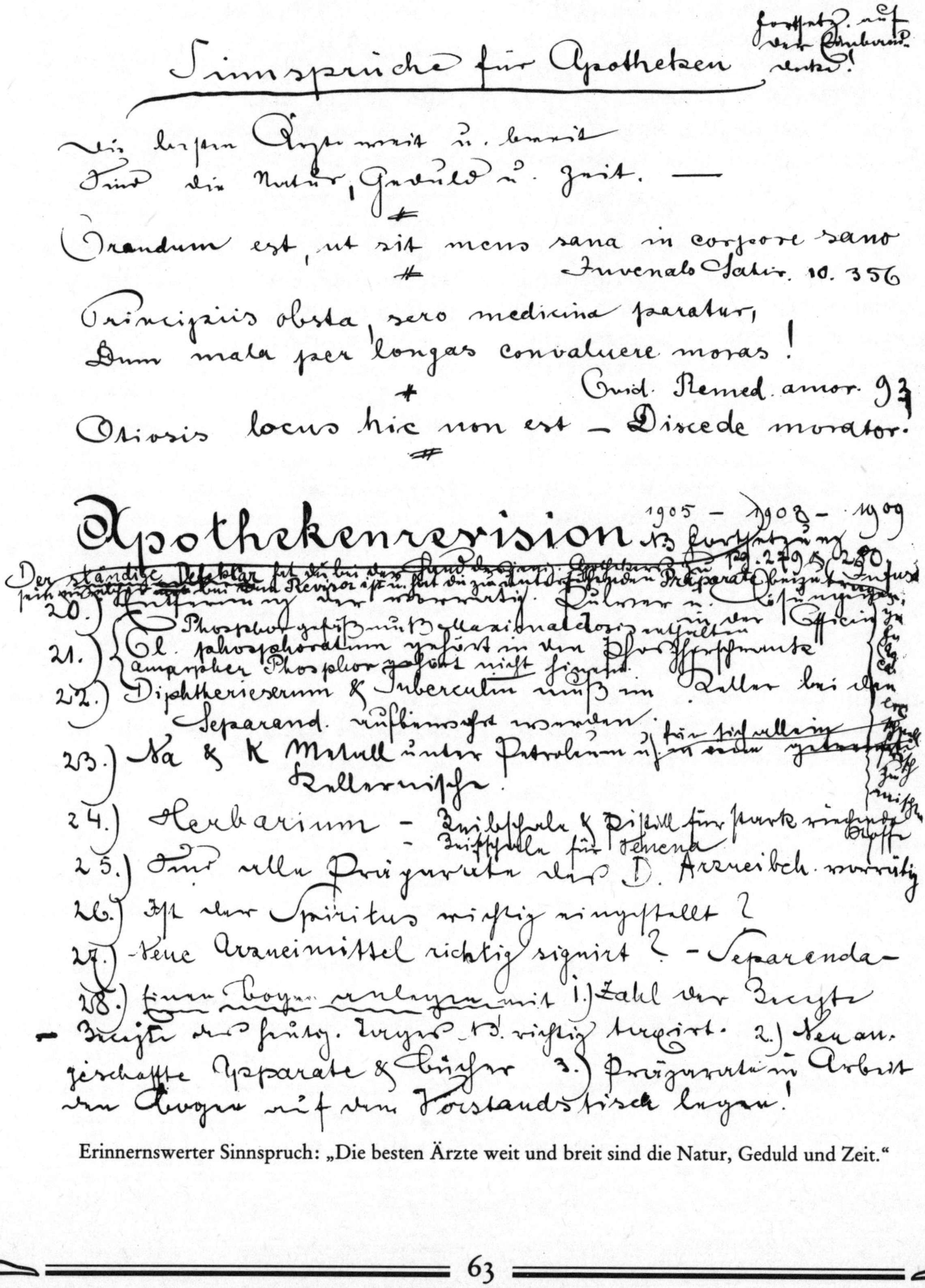

Erinnernswerter Sinnspruch: „Die besten Ärzte weit und breit sind die Natur, Geduld und Zeit."

befundes möglich ist. Der Laie sollte deshalb davon nur bei entsprechender ärztlicher Verordnung abweichen.

Bei der Suche nach dem richtigen homöopathischen Einzelmittel richten Sie sich ganz einfach danach, welche Symptome dem Medikament zugeschrieben werden. Sie wählen dasjenige Mittel aus, bei dem Sie die meisten Ihrer Beschwerden erkennen. Zeigt ein Präparat nach 3 bis 4 Wochen keinerlei Wirkung, sucht man sich ein anderes Mittel, in dem man ebenfalls einige der persönlich empfundenen Beschwerden entdeckt.

Grundsätzlich ist auch die gleichzeitige Verwendung von zwei homöopathischen Medikamenten möglich. Es gibt auch homöopathische Mischpräparate, die aber nur nach fachkundiger Verschreibung eingenommen werden sollten. Viele Homöopathen sehen in der Therapie mit nur einem einzigen, eben dem „richtigen" Mittel, die vernünftigere Methode.

Gesundheitstees und pflanzliche Medizin, wie sie in vorangegangenen Abschnitten beschrieben wurden, können grundsätzlich neben homöopathischen Mitteln genommen werden. Ausnahme: Kampfer-Präparate machen homöopathische Wirkungen kaputt.

In den meisten Fällen ist es wünschenswert, bei der Anwendung naturheilkundlicher Methoden zugleich mehrere in Betracht zu ziehen. Dazu gehören dann auch Mäßigung bei Alkohol und Nikotin, Kost mit reichlich Frischgemüsen und rohem Obst, täglich mehrere kleine körperliche Anstrengungen, täglich 30 Minuten leichtes Ausdauertraining ohne Spitzenbelastungen und ausreichende nervliche Entspannung.

Wer im Leben sehr selten und sehr wenig Medikamente eingenommen hat, spricht auf homöopathische Mittel meist besser und schneller an. Wer schon reichlich mit starker Medizin umgegangen ist, muß auf den Erfolg länger warten. Homöopathen empfehlen in solchen Fällen, vorab den Körper vier Wochen lang mit „Nux vomica D 4" (Brechnuß, morgens und abends 1 Tablette, möglichst immer auf nüchternen Magen) umzustimmen. Die Samen der Brechnuß gelten, neben anderen Wirkungen, als homöopathisches Entgiftungsmittel nach langfristiger Einnahme stark wirkender Medikamente – obwohl Nux vomica selbst winzige Giftspuren enthält.

Bei Alltagsbeschwerden und undramatischen Erkrankungen ist ein Selbstbehandlungsversuch mit homöopathischen Mitteln allemal möglich. Voraussetzung ist aber, daß man nicht unter Dauerwirkung starker Medikamente steht. Die zwei Behandlungswege vertragen sich, von Ausnahmen abgesehen, nicht. Homöopathie bleibt überwiegend wirkungslos, wo starke Medizin auf den ganzen Körper einwirkt.

Wenn eine Krankheit ärztlicher Führung bedarf, kann der Betroffene getrost mit seinem behandelnden Arzt über die Möglichkeiten der Homöopathie reden. Immer mehr Ärzte sind bereit, auch mal homöopathische Medizin versuchsweise einzusetzen, wenn es der subjektive Befund zuläßt. Bleibt im Einzelfall der Arzt gänzlich ablehnend, kann es lohnen, einen Arzt für Homöopathie und natürliche Heilweisen zu konsultieren.

In der zweiten Hälfte des vorigen Jahrhunderts stellten die Bayerischen Hofapotheker homöopathische Medizin noch selber her. Längst gibt es dafür in der Bundesrepublik einige spezialisierte pharmazeutische Betriebe. Die meisten Apotheken führen etliche homöopathische Standardpräparate. Alle anderen können sie binnen zwei, drei Tagen beschaffen.

Zur besseren Übersicht wurden die homöopathischen Mittel nach Krankheitsbereichen geordnet. Außerdem finden Sie im Stichwortverzeichnis (ab Seite 180) unter den verschiedenen Beschwerdesymptomen Hinweise auf Rezepturen der Homöopathie.

Bei Bluthochdruck

Bluthochdruck ist das häufigste Kreislaufleiden. Sobald die Blutdruckmessung (beim Arzt und in vielen Apotheken möglich) Werte von 150:100 oder höher ergibt, sollte man etwas unternehmen. Wenn die Werte 160:110 oder mehr erreichen, muß ein Arzt konsultiert werden. Bluthochdruck verformt das Herz, schädigt die Nieren, fördert Arteriosklerose und kann zu Herz- oder Hirninfarkt führen.

Die Blutdruckmessung ist exakt seit der Jahrhundertwende mit Hilfe einer Blutdruckmanschette möglich, die um den Oberarm gelegt wird. Zuvor wurde durch Abtasten verschiedener Pulsstellen geschätzt, ob der Blutdruck zu hoch war. Gegen die Hypertonie verkauften die Hofapotheker damals die folgenden Medikamente, die bei leichtem oder labilem Bluthochdruck auch heute noch richtig sind:

Apocynum

Nordamerikanischer Indianerhanf, Saft des Wurzelstockes. Erhältlich als Tropfen. Am gebräuchlichsten in der Verdünnung D 3. Einnahme: morgens, mittags, abends je 10 bis 20 Tropfen, immer 30 Minuten vor dem Essen, 4 bis 8 Wochen lang. *Apocynum* hat eine gute ausleitende Wirkung, eignet sich deshalb besonders bei Bluthochdruck, der mit leichten Schwellungen an Händen und Füßen verbunden ist.

Aurum jodatum

Metallisches Goldpulver mit Jodzusatz. Erhältlich als Tropfen. Am gebräuchlichsten in der Verdünnung D 4. Einnahme: morgens und abends, jeweils möglichst lange vor bzw. nach dem Essen, 10 bis 15 Tropfen, 6 bis 12 Wochen lang. *Aurum jodatum* wird bei Bluthochdruck gegeben, wenn Kopfweh, schneller Puls, Vergeßlichkeit, Lern- und Merkschwäche (Zeichen einer Arteriosklerose) zu den Begleiterscheinungen gehören. Besonders bevorzugt bei Patienten, die bereits jenseits der Lebensmitte stehen.

Barium jodatum

Barium mit Jodzusatz. Erhältlich als Tabletten. Am gebräuchlichsten in der Verreibung D 4. Einnahme: morgens, mittags und abends, jeweils möglichst lange vor bzw. nach dem Essen, je 1 Tablette, 2 bis 3 Monate lang. *Barium jodatum* wird bei Bluthochdruck gegeben, wenn Herzklopfen, Schwindelgefühl, Schlaflosigkeit und arteriosklerotische Beschwerden als Begleiterscheinung auftreten. In der neueren homöopathischen Literatur wird dazu berichtet: „Die Meßwerte des Blutdrucks werden zwar nicht wesentlich beeinflußt, aber das subjektive Befinden bessert sich wesentlich."

Crataegus

Weißdorn, Saft der Blätter, Blüten und Scheinfrüchte. Erhältlich als Tropfen. Am gebräuchlichsten in der Verdünnung D 2. Wird bei Bluthochdruck älterer Leute eingesetzt, wenn Herzklopfen, Herzunruhe, Kopfweh, Schlaflosigkeit, Denk-, Merk- oder Leistungsschwäche (Arteriosklerose) beklagt werden. Einnahme: dreimal täglich, möglichst weit ab von den Mahlzeiten, jeweils 15 bis 20 Tropfen, mindestens 4 Wochen lang. Dann die Menge tropfenweise verringern, bei Beschwerdefreiheit ganz ausklingen lassen. Anderenfalls kann eine Erhaltungsdosis von zweimal täglich 10 bis 15 Tropfen unbedenklich weitergenommen werden. Bei einer Dauereinnahme soll aber gelegentlich ein naturheilkundlich erfahrener Arzt aufgesucht werden.

Viscum album

Mistel, frische Herbstpflanze ohne Holz. Erhältlich als Tropfen. Am gebräuchlichsten in der Verdünnung D 2. Bei Bluthochdruck, wenn Kopfdruck und Schwindelgefühl, Mißlaunigkeit, Niedergedrücktheit, innere Unruhe, unruhiger Schlaf, Herzklopfen, Herzdruck, Stolpertöne des Herzens, viel Müdigkeit, Abgeschlagenheit dabei sind. Einnahme: dreimal täglich, möglichst weit entfernt von Mahlzeiten, jeweils 15 bis 20 Tropfen, mindestens 4 Wochen lang. Sollte es zu Schweißausbrüchen in der Nacht kommen, so wird darin ein Symptom für die sich anbahnende Besserung gesehen.

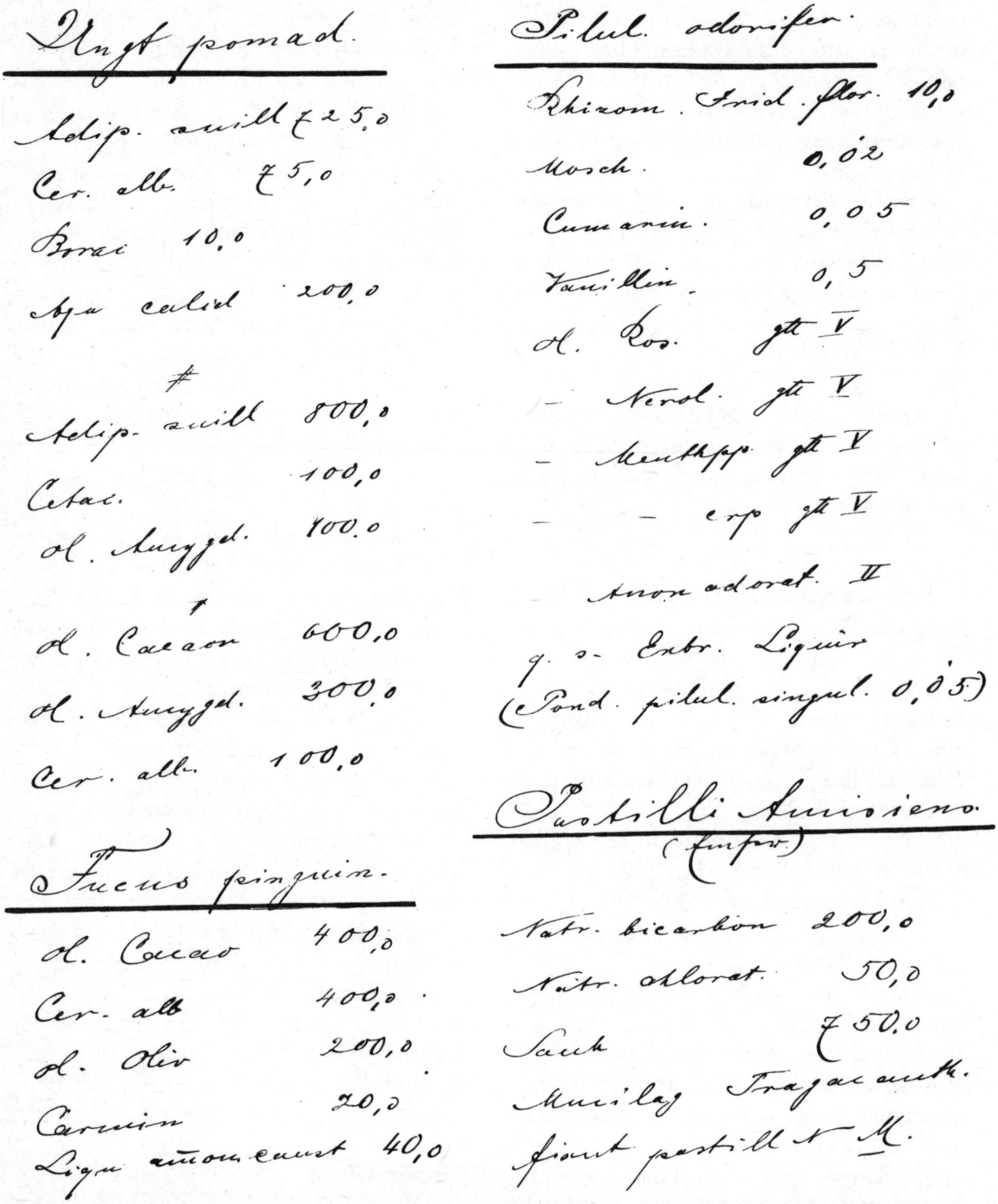
Ungt. pomad.
Adip. suill 25,0
Cer. alb. 5,0
Borac 10,0
Aqu calid 200,0
#
Adip. suill 800,0
Cetac. 100,0
Ol. Amygd. 100,0
Ol. Cacao 600,0
Ol. Amygd. 300,0
Cer. alb. 100,0

Fucus pinguin.
Ol. Cacao 400,0
Cer. alb 400,0
Ol. Oliv 200,0
Carmin 20,0
Liqu ammon. caust 40,0

Pilul. odorifer.
Rhizom. Irid. flor. 10,0
Mosch. 0,02
Cumarin. 0,05
Vanillin. 0,5
Ol. Ros. gtt V
– Nerol. gtt V
– Menthpp. gtt V
– – crp gtt V
Anon odorat. II
q. s. Extr. Liquir
(Pond. pilul. singul. 0,05)

Pastilli Anisiena
(Anisi)
Natr. bicarbon 200,0
Natr. chlorat. 50,0
Sacch 750,0
Mucilag Tragacanth.
fiant pastill N M.

Tabletten für guten Mundgeruch (oben rechts) aus Veilchenwurzelpulver, Moschus, Cumarin, Vanillin, Rosenöl, Neroliöl, Pfefferminzöl.

Bei nervösen Herzbeschwerden

Nervöse Herzbeschwerden gehören heutzutage wohl mehr denn je zu den häufig geklagten Leiden. Das Herz ist organisch gesund, macht aber funktionelle Schwierigkeiten. Schneller Puls, nächtliches Herzjagen mit leichtem Angstgefühl, Beklemmungen im Ruhezustand, starke Herzerregung und „Außer-Puste-Kommen" bei geringer körperlicher Anstrengung, Schlafstörungen, Stolpertöne gehören zu den meistgenannten Erscheinungen.

Die Ursachen nervöser Herzbeschwerden müssen erkannt und, soweit möglich, beseitigt werden. Sonst können weder Schulmedizin noch Kur oder Homöopathie und Pflanzenheilkunde helfen. Wer in der Lage ist, wenigstens einige Probleme abzustreifen, mehr Zeit für die Ent-Spannung (statt für Spannung) aufzubringen und insgesamt etwas naturgemäßer zu leben, kann mit den seit über 150 Jahren verwendeten homöopathischen Mitteln seine Beschwerden überwinden:

Convallaria

Maiglöckchen, Saft der frischen, blühenden Pflanze. Erhältlich als Tabletten. Gebräuchlichste Verreibungen D 2 und D 3. Hilfreich gegen nervöse Herzstörungen bei schwachem Puls, gelegentlichen Stolpertönen des Herzens, wechselweise mal schnellem, mal langsamem Puls, etwas Atemnot bei Anstrengung, Beklemmungsgefühl. Besonders wirksam, wenn die Beschwerden nach längerer Krankheit, als Folge von Trainingsmangel oder nach Infektionen (z. B. Angina) auftreten. Einnahme: morgens, mittags, abends je 1 Tablette möglichst lange vor bzw. nach dem Essen, 4 Wochen lang, dann zweimal täglich weitere 2 Wochen, schließlich nur noch morgens 1 Tablette. Nach insgesamt etwa 8 Wochen sollte die Kur beendet werden.

Valeriana

Baldrian, Saft des Wurzelstockes. Erhältlich als Tropfen, am gebräuchlichsten als „Urtinktur", in der Homöopathie in der Verdünnung D 2. Bei nervösen Herzbeschwerden werden morgens und abends je 20 bis 30 Tropfen genommen, wenn Unrast, allgemeine Nervosität, Schlafstörungen als Beschwerden empfunden werden. 4 Wochen lang die volle Dosis, dann tropfenweise über weitere 4 Wochen langsam absetzen.

Bei Durchblutungsstörungen

Durchblutungsstörungen können in vielerlei Gestalt auftreten. Einschlafende Füße (bedingt auch Hände), kalte Gliedmaßen, schlecht durchblutete Haut, leichte Herzleistungsschwäche durch Mangel an körperlicher Betätigung (typisch für Büroarbeiter unserer Zeit) bzw. nach längerer Krankheit, Unfall, Operation sind noch keine schwere Krankheit im Sinne organischer Fehler. Organische Folgeschäden können sich aber daraus entwickeln, wenn nichts unternommen wird.

Herzinternisten gehen nach heutigen Erfahrungen davon aus, daß die Mehrzahl aller akut-dramatischen und chronisch-unheilbaren Herzerkrankungen vermieden werden könnte oder doch mindestens leichter verliefe, wenn bei den ersten leichten Beschwerden geeignete Maßnahmen getroffen würden. Dazu gehört neben täglichem leichtem Ausdauertraining, sanften körperlichen Anstrengungen, mäßigem Alkohol- und möglichst keinem Nikotingenuß, Abbau von starkem Übergewicht und bewußter Lebensführung auch sanfte Medizin.

Die ausgewählten Rezepturen aus der Bayerischen Hofapotheke sind zur Behandlung leichter Durchblutungsstörungen geeignet. Nach aktuellem Kenntnisstand muß aber dringend davor gewarnt werden, in schweren Fällen Selbstverordnungen zu treffen. Wer z. B. an Angina pectoris oder schwerer Herzinsuffizienz leidet, darf unter keinen

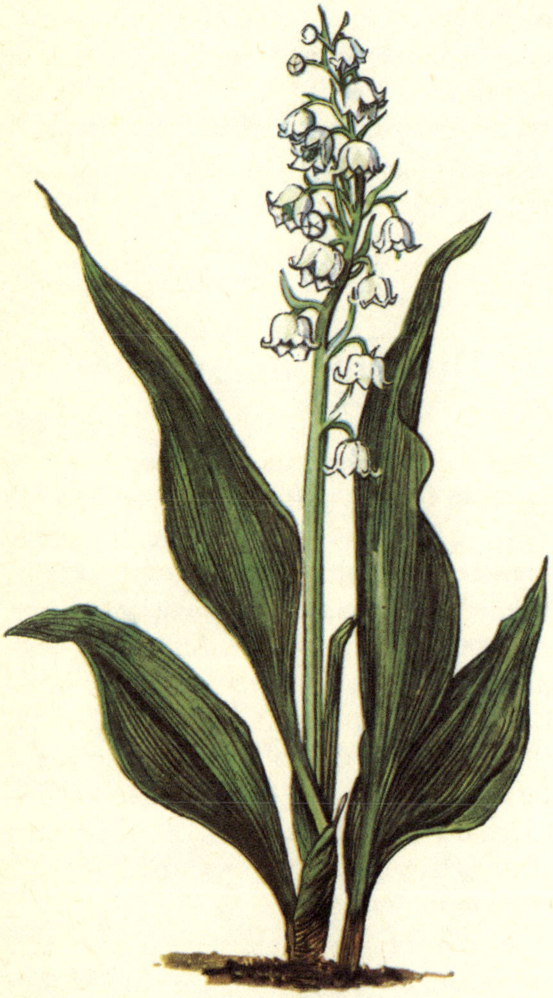

Maiglöckchen *(Convallaria majalis)*. Herzwirksam.

Umständen verordnete, starkwirkende Medizin aus eigenem Ermessen absetzen. Allerdings ist es möglich, unter Anleitung eines Arztes für natürliche Heilweisen und Homöopathie einen Umstellungsversuch zu unternehmen.

Gegen ungefährliche arterielle Durchblutungsstörungen helfen die folgenden Mittel:

Aurum colloidale

Chemisch gelöstes Gold. Erhältlich als Tabletten. Am gebräuchlichsten in der Verreibung D 4. Einnahme: dreimal täglich eine Tablette, möglichst lange vor oder nach den Mahlzeiten, 4 bis 6 Wochen lang, dann 2 Wochen lang zweimal täglich, weitere 2 Wochen lang nur noch morgens. Das Mittel wird vornehmlich bei körperlich schwergewichtigen Personen mit Neigung zu Hitzewallungen, roter Gesichtsfarbe und Kopfdruck angewendet. Bluthochdruck und Arteriosklerose sind, besonders im fortgeschrittenen Lebensalter, weitere Begleiterscheinungen.

Cactus

Königin der Nacht, frische Triebe. Erhältlich als Tabletten. Am gebräuchlichsten in der Verreibung D 2. Täglich dreimal 1 Tablette, möglichst lange vor oder nach den Mahlzeiten, mindestens 8 Wochen lang. Wird in der Homöopathie bei Durchblutungsstörungen eingesetzt, wenn (leichte) Herzschmerzen, Herzdruck, aufsteigende Hitze zum Beschwerdebild gehören.

Crataegus

Weißdorn. Bei Durchblutungsstörungen einsetzbar, wenn die unter dem Abschnitt Bluthochdruck bezeichneten Begleitsymptome erkennbar sind. Einnahme der Tropfen, wie dort angegeben, mindestens 6 bis 8 Wochen lang, danach langsam absetzen.

Glonoinum

Nitroglycerin. Nicht nur Spreng- und Giftstoff, sondern auch wichtiges Herzmittel in der Schulmedizin. In der Homöopathie wird die Verdünnung D 6 am häufigsten angewendet, also 1 Tropfen Nitroglyzerin auf 1 Million Tropfen (!) Verdünnung. Einnahme: morgens beim Aufstehen und abends beim Schlafengehen je 10 bis 15 Tropfen. Anwendung bei leichten pectanginösen Beschwerden

(Herzdruck, Herzschmerz) über viele Wochen oder als Dauermedikation. Allerdings sollte ein homöopathisch erfahrener Arzt die Verordnung treffen und den Krankheitsverlauf überwachen.

Bei Arteriosklerose

Arteriosklerose gilt als Alterskrankheit, beginnt aber bereits in den mittleren Lebensjahren. Man glaubt heute, daß die Arteriosklerose immer früher beginnt und vermutet zu reichlichen Fett- und Fleischverzehr, Übergewicht, zu hohe Blutfettwerte und Trainingsmangel als Ursachen. Die Leitsymptome der Arteriosklerose sind Vergeßlichkeit, nachlassende Lern- und Merkfähigkeit, allgemeine geistige Leistungsschwäche. Arteriosklerose kann nicht rückgängig gemacht werden, läßt sich aber aufhalten – vgl. hierzu die Ausführungen auf den Seiten 35/36.

Geeignete homöopathische Mittel:

Arnica
Ein Gebirgskraut, von dem die Wurzeln getrocknet und mazeriert werden. Erhältlich als Tropfen. Am gebräuchlichsten in der Verdünnung D 3. Dreimal täglich 20 bis 25 Tropfen über 8 bis 12 Wochen, immer auf nüchternen Magen zu nehmen. Wirksam zur Eindämmung sklerotischer Erscheinungen, wenn leichte Herzleistungsschwäche, leichter oder labiler Bluthochdruck oder geringfügige Herzbeschwerden dabei sind. Jährlich wiederholen.

Barium jodatum
Barium mit Jodzusatz – siehe auch „Bluthochdruck". Bei Arteriosklerose einzusetzen, wenn Bluthochdruck dabei ist. Einnahme wie dort angegeben, allerdings mindestens 6 Wochen lang und im Jahresabstand wiederholen.

Crataegus
Weißdorn – siehe auch „Bluthochdruck" und „Durchblutungsstörungen". *Crataegus* ist „das" Hauptkraut der Homöopathie und der Phytotherapie bei den meisten Herz- und Kreislaufkrankheiten. Bei Arteriosklerose wird es eingesetzt, wenn die unter „Bluthochdruck" bezeichneten Begleiterscheinungen erkennbar sind. Obwohl ungiftig, ist die Herzwirkung beträchtlich. Falls bei Einnahme von *Crataegus* Herzdruck oder Herzklopfen spürbar werden, sprechen Homöopathen von einer Reaktion, die beginnende Besserung anzeigt. Trotzdem sollte in solchen Fällen die Dosis zunächst gesenkt werden.

Kalium jodatum
Kalium mit Jodzusatz. Erhältlich als Tabletten. Am gebräuchlichsten in der Verreibung D 4. Einnahme: morgens und abends, jeweils möglichst lange vor bzw. nach dem Essen 1 Tablette, 6 bis 8 Wochen lang. Wenn das Mittel gut anspricht – jährliche Wiederholung. *Kalium jodatum* wird bei Arteriosklerose

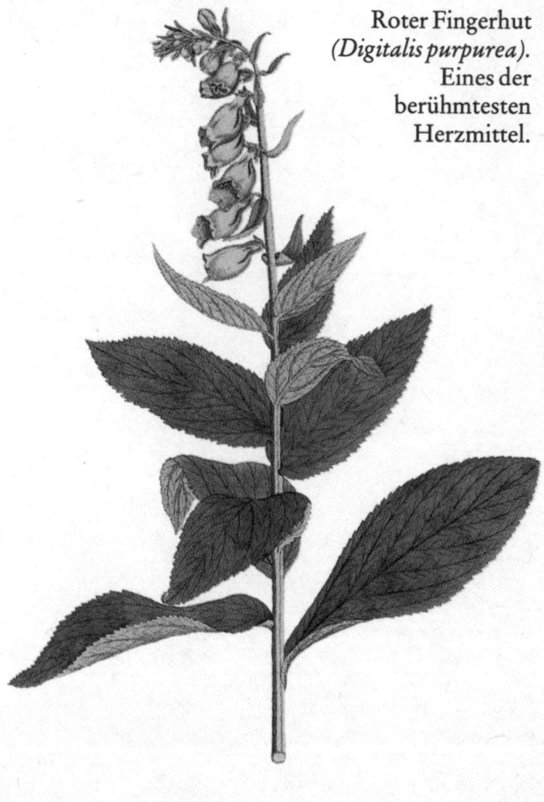

Roter Fingerhut (*Digitalis purpurea*). Eines der berühmtesten Herzmittel.

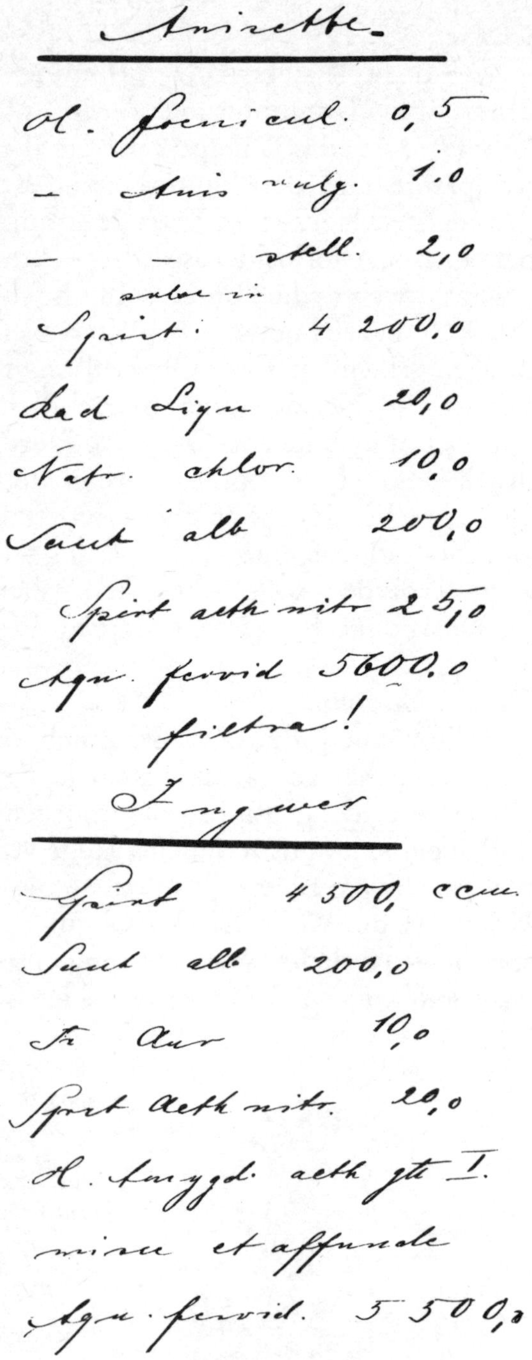
Anisette
Ol. foenicul. 0,5
– Anis vulg. 1,0
– – stell. 2,0
solve in
Spirit. 4 200,0
Rad. Liqu. 20,0
Natr. chlor. 10,0
Sacch. alb. 200,0
Spirt. aeth. nitr. 25,0
Aqu. fervid. 5600,0
filtra!
Ingwer
Spirit 4 500, ccm
Sacch. alb. 200,0
Tr. Aur. 10,0
Spirt. aeth. nitr. 20,0
Ol. Amygd. aeth. gtt. I.
misce et affunde
Aqu. fervid. 5 500,0
ad fervid. mixt. adde
Rhizom. Zingib. 200,0
– Galang. 20,0
post hor. XXIV filtra
Tinge tinkt. Sacch.

Zwei Schnapsrezepte aus der Hofapotheke: Anisette- und Ingwerschnaps, beide nur leicht gesüßt.

gegeben, wenn rheumatische Beschwerden, Morgensteifigkeit, leichte Schwellungen an Händen oder Füßen als Begleiterscheinungen auftreten. Wenn die Beschwerden schon viele Jahre bestehen, neigen viele Homöopathen dazu, nach einigen Wochen auf die Potenz D 6 – täglich 1 Tablette abends vor dem Schlafengehen – als Langzeittherapie umzusteigen (bis zu 6 Monaten).

Bei Herzleistungsschwäche

Herzleistungsschwäche, medizinischer Ausdruck Herzinsuffizienz, ist bei starken Beschwerden (körperliche Leistungsunfähigkeit, Herzhusten, Herzschmerzen, Wasseransammlung im Körper, Blutdruckabfall, Leber- und Nierenbeschwerden) kein Feld für die Selbstbehandlung. Patienten, die bereits, ärztlich verordnet, Digitalis oder Strophantin bekommen, dürfen die Medikamente unter keinen Umständen eigenmächtig absetzen. Allerdings ist es unter Umständen möglich, in Abstimmung mit einem Arzt für natürliche Heilweisen und Homöopathie den Versuch zu machen, sich mit geeigneten homöopathischen Mitteln der Therapie zu bedienen, um die Dosis stark wirkender Medikamente evtl. herabsetzen zu können.

Zur Selbstbehandlung ist nur relative Leistungsschwäche ohne Risiko zugänglich, die sich durch Mangel an Körpertraining und körperlicher Anstrengung oder nach längerer Krankheit auch bei jüngeren Menschen einstellt. Man spürt bei relativ geringer Anstrengung, daß man keucht und schneller schlappmacht. Das Herz beginnt schon beim Treppensteigen stark zu klopfen. Neben notwendigem Ausdauertraining ohne Spitzenbelastungen (z. B. täglich 30 Minuten radfahren, schwimmen, Tischtennis spielen) und täglichen kleinen Anstrengungen (z. B. Treppensteigen, Fahrstuhl stehen lassen!) können dann die folgenden Homöopathika Wunder wirken:

Apocynum

Indianerhanf – siehe unter „Bluthochdruck". Seine Eignung zur Behandlung relativer Herzleistungsschwäche gründet auf der ausleitenden und blutdruckregulierenden Wirkung. Die Tropfen in der Verdünnung D 2 werden (dreimal täglich 15 bis 20 Tropfen) 4 bis 6 Wochen lang genommen und danach bei Dosisverringerung langsam abgesetzt.

Convallaria

Maiglöckchen – siehe bei „Nervösen Herzbeschwerden". Bei leichter Herzleistungsschwäche ein Hauptmittel, vor allem, wenn nervöse Herzbeschwerden, Stolpertöne, Schlafstörungen und tagsüber Erschöpfung dabei sind. Gebräuchlichste Verreibung: D 2. Einnahme: morgens, mittags, abends, jeweils möglichst lange vor oder nach dem Essen je 1 Tablette über 6 bis 8 Wochen, dann 2 Wochen lang zweimal täglich, weitere 2 Wochen nur noch morgens 1 Tablette. Maiglöckchen-Glykoside haben eine dem Digitalis ähnliche, allerdings viel sanftere Wirkung. Es gibt *Convallaria*-Tabletten (kein homöopathisches Mittel) mit standardisierten Glykosiden, die in manchen Fällen von Angina pectoris und Herzinsuffizienz von Ärzten für natürliche Heilweisen verordnet werden. Wird damit eine ausreichende Wirkung erzielt, braucht das stärkere Digitalis nicht eingesetzt zu werden.

Crataegus

Weißdorn – siehe bei „Bluthochdruck". Bei geringfügiger Leistungsschwäche insbesondere geeignet, wenn Bluthochdruck und/oder arteriosklerotische Beschwerden dabei sind. Bessert auch die Symptome der Leistungsschwäche des Alters. Die Tropfen in der Verdünnung D 2 werden dreimal täglich, möglichst lange vor oder nach den Mahlzeiten genommen. Nach 4 Wochen zweimal täglich, dann Dosisverringerung (tropfenweise absetzen). Bei Alters-Leistungsschwäche kann *Crataegus* in der Verdünnung D 4 zweimal täglich als Dauermedikation genommen werden.

Digitalis

Roter Fingerhut, frische Blätter vor der Blüte. *Digitalis* ist auch in der Schulmedizin ein Hauptmittel bei behandlungspflichtigen Zuständen von Angina pectoris und Herzinsuffizienz. In homöopathischer Verdünnung wird es von Ärzten für natürliche Heilweisen bei den gleichen Erkrankungen angewendet. Ist mit der homöopathischen Dosis Beschwerdefreiheit erreichbar, braucht keine stärkere Medizin genommen zu werden. Homöopathische *Digitalis*-Tabletten sind am gebräuchlichsten in der Verreibung D 2. Die Urtinktur und die Verreibung D 1 sowie homöopathische Injektionen bis zur D 3 sind verschreibungspflichtig. Für die Selbstbehandlung eignen sich Digitalispräparate nicht.

Oleander

Frische, vor der Blüte gesammelte Blätter. Erhältlich als Tabletten. Am gebräuchlichsten in der Verreibung D 2, bei Dauertherapie D 4. Einnahme: D 2 dreimal täglich, D 4 zweimal täglich 1 Tablette in möglichst großem Abstand von Mahlzeiten. Bei leichter Leistungsschwäche des Herzens geeignet, wenn Stolpertöne, Pulsbeschleunigung, Herzdruck und „Außer-Puste-Kommen" bei geringer Anstrengung als Begleiterscheinungen auftreten. Akute Beschwerden sollten binnen 6 bis 8 Wochen abklingen. Bei altersbedingter, anhaltender leichter Leistungsschwäche kann *Oleander* D 4 lebenslang genommen werden. Allerdings sollte dann gelegentlich ein Arzt für natürliche Heilweisen und Homöopathie aufgesucht werden.

Bei Hämorrhoiden und Krampfadern

Hämorrhoiden und Krampfadern sind Durchblutungsstörungen der Venen. Neben der Salbenbehandlung (vgl. hierzu Hamamelis-Salbe, Seite 58) halten Homöopathen für möglich, die Venen und ihre umliegenden Gewebe von innen durch Einnahme geeigneter Medikamente zu kräftigen. Dazu stehen die folgenden Mittel zu Verfügung:

Aesculus

Roßkastanie, frische, geschälte Früchte. Erhältlich als Tabletten. Am gebräuchlichsten in der Verreibung D 2. Einnahme: dreimal täglich 1 Tablette in möglichst großem Abstand von den Mahlzeiten, 8 bis 12 Wochen lang. Bei Erfolg halbjährlich jeweils 4 Wochen Wiederholungskuren in der Verreibung D 4. Geeignet zur Selbstbehandlung bei beginnenden Krampfadern und gelegentlich wiederkehrenden, nicht zu starken Hämorrhoiden, insbesondere wenn das Gefühl besteht, daß bei hochgelegten Beinen das Blut besser abfließt.

Carduus marianus

Mariendistel, reife, getrocknete Samen. Erhältlich als Tropfen. Gebräuchlichste Verdünnung D 2. Einnahme: dreimal täglich 15 bis 20 Tropfen, mindestens 8 Wochen lang, bei eingetretener Besserung dann langsam tropfenweise absetzen. Vierwöchige Wiederholungskuren im Halbjahresabstand mit zweimal täglich 15 Tropfen *Carduus marianus* D 4. Sehr wirksames homöopathisches Mittel, wenn Verstopfung, unreine, bläßliche Haut, Blähbauch als Begleiterscheinungen auftreten. Die Mariendistel ist auch ein wirksames Leberkräftigungsmittel!

Hamamelis

Zaubernußbaum, blühende Zweige samt Rinde. Erhältlich als Tropfen. Gebräuchlichste Verdünnung D 3. Einnahme: morgens und abends je 20 Tropfen, in möglichst großem Abstand von den Mahlzeiten, mindestens 8 Wochen lang, bei eingetretener Besserung dann tropfenweise langsam absetzen. Wiederholungen im Halbjahresabstand: jeweils 4 Wochen nur morgens 15 bis 20 Tropfen. *Hamamelis* ist besonders geeignet, wenn man bei akuten Beschwerden mit der Kur beginnt und gleichzeitig äußerlich mit Hamamelis-Salbe behandelt.

Nux vomica

Brechnuß, getrocknete Samen. Erhältlich als Tabletten, gebräuchlichste Verreibung D 6. Bei Hämorrhoiden 4 Wochen lang täglich zweimal 1 Tablette, dann 2 Wochen lang nur noch morgens 1 Tablette. Da *Nux vomica,* wenn auch in winziger, homöopathischer Dosis, das Gift Strychnin enthält (D 6: 1 Teil *Nux vom.* auf 1 Million Teile Milchzucker!), sollte man jedenfalls vor wiederholter Anwendung einen Homöopathen konsultieren.

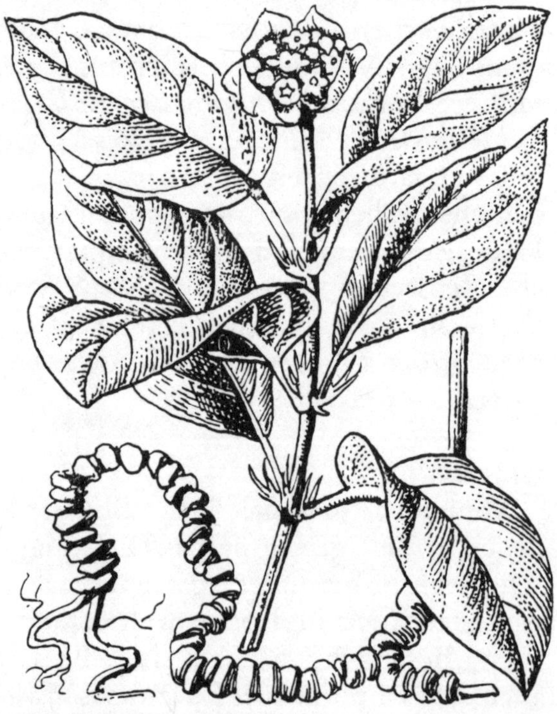

Brechnuß *(Nux vomica)*.
Entgiftungsmittel mit Giftgehalt.

Sepia

Tintenfisch, Inhalt des Tintensackes. Erhältlich als Tabletten, gebräuchlichste Verreibung D 3. *Sepia* ist ein typisches Homöopathikum für Frauen und wird bei zahlreichen Frauenleiden (s. dort) eingesetzt. Hervorragend geeignet gegen Krampfadern und Hämorrhoiden bei Frauen, insbesondere, wenn irgendwelche Frauenbeschwerden als Begleiterscheinungen erkennbar sind. Einnahme: 6 bis 8 Wochen lang täglich dreimal 1 Tablette, möglichst lange vor oder nach den Mahlzeiten, dann 2 Wochen lang zweimal täglich 1 Tablette, weitere 14 Tage nur noch 1 Tablette morgens. Wiederholungen im Halbjahresabstand sind unbedenklich, es sollte aber dann die höhere Potenz D 4, später sogar die D 6 probiert werden. Merke: Je höher die Potenz, desto geringer der Wirkstoffgehalt, desto wirksamer die Anregung der körpereigenen Selbstheilungskräfte (Grundsatz der Homöopathie).

Bei niedrigem Blutdruck

Zu niedriger Blutdruck, insbesondere bei jungen Frauen, wurde vor der Jahrhundertwende (vor der Erfindung der exakten Blutdruckmessung) noch nicht gezielt behandelt, und es finden sich darüber auch keine Aufzeichnungen in den Manualen der Königlich-Bayerischen Leib- und Hofapotheke. Wenn mal einem Ballettmädchen oder einer Dame bei Hofe als Folge niedrigen Blutdrucks schwindelig wurde, nahm sie ihr Riechfläschchen – „Kölnisch Wasser“ gab es ja schon (vgl. dazu das Rezept der Hofapotheker, Seite 155). Wer sich „echten Bohnenkaffee“ leisten konnte, hielt sich damit munter.

Niedriger Blutdruck kann auch heute noch nicht durch Medikamente dauerhaft normalisiert werden. Ärzte finden weiter nichts dabei, denn Blutniedrigdruck (Hypotonie) hat keinen Krankheitswert. Lästig ist er trotzdem. Die Homöopathie empfiehlt zur anhaltenden Stabilisierung des Blutdrucks versuchsweise eine Kur mit *Crataegus* – siehe „Bluthochdruck“. Lassen Sie sich nicht irritieren: Das Medikament senkt zu hohen Blutdruck und erhöht zu niedrigen Blutdruck! Wenn *Crataegus* nicht anspricht, kann ein weiterer Versuch mit *Kalium carbonicum* D 3, dreimal täglich 1 Tablette, 4 Wochen lang, unternommen werden.

Bei Magen- und Darmbeschwerden

Mit Kräutern, Pflanzensäften, diätetischen Vorschriften und homöopathischen Medikamenten kurierten die Mediziner schon vor der Jahrhundertwende sehr erfolgreich Magen- und Darmstörungen. Ärztliche und pharmazeutische Kunst waren am Ende ihres Lateins bei den schweren grassierenden Seuchen (Cholera, Typhus, Ruhr), bei Magen- und Darmkrebs.

Häufiger als heute litten die Menschen damals an Durchfall-Erkrankungen, überwiegend verursacht durch bakteriell verseuchte oder verdorbene Lebensmittel. Kohletabletten, genauer gesagt: Tierkohle aus gebranntem Rinder- oder Schweineblut, waren das Mittel der Wahl. Dazu gab man, bei starkem Flüssigkeitsverlust, reichlich Magen- und Darmtee mit Fenchel, Kamille, Pfefferminze und Salbei, vgl. Seite 38/39, Teerezept „Verdorbener Magen“.

Viel seltener als heute gab es Verstopfungen – die meisten Leute hatten reichlich körperliche Anstrengung; die Nahrung war derb und faserstoffreich. Immerhin hatten die Hofapotheker ständig Rhabarberpillen und, falls die nicht halfen, Rizinusöl parat. Und natürlich gab es Abführtees (siehe „Tee für die gute Verdauung“ ab S. 20) und abführende Heilwässer, Tinkturen und Pflanzensäfte.

Dennoch werden die Hofapotheker recht froh gewesen sein, als sie die homöopathischen Mittel des Arztes Dr. Samuel Hahnemann in der zweiten Hälfte des vergangenen Jahrhunderts kennenlernten. Denn auf einen Schlag vervielfachten sich ihre Möglichkeiten, ungiftige und daher nicht verschreibungspflichtige Medizin auszugeben. Zu Unrecht wird der Apothekerzunft „stark ausgeprägter Geschäftssinn“ nachgeredet („Apotheker-Preise“ = hohe Preise). Im „freien Handverkaufe“, wie es früher

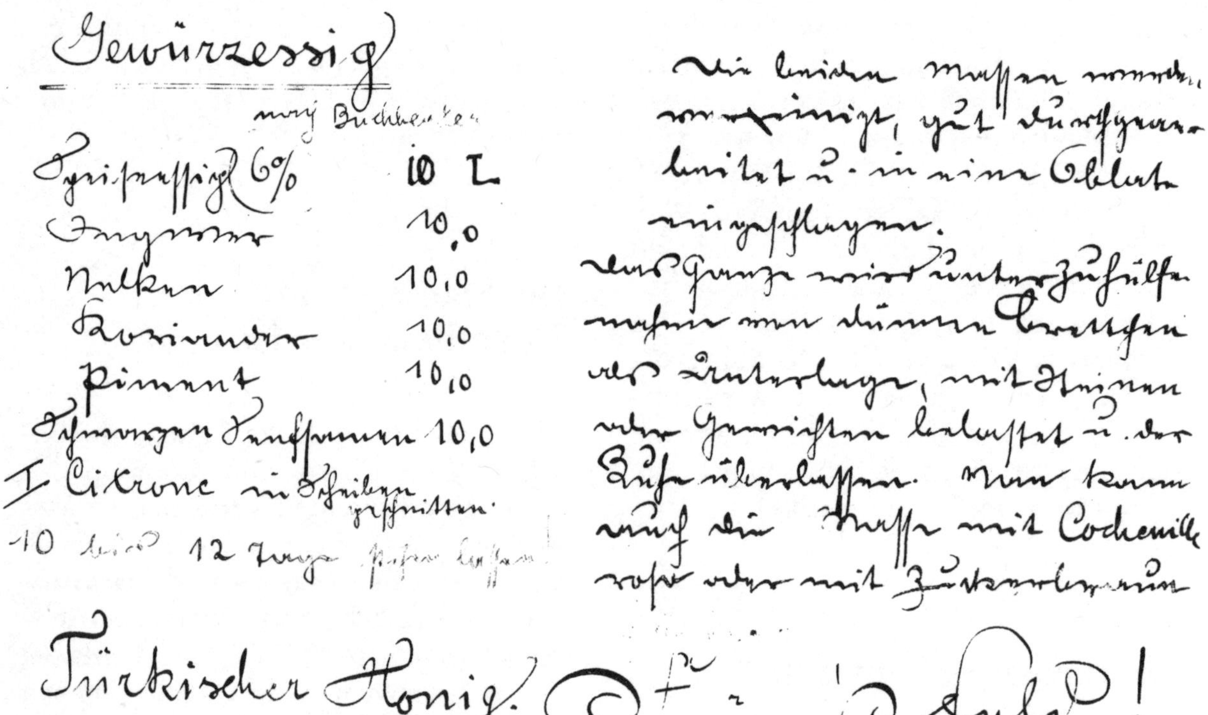
Gewürzessig

Speiseessig 6% 10 L
Ingwer 10,0
Nelken 10,0
Koriander 10,0
Piment 10,0
Schwarzen Senfsamen 10,0
1 Citrone in Scheiben geschnitten.
10 bis 12 Tage stehen lassen.

Die beiden Massen werden vereinigt, gut durchgearbeitet u. in eine Oblate eingeschlagen. Das Ganze wird unter Zuhilfenahme von dünnen Brettchen oder Unterlage, mit Steinen oder Gewichten belastet u. der Ruhe überlassen. Man kann auch die Masse mit Cochenille rosa oder mit Zuckercouleur …

Türkischer Honig.

Zucker 1500,0
Vanille 1/2 Stange
Honig 500,0
geschälte u. geröst. Mandeln 500,0
u. u. Haselnüsse 500,0
Pistazien 125,0

Mundwassertabletten

Sacch. lactis 50,0
Gm. arabic 1.0
Likörrot 0,5
Thymol subtil 5,0
Ol. Anisi gtts V
1 Tablette wiegt 0,2

Was die Hofapotheker 1914 den Soldaten mit ins Feld gaben:
Mundwasser-Tabletten aus Milchzucker, unter Zusatz von Gummiarabicum, Thymiansaft, Anisöl…

hieß, werden so viele Arzneimittel verkauft, weil die Menschen Zeit sparen und nicht zum Doktor laufen möchten. Und weil der „Apotheker an der Ecke“ oft vertrauter ist und weniger Schwellenangst bereitet als der Doktor.

Magenschmerzen müssen etwas genauer definiert werden, um die Ursache und damit das richtige Mittel zu finden. Sie können drückend, ziehend, bohrend, oder anfallsweise krampfartig auftreten, mehr oder weniger lokalisiert werden und/oder vor, während oder nach dem Esssen bzw. (selten) ständig auftreten. Wer „nur mal so“ Magenweh erleidet, muß deshalb nicht sofort zum Arzt laufen. Wenn sich aber Magenschmerzen steigern und trotz Bettruhe, Wärme,

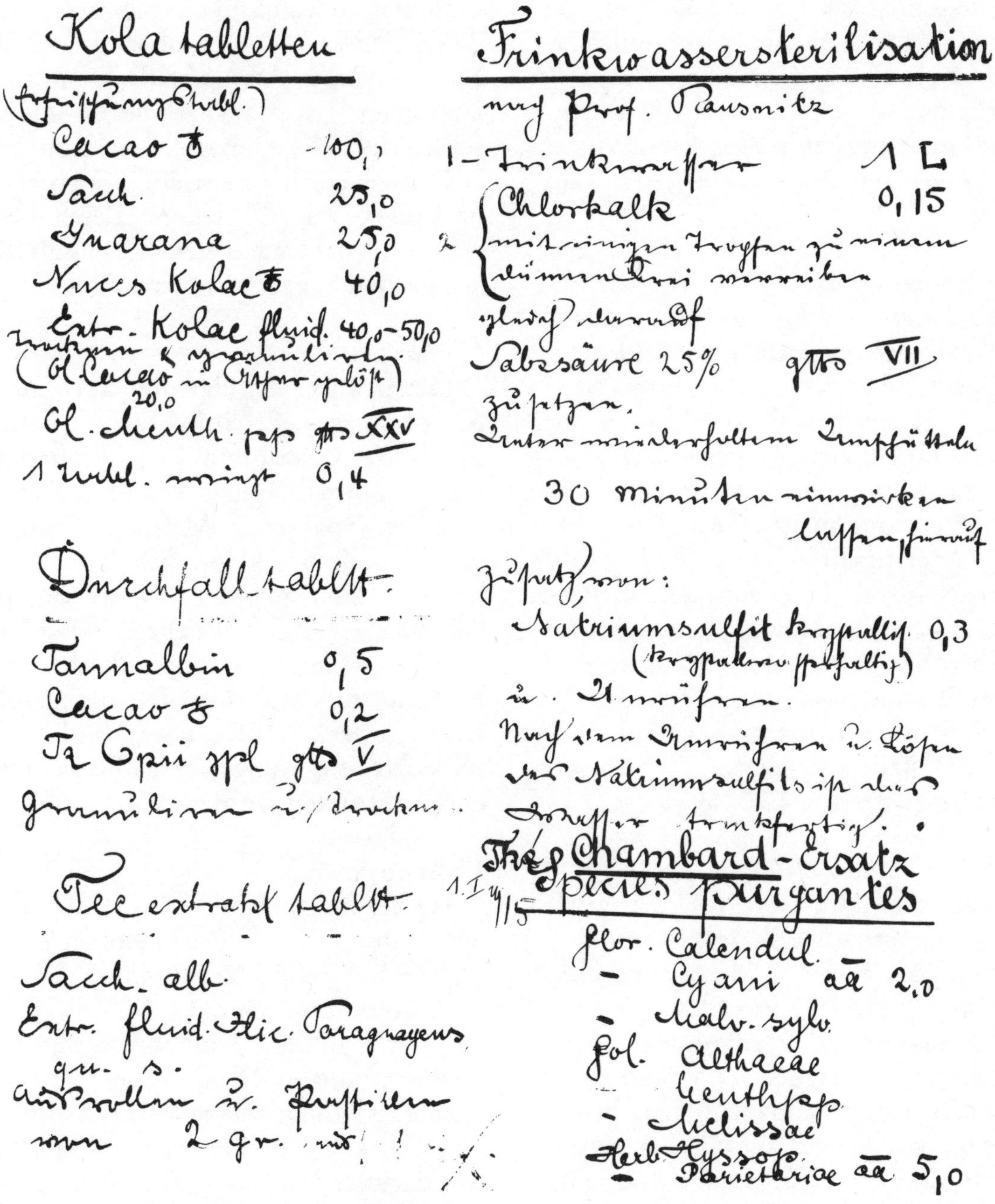

Aus der „Kriegskiste“ der Bayerischen Hofapotheker:
Kolatabletten zur Erfrischung, Durchfallpillen, Tee-Extrakt-Tabletten, Mischsalz zur Trinkwasser-Sterilisation.

Schonkost und einfacher Magenmittel binnen Wochenfrist keine Besserung eintritt, sollte dringend der Arzt aufgesucht werden.

Magenleiden wie Gastritis, Ulcus ventriculi oder duodeni (Magen- bzw. Zwölffingerdarmgeschwür) bleiben oft den Patienten treu: Sie kehren subchronisch vorzugsweise im Frühjahr und Herbst immer wieder. Die Betroffenen, die ihre Beschwerden kennen, laufen nicht jedesmal wieder zum Doktor. Sie können mit pflanzlichen und homöopathischen Medikamenten selbst Heilerfolge erzielen.

Die am häufigsten verwendeten Mittel bei Magenschmerzen, Gastritis und Ulcus:

Antimonium crudum

Schwarzer Spießglanz aus natürlichem Mineral. Erhältlich als Tabletten. Häufigste Verreibung D 4. Einnahme: dreimal täglich, jeweils 15 Minuten vor den Hauptmahlzeiten, während der Beschwerden und eine Woche über die Schmerzperiode hinaus. Geeignetes Mittel, wenn Appetitlosigkeit, Völlegefühl nach geringer Essensmenge, Erbrechensneigung, Aufstoßen, gelegentliche Stuhlbeschwerden (mal verstopft, mal Durchfall) und Mißlaunigkeiten als Nebenerscheinungen erkennbar sind. Zusätzlich: Magentee (siehe „Tee gegen Magenbeschwerden").

Argentum nitricum

Silbernitrat, Höllenstein. Leicht giftige, nur begrenzt haltbare Chemikalie. Erhältlich als Tropfen. Meistgebrauchte Verdünnung D 6 (1 Wirkstofftropfen auf 1 Million Tropfen Verdünnung). Einnahme: zweimal täglich, 15 Minuten vor den beiden Hauptmahlzeiten, je 10 bis 15 Tropfen, bei Schmerzzuständen durch Magen- und Zwölffingerdarmgeschwür oder Gastritis 1 Woche über die Schmerzperiode hinaus. Wird verabreicht an sehr schlanke (abgemagerte) Patienten, die als Begleiterscheinungen Nervosität, Ängstlichkeit, Magenspätschmerz oder Nüchternschmerz angeben.

Bryonia

Teufelsrübe, rübenförmige Wurzel vor der Blüte. Erhältlich als Tabletten. Gebräuchlichste Verreibung D 3. Einnahme: dreimal täglich 1 Tablette, jeweils 15 Minuten vor den wichtigsten Mahlzeiten, während der Schmerzperiode und eine Woche darüber hinaus. Ein Hauptmittel gegen Gastritis, wenn Mißlaunigkeit, Kopfweh, belegte Zunge, schlechter Geschmack, Verstopfung, Blähungen, rheumatische Schmerzen und/oder Magendrücken, gleich morgens und bald nach dem Essen als Beschwerden angegeben werden.

China

Getrocknete Zweigrinde des Chinarindenbaumes. Erhältlich als Tabletten. Häufigste Verreibung D 2. Einnahme: bis zu fünfmal täglich, grundsätzlich 15 Minuten vor jeder Mahlzeit (Magenkranke sollten 5 kleine Mahlzeiten täglich zu sich nehmen), während der Schmerzzeit und 1 Woche darüber hinaus. Wirksames Gastritismittel, wenn Appetitlosigkeit, Völle- und Blähgefühl, Kopfschmerz, Schwindelgefühl oder schlechte Stimmungslagen als Beschwerden empfunden werden.

Phosphorus

Gelber Phosphor. Erhältlich als Tropfen. Giftig – daher gebräuchlich in der homöopathischen Verdünnung D 6 (1 wirksamer Tropfen auf 1 Million Tropfen Verdünnung). Einnahme: morgens nüchtern und 15 Minuten vor der täglichen Hauptmahlzeit je 10 bis 15 Tropfen, während der Schmerzzeit und 1 Woche darüber hinaus. Wirkt bei Gastritis und Magengeschwür, wenn mehrere der folgenden Symptome empfunden werden: Nervosität, Schreckhaftigkeit, gedrückte Stimmungslagen, rasche Erschöpfung auch bei geistigen Anstrengungen, Brustbeklemmung, belegte Zunge, Hungerschmerz, viel Durst, Magenbrennen, Erbrechensneigung, überwiegend Verstopfung, die gelegentlich mit durchfallartigem Stuhl wechselt. Zusätzlich: Magentee – siehe „Tee gegen Magenbeschwerden".

Pulsatilla

Wiesenküchenschelle, ganze blühende Pflanze. Erhältlich als Tropfen. Gebräuchlichste Verdünnung D 3. Einnahme: drei- bis fünfmal täglich, grundsätzlich 15 Minuten vor jeder Mahlzeit 10 Tropfen, während der Schmerzperiode und 1 Woche darüber hinaus. *Pulsatilla* wird in der Homöopathie überwiegend Frauen verordnet, die zu ihrer Gastritis mehrere der folgenden Symptome angeben: Entschlußschwäche, Verzagtheit, Mißlaunigkeit, leichtes Frösteln, häufige periodische Störungen (*Pulsatilla* ist ein Hauptkraut auch gegen Frauenbeschwerden). Abneigung gegen Fett und fettes Fleisch. Gastritischer Druck im Oberbauch und Völlegefühl längere Zeit nach dem Essen. Erbrechensneigung. Mundtrockenheit, aber kein Durst. Als Begleitbeschwerden werden außerdem häufig kalte Füße, Krampfadern, rheumatische Beschwerden angegeben.

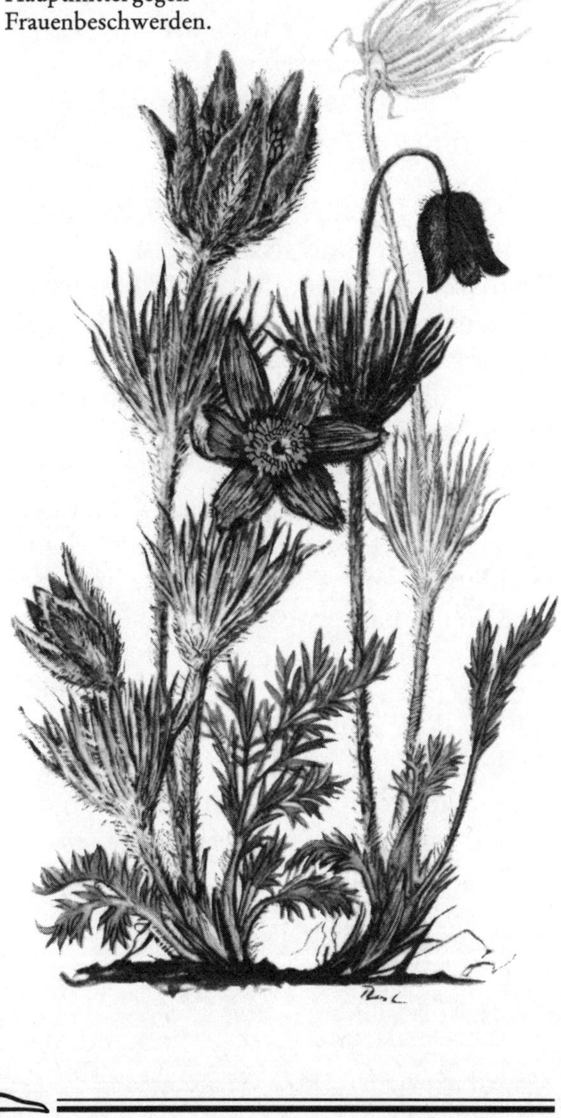

Wiesenküchenschelle (*Pulsatilla pratensis*). Hauptmittel gegen Frauenbeschwerden.

Bismutum subnitricum

Wismutnitrat. Erhältlich als Tabletten. Gebräuchlichste Verreibung D 2. Einnahme: dreimal täglich vor den Hauptmahlzeiten bei Magengeschwür, Zwölffingerdarmgeschwür oder Gastritis, wenn die folgenden Beschwerden vorherrschen: Magenschmerz mit Übelkeit und Erbrechensneigung alsbald nach dem Essen, bitterer Mundgeschmack, Aufstoßen, Völlegefühl, Blähbauch, Neigung zu anfallartigen Darmschmerzen (Koliken).

Nux vomica

Brechnuß, getrocknete Samen. Erhältlich als Tabletten, gebräuchlichste Verreibung D 6. Einnahme: während Schmerzperioden und mindestens 1 Woche darüber hinaus täglich vor den 3 wichtigsten Mahlzeiten je 1 Tablette. *Nux vomica* wird bei Magengeschwür, Zwölffingerdarmgeschwür, akuter und chronischer Gastritis, bei Magenbeschwerden durch Alkoholmißbrauch verordnet, wenn mehrere der folgenden Begleiterscheinungen erkannt werden: Neigung zur Überarbeitung, Reizbarkeit, Hastigkeit, aufbrausendes Temperament, Tendenz zur Übertreibung und Verkrampfung in mehrerlei Hinsicht. Bereits morgens Übelkeit und Erbrechensneigung, oft durch starkes Rauchen und regelmäßigen Alkoholkonsum bedingt. Wechselnd Heißhunger und

Appetitlosigkeit. Verstärkte Magenschmerzen ca. 30 Minuten nach dem Essen, Aufstoßen, Blähungen mit Darmkoliken. Gelegentlich krampfende Verstopfung, Neigung zu Hämorrhoiden – vgl. auch „Bei Hämorrhoiden und Krampfadern", S. 72.

Asa foetida

Stinkasant, Harz der vorderasiatischen Staude. Erhältlich als Tabletten, gebräuchlichste Verreibung D 4. Einnahme: drei- bis fünfmal täglich, grundsätzlich 15 Minuten vor jedem Essen 1 Tablette, 4 Wochen lang. Verwendung von alters her bei Gastritis und starken Blähungen. Heute überwiegend als homöopathisches Mittel gegen den Roemheldschen Symptomenkomplex (Synonyme: Gastro-cardialer Symptomenkomplex, Magen- und Herz-Komplex, Trommel- oder Blähbauch). Typische Beschwerden: Aufgeblähter Oberbauch, auf dem man „trommeln" kann. Durch aufsteigende Verdauungsgase Zwerchfellhochstand, Druck auf das Herz und daraus folgend Herzschmerzen, Pulsbeschleunigung, Angst. Besserung durch erzwungenes Aufstoßen, Erbrechen, durch Wasserlassen und Stuhlgang. Dringend Eßgewohnheiten überprüfen!

Bei Durchfällen

Durchfälle kommen in unserer Zeit kaum noch in lebensgefährlichen Formen vor. Häufig sind „Sommerdurchfälle", fast immer hervorgerufen durch infizierte Nahrungsmittel – insbesondere Geflügel, Eier, Milch, Trinkwasser, Mayonnaise. Salmonellen sind häufige Erreger, es gibt an die 400 Arten, die meisten sind harmlos. Ernstere Verlaufsformen gibt es durch Lebensmittelvergiftungen, wenn infizierte Lebensmittel in Verderb übergehen. Reisedurchfälle haben die gleichen Ursachen.

Mit Blutungen, reißwasserartigen Stühlen und starken Darmkrämpfen einhergehende Durchfallerkrankungen müssen immer sofort dem Arzt angezeigt werden. Einfache Durchfälle kann man getrost selbst behandeln, wenn sie nicht länger als 3 bis 4 Tage dauern.

Die Annahme, man müsse so schnell wie möglich den Darm „stopfen", ist falsch. Vielmehr kommt es darauf an, die Erreger auszuspülen und für reichlich Flüssigkeitsnachschub zu sorgen. Das gilt um so mehr, wenn der Durchfall mit Erbrechen gekoppelt ist. Der Kranke muß auf jeden Fall täglich zwei bis drei Liter Flüssigkeit trinken und erst recht, wenn er danach wieder erbricht.

Auf feste Nahrung kommt es gar nicht so sehr an, auch nicht bei Kindern. Durch Durchfälle verursachte Gewichtsverluste werden nach überstandener Krankheit schnell wieder aufgeholt. Als Flüssigkeiten eignen sich bestens, etwa zu gleichen Teilen, Mineralwasser und Teezubereitungen. Ein Teerezept, das die Bayerischen Hofapotheker *bei Durchfällen* verabreichten:

Je 1 Teil Fenchel, Kamille, Schafgarbe, Pfefferminze und Salbei auf 1 Liter Kochwasser (als Aufguß), ungesüßt zu trinken (allenfalls mit Süßstoff, den gab es um die Jahrhundertwende auch schon). Erwachsene können zusätzlich mit Schwarztee mischen.

Das Standardrezept gegen Durchfälle waren Kohletabletten (Tierkohle). Kohletabletten gibt es noch heute in jeder Apotheke, das Produkt wird heute aber aus pflanzlichen Substanzen hergestellt. Bei kräftigen Personen trieb man früher gelegentlich auch den „Teufel mit dem Beelzebub" aus und gab bei Durchfall Rizinusöl – ein Abführmittel! –, um den Darm vollends auszuleeren. Von dieser Roßkur muß aus heutiger Sicht abgeraten werden. Die wichtigsten homöopathischen Mittel:

Arsenicum album

Weißes Arsenik. Die hochgiftige Grundsubstanz wird in der Homöopathie bis zur Unschädlichkeit verdünnt. Erhältlich als Tabletten. Gebräuchlich in der Verreibung D 6 (1 Teil Arsenik auf 1 Million Teile Milchzucker). Bei allen akuten Durchfallerkrankungen 3 bis 4 Tage lang täglich dreimal 1 Tablette, dann 2 Tage lang zweimal 1 Tablette, weitere 2 Tage nur noch 1 Tablette. Nur für Erwachsene geeignet. Während des Einnahmezeitraumes unbedingt viel Flüssigkeit trinken!

Pulv. temper. = Pulv. refriger.

Remed. contra ictus insect.

Acid. carbol. liquef. 5,0
Spirit. 100,0
Liqu. Amon. caust. 50,0.

Restitutionsfluid.

Natr. chlorat. 100,0
Aqu. dest. 600,0
Spirit. 400,0
Liqu. Amon. cst. 250,0
Sprt. camph. 90,0
Aether 36,0.
1476,0

Rotulae Menth. pip.

Ol. Menth. pip. 5,0
Spirit. 10,0
Rotul. Sacch. 1000,0.

Sal. Bullrich.

Natr. chlorat. 75,0
– sulfur. sicc 100.0
– bicarb. 300.0.

Sal. Marienbad.

/ Marienbader Kreuzbrunnen?

Lith. carb. 0,15
Natr. sulf. sicc 34.0
– chlorat. 23,0
– bicarb. 33,0
Kal. sulfuric. 0,6
Calc. sulfuric. praec. 5,0
Magnes. sulf. 7.7
Mangan. sulf. 0,03
Ferr. sulfuric. 0,3.

= Salz für 10 Liter.
Einen gehäuft. Teelöffel voll gibt
gibt man in ein Viertelliterglas
gießt bis zur Hälfte Brunnenwasser
hinzu, rührt bis sich das Salz
gelöst hat u. füllt das Glas nun
mit kochend. Wasser bis zum Rand
/ man trinkt täglich 2–3 Gläser voll /.

Täglich 2 bis 3 Gläser mit je einem Teelöffel „Marienbader Salz“: Das Abführmittel wurde auch bei Durchfällen gegeben, um mit den wichtigen Mineralstoffen aufzufüllen!

Mercurius solubilis

Ein giftiges Quecksilbergemenge, das in der Homöopathie bis zur Unschädlichkeit verdünnt wird. Erhältlich als Tabletten, gebräuchlich in der Verreibung D 6 (1 Teil *Merc. sol.* auf 1 Million Teile Milchzucker). Bei allen akuten Durchfallerkrankungen 3 bis 4 Tage lang täglich dreimal 1 Tablette, dann 2 Tage lang zweimal 1 Tablette, weitere 2 Tage nur noch 1 Tablette. Ohne ärztliche Verordnung nur für Erwachsene geeignet. Viel Flüssigkeit trinken! Ärzte für Homöopathie verordnen das Medikament auch bei chronischer und geschwüriger Dickdarmentzündung.

Podophyllum

Maiapfel, herbstlicher Wurzelstock und Harz der Staude. Erhältlich als Tabletten. Gebräuchlich in der Verreibung D 4 (Erwachsene) oder D 6 (Kinder). Auch *Podophyllum* enthält ein Gift, allerdings in geringer Menge. Bei allen Durchfallerkrankungen nach dem gleichen Schema einzunehmen wie *Mercurius solubilis.* Viel Flüssigkeit trinken!

Bei Verstopfungen

Verstopfungen sind ein Übel unserer Zeit. Wer nicht mindestens jeden zweiten Tag, besser täglich, zur etwa gleichen Zeit ohne Anstrengung einen leichten, erleichternden Stuhl produzieren kann, ist eigentlich bereits verstopft. Verschiedene erhöhte Risiken sind bekannt: Hämorrhoiden, Darmausbeulungen, Entartung der Bakterienflora, Blutungen, Dickdarmkrebs. Moderne Ärzte wiegeln gern ab, es sei alles nicht so schlimm, um den ungezügelten Gebrauch von Abführmitteln nicht noch weiter aufzuheizen.

Denn ständige Einnahme von wirksamen Abführmitteln macht den Darm vollends abhängig und unfähig zu eigener Regsamkeit. Frühere Generationen, insbesondere „niedere Stände", kannten dieses Problem kaum, weil sie derbe, faserstoffreiche Kost (Grobgemüse, Frischobst mit Schalen und Kernen, grobes Getreide) aßen und den Darm durch harte körperliche Arbeit in Bewegung hielten. Bei den „feineren Herrschaften" kamen Verstopfungen schon eher vor.

Abführtees (siehe S. 20) und abführende Heilwässer (Seite 127) waren bei den Hofapothekern von einst das Mittel der Wahl. Dazu kamen am Ende des vorigen Jahrhunderts homöopathische Medikamente. Diese sanften Mittel nehmen dem Darm nicht eigentlich die Arbeit ab, sondern regen ihn zu eigener Aktivität an, wenn die Einnahmevorschriften beachtet werden.

Alumina

Tonerde. Erhältlich als Tabletten, gebräuchlich in der Verreibung D 3. Erfolgreich vor allem im fortgeschrittenen Lebensalter, bei ausgesprochen trägem Darm ohne ordentlichen Stuhldrang. Die Stühle sind trocken, Neigung zu juckenden und brennenden Afterrissen. Einnahme: dreimal täglich 1 Tablette, jeweils 30 Minuten nach den Hauptmahlzeiten. Nach 4 Wochen zweimal täglich 1 Tablette, dann noch weitere 4 Wochen 1 Tablette täglich. Wichtig: Lebenslang reichlich trinken! Wenn zuvor starkwirkende Abführmittel genommen wurden, in den ersten 4 Wochen täglich zusätzlich Abführtee und in hartnäckigen Fällen täglich auch 1 bis 2 Gläser Bitterwasser (siehe Seite 82) gleich morgens auf nüchternen Magen. Dann aber ein Mittel nach dem andern langsam absetzen! Das Ziel muß die völlige Medikamentenfreiheit sein.

Collinsonia

Grießwurzel, frischer Wurzelstock. Erhältlich als Tropfen. Häufigste Verdünnung D 2. Das Mittel wird empfohlen bei chronischer Verstopfung mit Hämorrhoiden und starken, teilweise kolikartigen Blähungen. Der Stuhl ist trocken und knollig. Belegte Zunge, schlechter Mundgeschmack, Magenkrämpfe treten als Begleiterscheinungen auf, Neigung zu Krampfadern ist verbreitet, besonders bei Frauen. Einnahme: dreimal täglich 20 bis 25 Tropfen, jeweils 30 Minuten nach den Hauptmahlzeiten. Nach 4 Wochen mit allmählicher Dosisverringerung Tropfen für

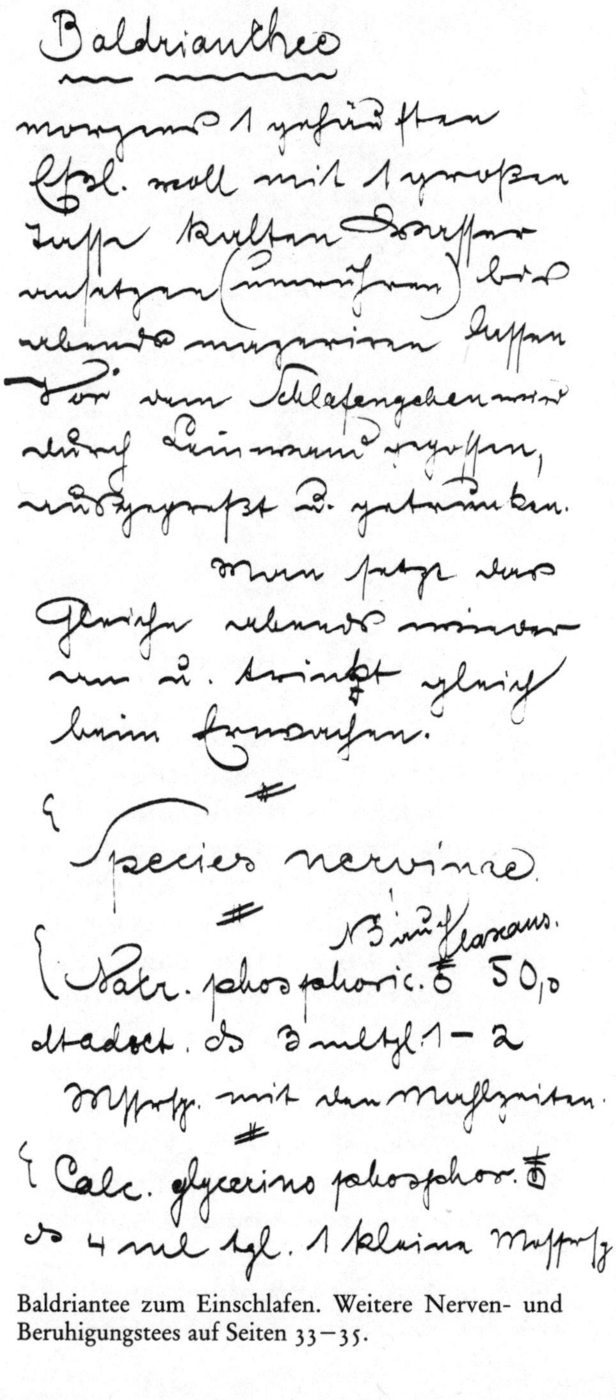
Baldrianthee

morgens 1 gehäuften Eßl. voll mit 1 großen Tasse kalten Wasser ansetzen (zudecken) bis abends ziehen lassen. Vor dem Schlafengehen wird durch Leinentuch gegossen, ausgepreßt u. getrunken.

Man setze das Gleiche abends wieder an u. trinkt gleich beim Erwachen.

Species nervinae

Natr. phosphoric. 50,0

ds 3 mal tgl. 1–2 Messersp. mit den Mahlzeiten.

Calc. glycerino phosphor.

ds 4 mal tgl. 1 kleine Messersp.

Baldriantee zum Einschlafen. Weitere Nerven- und Beruhigungstees auf Seiten 33–35.

Tropfen langsam die Kur absetzen. Wenn zuvor stark wirkende Abführmittel genommen wurden, in den ersten 4 Wochen zusätzlich Abführtee und in hartnäckigen Fällen täglich auch noch 1 bis 2 Gläser Bitterwasser (siehe Seite 82) morgens auf nüchternen Magen. Lebenslang reichlich trinken.

Nux vomica

Brechnuß. Die auf das Medikament am besten ansprechende Personengruppe wird auf S. 77 beschrieben. Erhältlich als Tabletten. Gebräuchlichste Verreibung D 6. Bei Verstopfungen, die mit krampfartigem Bauchweh verbunden sind, nimmt man 4 Wochen lang dreimal täglich 1 Tablette, jeweils 30 Minuten nach den Hauptmahlzeiten. Dann 2 Wochen lang täglich 2 Tabletten, schließlich 2 Wochen lang täglich nur noch 1 Tablette. In den ersten 4 Wochen kann in hartnäckigen Fällen zusätzlich Abführtee und Bitterwasser (morgens auf nüchternen Magen 1 bis 2 Gläser) getrunken werden. Lebenslang reichlich Flüssigkeit, aber insgesamt mäßigere Lebensführung (wenig Alkohol, wenig Zigaretten, kleine, aber derbe Mahlzeiten mit wenig Fett).

Bei Leber- und Gallenstörungen

Regelrechte Leberheilmittel kannte man weder zu Zeiten der Königlich-Bayerischen Leib- und Hofapotheke, noch kennt man sie heute. Eine verfettete oder schrumpfende Leber ist unheilbar krank. Chronisch gewordene Fehlfunktionen der durch einen Virus verursachten Leberentzündung (Hepatitis) lassen sich nicht kurieren. Kapselverhärtungen der Leber lassen sich nicht aufweichen. Leberkrebs führt unweigerlich zum Tode.

Mit der Homöopathie brachte der

Arzt Samuel Hahnemann im vorigen Jahrhundert erstmals „Konstitutionsmittel“ zur Leberkräftigung ins Gespräch. In der Anwendung hat sich bis heute nichts geändert. Ein voraussagbares Heilungsergebnis ist mit den Präparaten nicht zu erreichen, aber Erfahrungsmediziner berichten von meßbaren Besserungen. Ein Kräftigungsversuch mit der bis zu einem gewissen Grade regenerierungsfähigen Leber mit unschädlichen Homöopathica scheint lohnend.

Anhangsgebilde der Leber ist die Gallenblase. Naturwissenschaftlich und medizinisch gebildete Männer wie Max Pettenkofer wußten bereits in der Mitte des 19. Jahrhunderts, daß die Gallenblase Säfte erzeugt, die für die Verdauung erforderlich sind. Längst war bekannt, daß Bitterwässer und Bitterkräuter aller Art die Gallentätigkeit anregen und Gallenbeschwerden lindern können. Gallensteinen stand man jedoch ebenso hilflos gegenüber wie Entzündungen der Gallenblase und Gallengangsverschlüssen. Ärzte konnten seinerzeit lediglich stark schmerzlindernde, betäubende Mittel gegen Gallenkoliken einsetzen (Opiate). Daß man damit gleichzeitig die Fähigkeit der Gallenblase matt setzte, sich zusammenzuziehen und ihren Inhalt in den Darm zu leiten, gehörte noch nicht zum allgemeinen Wissensstand der Medizin. Mit der Homöopathie bekamen die Hofapotheker erstmals die Möglichkeit, Gallenblasenleiden differenziert anzugehen.

Die wichtigsten Leber- und Gallenblasenmittel der Homöopathie (vgl. ergänzend auch „Tee für Galle und Leber“, „Sirup löffelweise“ und „Frischpflanzensäfte“):

Berberis

Berberitze, getrocknete Wurzelrinde des europäischen Strauches. Erhältlich als Tabletten. Gebräuchlichste Verreibung D 3. Einnahme: zwei- bis dreimal täglich in möglichst großem Abstand von Mahlzeiten je 1 Tablette, etwa 2 Monate lang. Gilt in der Homöopathie als Konstitutionsmittel nach allen akuten und bei allen chronischen Erkrankungen von Leber und Galle. Insbesondere bei schlechter Hautfarbe (in Richtung Gelbsucht), bei allen leichten Mißempfindungen in Muskulatur und Gelenken (hängt oft mit der Leber zusammen), bei Gallensteinen und Druckgefühl im Bereich Leber–Galle.

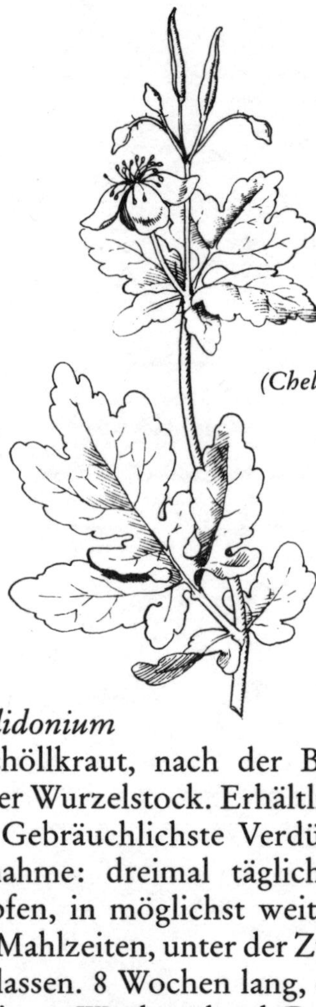

Schöllkraut (*Chelidonium majus*). Leber- und gallenwirksam.

Chelidonium

Schöllkraut, nach der Blüte gesammelter Wurzelstock. Erhältlich als Tropfen. Gebräuchlichste Verdünnung D 2. Einnahme: dreimal täglich 20 bis 30 Tropfen, in möglichst weitem Abstand von Mahlzeiten, unter der Zunge einwirken lassen. 8 Wochen lang, dann binnen 4 weiterer Wochen durch Dosisverringerung absetzen. Ein Konstitutionsmittel bei allen Beschwerden von Leber und Gallenblase. Angezeigt bei allen Druck- und Schmerzzuständen im Leber-Galle-Bereich, insbesondere nach infektiöser Hepatitis (Leberentzündung), zur Vorbeugung gegen chronische Folgezustände, ohne ärztliche Verordnung aber nicht während der akuten Krankheitsphase.

Phosphorus

Gelber Phosphor. Erhältlich als Tropfen. Gebräuchlichste Verdünnung der vom Körper benötigten, in starker Dosierung jedoch giftigen Substanz: D 6, bei langjährig chronischer Fettleber auch D 12. Einnahme: morgens und abends jeweils 10 Tropfen, 8 Wochen lang, in der D 12 mindestens 3 Monate und länger. Wird bei chronischer Fettleber empfohlen, wenn belegte Zunge, Leberschwellung (tastbar unter dem rechten Rippenbogen), gelbliche Hautfarbe, Aufstoßen und Blähungen, Völlegefühl zu den Begleiterscheinungen gehören.

Quassia

Quassiabaum, getrocknetes, zermahlenes Holz mit seinen Bitterstoffen. Erhältlich als Tabletten. Gebräuchlichste Verreibung D 3. Einnahme: zwei- bis dreimal täglich 1 Tablette, möglichst weit weg von allen Mahlzeiten, mindestens 8 Wochen lang. Konstitutionsmittel bei allen Erkrankungen von Leber und Gallenblase, insbesondere bei gelblicher Hautfarbe, Druckgefühl im Leberbereich, Völlegefühl und heute auch bei ärztlich erkannten (zur Zeit der alten Hofapotheke noch nicht bekannten) Pfortaderstauungen und Pfortadervarizen.

Taraxacum

Löwenzahn, ganze frische Pflanze zu Beginn der Blütezeit. Erhältlich als Tropfen oder Tabletten. Gebräuchlichste Verdünnung bzw. Verreibung D 2. Einnahme: dreimal täglich 15 bis 20 Tropfen bzw. 1 bis 2 Tabletten, mindestens 8 Wochen lang, dann durch Dosisverringerung binnen weiterer 4 Wochen allmählich absetzen. Die Gallenwirksamkeit der enthaltenen Bitterstoffe wird medizinisch nicht bestritten. Hingegen halten heutige Schulmediziner die günstigen Einflüsse auf die Leber für unbewiesen. Allerdings wird die Leberwirksamkeit des im Löwenzahn enthaltenen Cholins diskutiert. *Taraxacum* D 2 wird nach akuter Hepatitis, bei allen Leber- und Gallenstörungen von Homöopathen verordnet.

Bei Blasen- und Nierenleiden

Auch der wirksamen Behandlung von Blasen- und Nierenleiden waren im vorigen Jahrhundert noch enge Grenzen gesetzt. Weder wußte man, daß Nierenentzündungen regelmäßig eine starke Neigung zu chronischen Verlaufsformen haben, noch gab es geeignete Medikamente, solche Entwicklungen zu verhüten.

Grundsätzlich richtig schätzte man die Lage bei allen Entzündungen der ableitenden Harnwege und bei Nierensteinen ein: Der Kranke bekam große Mengen Flüssigkeit, überwiegend Tee mit harntreibenden Kräutern, um die Ausscheidung zu fördern, Erreger und deren Giftstoffe bzw. Nierengrieß und kleinere Nierensteine auszutreiben und gleichzeitig die empfindlichen Schleimhäute der Harnwege durch Verdünnung der aggressiven Harnsäure zu schonen. Insbesondere bei Steinleiden wurden auch große Biermengen verordnet. Die gefäßerweiternde Wirkung des Alkohols konnte dazu beitragen, daß Steine die (insbesondere bei Männern) engen Passagen unter Koliken durchwanderten. Von diesem „Biereffekt" reden Biertrinker auch heute noch gern, obwohl längst erwiesen ist, daß die gefäßerweiternde Wirkung des Alkohols durch relative Lähmung des Nervensystems und Verringerung des Austreibungsdruckes weitgehend zunichte gemacht wird.

Der Arzt Hahnemann mit seiner Homöopathie brachte neue Medikamente in die Behandlung der Blasen- und Nierenleiden ein, die zwar im akuten Fall keine augenblicklichen Wirkungen erzielten, aber erstmals Langzeitergebnisse erkennen ließen. Es gibt keine Aufzeichnungen darüber, darf aber als sicher gelten, daß die Homöopathie auch damals zusätzlich zu Teeverordnungen und Pflanzensäften eingesetzt wurde, nicht jedoch neben stark wirkender Arznei. Denn Hahnemann predigte von Anfang an (und wurde deshalb teils heftig angegriffen, teils verlacht), daß homöopathisch erzielbare Wirkungen durch stark wirkende Mittel (Allopathie) zunichte gemacht werden.

Hier die wichtigsten Medikamente gegen Erkrankungen der Nieren und der ableitenden Harnwege (vgl. ergänzend auch „Tee bei Blasen- und Nierenbeschwerden", Seite 29):

Acidum formicicum

Ameisensäure. Gebräuchlich nur in Ampullen. Wird von homöopathischen Ärzten und Heilpraktikern als „Umstimmungsmittel" gespritzt – u. a. auch bei Nierenentzündung, altersbedingter Nierenverkalkung (Sklerose), Blasenentzündung, insbesondere wenn Nachtschweiß, Mattigkeit, Hautjucken, Blasenkrämpfe, häufiger Harndrang und trüber Urin zu den Begleitsymptomen gehören.

Apis

Der zerriebene Körper der ganzen Honigbiene mit ihrem winzigen Giftanteil. Erhältlich als Tabletten. Gebräuchlichste Verreibung: D 3. Einnahme: täglich dreimal 1 Tablette, möglichst nüchtern, während der Beschwerden und mindestens noch 1 Monat darüber hinaus. In ernsten Fällen erst dann, wenn der Arzt stärkere Medizin nicht mehr für erforderlich hält. Geeignet bei akuter oder chronischer oder zur Vorbeugung gegen das chronische Stadium der Nierenentzündung, die nach überstandenen Infektionen (Erkältungen, Grippe, Angina, Scharlach – über den Blutweg „absteigende" Nierenentzündung) auftreten. Zu den typischen Begleiterscheinungen gehören geschwollene Augenlider, manchmal geringfügige Herzbeschwerden, trüber Harn, dumpfes Ziehen in den Nieren und/oder in der Blasengegend.

Apocynum

Kanadischer Indianerhanf, frischer Wurzelstock. Erhältlich als Tropfen. Gebräuchlichste Verdünnung D 1, zur Langzeit-Therapie auch D 3. Einnahme: D 1 dreimal täglich 20 bis 30 Tropfen vor dem Essen, 4 Wochen lang, nach Abklingen der Beschwerden durch Dosisverringerung allmählich absetzen. D 3 dreimal täglich 10 bis 15 Tropfen in möglichst großem Abstand vor den Mahlzeiten, 8 Wochen und länger. Anwendung vorwiegend bei ungenügender Nierenleistung, allgemeiner (auch altersbedingter) Nierenschwäche, Nierensklerose, immer bei Wasserstau im Körper, Lidschwellungen, leichten Ödemen an Fingern und Füßen. *Apocynum* wirkt stark ausleitend, daher wird es auch angewendet, wenn zwischen Nierenschwäche und Herzleistungsschwäche eine Beziehung besteht.

Aurum chloratum

Goldchlorid-Chlornatrium. Erhältlich als Tropfen. Gebräuchlichste Verdünnung D 4. Gold ist in jeder Form erstrangig ein Herz- und Nervenmittel. Da aber Herzerkrankungen, z. B. Bluthochdruck, Angina pectoris, immer auch auf die Nieren (im Sinne schlechterer Ausscheidung und Schlackenansammlung) einwirken, und da umgekehrt primäre Nierenerkrankungen häufig zu Herzerkrankungen (z. B. nierenmäßig bedingter Hochdruck) führen, sind Goldpräparate auch ausgezeichnete Nierenmedikamente. Gold kann bei Nierenbeschwerden mit Herzbeteiligung zusätzlich zu einem Nierenmittel aus dem pflanzlichen Bereich genommen werden. Einnahme: 2 bis 3 Monate lang täglich zweimal 15 bis 20 Tropfen, morgens gleich nach dem Aufstehen, abends vor dem Schlafengehen. Bei irreparablen Herz-Nieren-Störungen (sklerotisch, altersbedingt) wird die Verdünnung D 6 bevorzugt, und zwar nur abends vor dem Schlafengehen 15 Tropfen, lebenslang.

Berberis

Berberitze. Erhältlich als Tabletten. Gebräuchlichste Verreibung D 3. Einnahme: dreimal täglich 1 Tablette, jeweils vor der Mahlzeit, mindestens 4 Wochen lang und immer 4 Wochen über die abgeklungenen Beschwerden hinaus. (Vgl. auch Anwendung bei Leberbeschwerden, Seite 82). Nach allen akuten Nierenerkrankungen, zur Vorbeugung gegen chronische Folgezustände und auch bei chronischen Nierenstörungen, Nierensteinen und bei der sogenannten „harnsauren Diathese" (Krankheitsbereitschaft), die oft zu Rheuma oder Gicht führt.

Cantharis

Der zerriebene Körper der spanischen Fliege mit ihrer geringen Giftmenge. Erhältlich als Tabletten. Häufigste Verreibung D 6 (1 Teil des Wirkstoffes auf 1 Million Teile Milchzucker). Einnahme: morgens und abends, in möglichst großem Abstand von den Mahlzeiten, jeweils 1 Tablette, während der Beschwerdedauer und noch mindestens 4 Wochen darüber hinaus. Anwendung bei allen akuten Blasen- und Harnleiter-Erkältungen mit Blasenschneiden, häufigem Harndrang. Bei auftretendem Schmerz muß aber dringend der Facharzt (Urologe) aufgesucht werden. Ansonsten während ärztlich behandelter Nierenentzündungen zusätzlich zu verordneter Medizin und 4 Wochen über die ärztlich verschriebenen Medikamente hinaus.

Echinacea

Schmalblättrige Kegelblume, blühende ganze Pflanze. Erhältlich als Tropfen. Am gebräuchlichsten als unverdünnte Urtinktur. In der Homöopathie Hahnemanns zur Steigerung der Abwehrkräfte eingesetzt, in der Erfahrungsmedizin wird eine antibakterielle Wirkung festgestellt. Bei allen leichten Erkältungsinfektionen der Blase dreimal täglich 20 bis 30 Tropfen vor den Mahlzeiten, während der Beschwerden (Blasenschneiden, häufiger Harndrang) und mindestens 2 Wochen darüber hinaus, durch Dosisverringerung langsam absetzen.

Lycopodium

Bärlapp, Saft der blühenden Pflanze. Erhältlich als Tabletten. Häufigste Verreibung D 3. Einnahme: dreimal täglich je 15 Tropfen, in möglichst großem Abstand von den Mahlzeiten, während der Beschwerden und 4 Wochen darüber hinaus. Anwendung bei Nierengrieß und Nierensteinen, vor allem, um neuen Ablagerungen vorzubeugen. Wiederholungen im Halbjahresabstand, jeweils 4 Wochen lang. Auch bei „harnsaurer Krankheitsneigung", die durch zu hohen Gehalt an Harnsäure im Blut oft zu Rheuma oder Gicht führt. Da Harnsäure von der Leber gebildet und von den Nieren ausgeschieden wird, wenden Homöopathen regelmäßig *Lycopodium* an, wenn die Leber miterkrankt ist. Als typische Erkennungsmerkmale gelten in der Homöopathie schlechte Hautfarbe, leichte Wasseransammlungen an Augen-

Bärlapp *(Lycopodium clavatum)*.
Gut für Nieren, Leber, Magen.

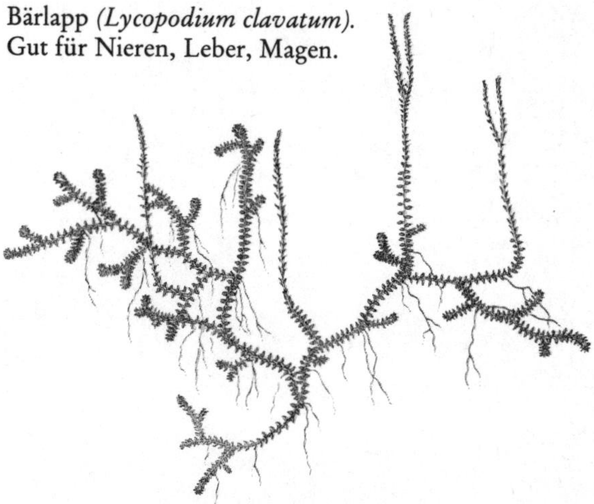

lidern, Fingern, Füßen, schlechte Verdauung mit saurem Aufstoßen, Blähungen und Völlegefühl, oft auch verringerte Potenz bzw. Libido, Mißlaunigkeit, schnelle körperliche und geistige Ermüdung.

Pareira brava

Wilder Grießwurz, getrocknete, zerriebene Wurzel. Erhältlich als Tropfen. Häufigste Verdünnung D 3. Einnahme: dreimal täglich je 15 Tropfen, vor den Mahlzeiten. Bei unkomplizierten Blasenentzündungen mit häufigem Harndrang und Brennschmerz, während der Beschwerdedauer und etwa 2 Wochen darüber hinaus. Bei Nieren- und Blasensteinen oder Grieß vorsorglich im Halbjahresabstand jeweils 4 Wochen lang. Nach Nierenentzündungen, sofern der behandelnde Facharzt stärkere Medikamente nicht mehr für erforderlich hält, mindestens weitere 4 Wochen lang. Achtung: Bei allen Blasen- und Nierenerkrankungen muß immer unverzüglich der Facharzt (Urologe) aufgesucht werden, wenn Nierenschmerzen, Nierendruck, Fieber, Koliken oder/und blutiger Harn vorkommen. Selbstbehandlungen – gleich welcher Art – sind dann grundsätzlich sofort einzustellen!

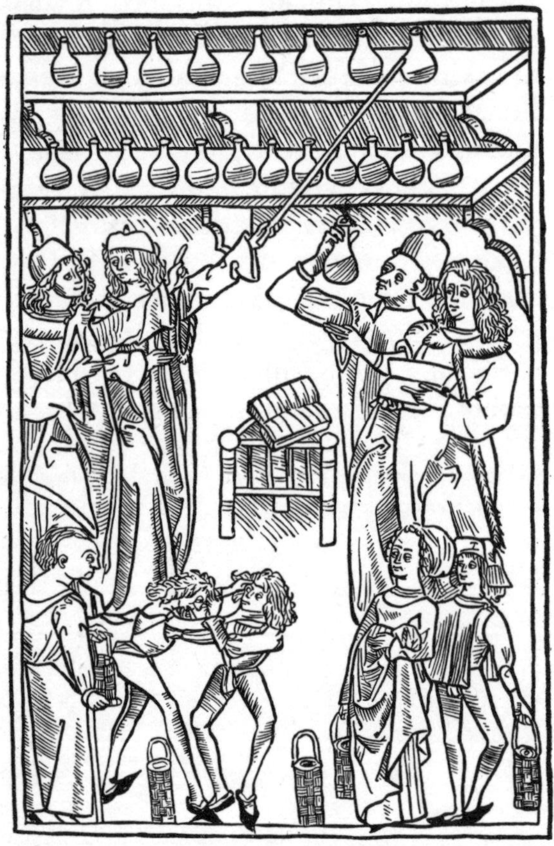

Mit dem Stock ordinierende und harnbeschauende Ärzte in der Apotheke. Holzschnitt aus: Hortus sanitatis Mainz, Jac. Meybenbach 1491.

Phosphorus

Gelber Phosphor. Erhältlich als Tropfen. Gebräuchlichste Verdünnung D 6. Einnahme: morgens und abends jeweils 10 bis 15 Tropfen, gleich nach dem Aufstehen und vor dem Zubettgehen, 8 Wochen lang, aber mindestens 4 Wochen über die Beschwerden hinaus. Wird nach Nierenentzündungen eingesetzt, wenn als Begleiterscheinungen gelbliche Hautfarbe, belegte Zunge, Aufstoßen, Blähungen, Völlegefühl erkennbar sind – vgl. hierzu Seite 83 (Anwendung bei Leberbeschwerden).

Plantago major

Breitwegerich, Saft der ganzen Pflanze samt Wurzelstock. Erhältlich als Tropfen. Gebräuchlich überwiegend als unverdünnte Urtinktur. Wird versuchsweise verordnet bei Drang zu häufiger Harnentleerung durch Blasensteine, bei allgemeiner Blasenschwäche, bei Kindern auch bei Bettnässen. Einnahme: 4 Wochen lang täglich dreimal vor den Mahlzeiten 20 bis 30 Tropfen. Nässende Kinder können 8 Wochen lang morgens 10, abends 20 Tropfen einnehmen – mit Zucker oder Honig. Wird keine Besserung erkennbar, muß der Versuch als gescheitert angesehen werden.

Solidago

Goldrute, Saft aus den Blütenständen. Erhältlich als Tropfen. Gebräuchlich überwiegend als unverdünnte Urtinktur. Bei einfachen Blasenentzündungen mit Harnschneiden und häufigem Harndrang während der Beschwerden und noch etwa 2 Wochen darüber hinaus täglich dreimal 20 bis 30 Tropfen. Bei chronischen Nierenleiden verordnen Ärzte für natürliche Heilweisen und Homöopathie *Solidago* ebenfalls. Ob das Medikament in diesem Falle eingesetzt und wie es im konkreten Falle dosiert werden soll, muß aber dem geschulten Homöopathen überlassen werden. Denn bei chronischen Nierenentzündungen droht durch Eigenmächtigkeit immer Nierenversagen. Solche Verläufe können an der Dialyse (Blutreinigung an der Blutpumpe) oder auch tödlich enden.

Thuja occidentalis

Abendländischer (amerikanischer) Lebensbaum, vor der Baumblüte gesammelte Zweige mit Blättern. Erhältlich als Tropfen. Gebräuchlichste Verdünnung D 6. Einnahme: zweimal täglich, morgens nach dem Aufstehen und abends vor dem Schlafengehen, jeweils 15 Tropfen, mindestens 3 Monate lang. Nach infektiösen Blasen- und Nierenerkrankungen, wenn der Arzt stärkere Medikamente abgesetzt hat. Das Mittel wird vor allem eingesetzt, wenn die Erholung nach der Krankheit nur sehr zögerlich erfolgt, insbesondere Mattigkeit, Müdigkeit, Konzentrationsschwäche anhalten und/oder morgens leichte Schwellungen an Lidern, Fingern oder Füßen erkennbar sind. Zusätzlich sollten dann aber heutzutage Multivitamintabletten genommen werden.

Bei Rheuma

Rheumatische Beschwerden sind ein Erbübel der Menschheit. Rheuma als Krankheitsbild war schon im Altertum bekannt und wurde zu allen Zeiten mit Bädern, Einreibungen, Teezubereitungen und Kräutern bekämpft. Erst in den letzten fünfzig Jahren wurden Rheumamittel erforscht, die verläßlich Entzündungen hemmen und Schmerzen unterdrücken können. Bei deren Anwendung können unerwünschte, teils erhebliche Nebenwirkungen eintreten. Insbesondere werden Blut, Leber und Nieren geschädigt, es kommt zu Knochenerweichungen, die Infektionsabwehr wird geschwächt. Eine wirkliche Heilung rheumatischer Leiden, die grundsätzlich chronisch verlaufen, ist bis heute nicht möglich.

Zählt man alle Beschwerden zusammen, die unter dem Sammelbegriff „rheumatischer Formenkreis“ laufen, dann darf angenommen werden, daß in unseren Breiten jeder dritte Mensch irgendwann in seinem Leben an irgendeinem Rheuma mehr oder weniger stark erkrankt und bis ans Ende seiner Tage unter entsprechenden Beschwerden und Bewegungseinschränkungen leidet. Allein in der Bundesrepublik kommt es jährlich zu rund 28 Millionen Krankheitstagen, an denen berufstätige Rheumatiker arbeitsunfähig sind. Die Hälfte der Rheumatiker wird vor Erreichen der normalen Altersgrenze „invalide“. 15 % aller Frühinvaliden sind Menschen mit Gelenks- und Knochenerkrankungen.

Die Königlich-Bayerischen Leib- und Hofapotheker hatten vor der Jahrhundertwende kein Mittel zur Hand, das

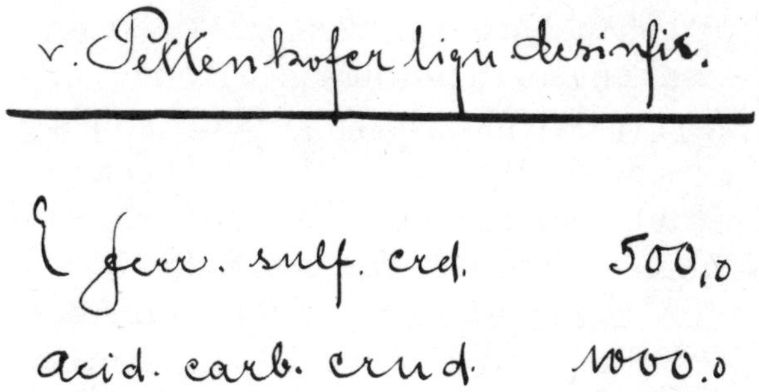
v. Pettenkofer liqu. desinfic.

℞ ferr. sulf. crd. 500,0
acid. carb. crud. 1000,0
Aqu. dest. 1500,0
mf solut.

Desinfektionslösung nach einem Pettenkofer-Originalrezept. Der Hofapotheker Max von Pettenkofer gilt als Begründer der modernen Hygienelehre.

in schweren Fällen dem Patienten Schmerzfreiheit schaffen konnte – und sei es nur für Stunden. In katastrophalen Krankheitslagen mußten Ärzte Opiate verordnen. Allerdings standen in der zweiten Hälfte des vorigen Jahrhunderts homöopathische Medikamente zur Verfügung, die in zahlreichen, wenn auch überwiegend undramatischen Krankheitsverläufen zu länger anhaltendem Stillstand, zum Ausbleiben akuter entzündlicher Schübe und gelegentlich zu deutlichen Besserungen geführt haben.

Die medizinische Wissenschaft glaubte lange Zeit, daß Erkrankungen aus dem rheumatischen Formenkreis überwiegend mit feuchten, schlecht beheizten Wohnungen und schwerer körperlicher Arbeit in Nässe und Kälte zu tun haben. Auch an den Höfen der Könige und Fürsten, in Burgen und Schlössern war es ja feucht und kalt, und der Adel fror in Sälen oft erbärmlicher als der Bauer auf der Ofenbank in seiner winzigen Kate gleich neben dem „bio-erwärmten" Viehstall.

Die Hoffnung, mit Zentralheizung in Wohnungen, Autos und Betrieben und mit körperlich leichterer Arbeit könnte das Rheuma eines Tages aussterben, hat sich zerschlagen. Die Rheumaforschung weiß heute, daß erbliche Faktoren, Stoffwechselstörungen, Übergewicht, Mangel an klimatischen Reizen und körperlichen Anstrengungen, infektiöse Erkrankungen, altersabhängige Abnutzungen der Gelenke, einseitige berufsabhängige Belastungen und Fehlhaltungen zu rheumatischen Beschwerden ebenso führen wie einst Nässe und Kälte.

In Ermangelung wirklicher Rheumaheilmittel setzte sich die Erkenntnis durch, daß beginnende rheumatische Beschwerden mindestens so lange mit sanften, aus der Natur gewonnenen, nebenwirkungsfreien Wirkstoffen bekämpft werden sollten, wie damit befriedigende Lebensbedingungen erreicht werden. Bei fortgeschrittenen Erkrankungen sollte versucht werden, wenigstens in beschwerdearmen Perioden zwischen akut-entzündlichen Schüben mit eben diesen Mitteln auszukommen. Selbst in schweren Fällen ist nicht auszuschließen, daß zusätzlich eingesetzte sanfte Drogen die Dosis stark wirkender Medikamente verringern können.

Der Nutzen des Versuchs ist auch dem Laien begreiflich: Wenn mit dem milderen Mittel Wirkung erzielt wird, bleibt stärkere Medizin für spätere, stärkere Leidenszustände vorbehalten. Der Körper erfährt vorerst keine zusätzlichen Organbelastungen. Im Gegenteil wird die körpereigene Abwehr aktiviert. Da Rheuma in den weitaus meisten Fällen in einem relativ erträglichen Zustand verharrt und keineswegs immer zu katastrophalen Lebensumständen führt, bleiben vielen Menschen durch homöopathische Mittel ein für allemal stark wirkende Medikamente mit ihren Nebenwirkungen erspart.

Die Rezepturen der Bayerischen Hofapotheke bei rheumatischen Beschwerden (vgl. auch „Tee", Seite 18, und „Frischpflanzensäfte", Seite 51):

Acidum benzoicum

Aus einem siamesischen Baumharz gewonnene Benzoesäure. Erhältlich als Tabletten. Gebräuchlichste Verreibung D 2. Bei Gelenk- und Muskelrheumatismus außerhalb akut-entzündlicher Schübe, auch bei Morgensteifigkeit und leichten Gelenkschwellungen an Fingern und Füßen am Morgen, bei wandernden Schmerzen in kleineren und/oder größeren Gelenken. Einnahme: mindestens 6 bis 8 Wochen lang täglich dreimal 1 Tablette, in möglichst großem Abstand von den Mahlzeiten. Bei Erfolg im Quartalsabstand wiederholen. Tritt binnen 4 Wochen keine erkennbare Besserung ein, sollte ein anderes Mittel probiert werden. Typisch für Rheumatiker: Sie sprechen nicht auf jedes Mittel an – auch nicht auf die stärksten.

Acidum formicicum

Natürliche Ameisensäure. Gebräuchlich nur als Ampullen, zur Injektion. Homöopathische Ärzte und Heilpraktiker spritzen das Medikament bei Muskelrheumatismus entweder im Beschwerdebereich als „Quaddeln“ dicht unter die Hautoberfläche oder neuraltherapeutisch tief an die zu den betreffenden Segmenten gehörenden Austrittsnerven neben der Wirbelsäule.

Bryonia

Teufelsrübe. Erhältlich als Tabletten. Gebräuchlichste Verreibung D 2. Sehr erfolgreicher Einsatz bei leichtem Muskel- und Gelenkrheumatismus, besonders wenn Magen- oder/und Leberbe-

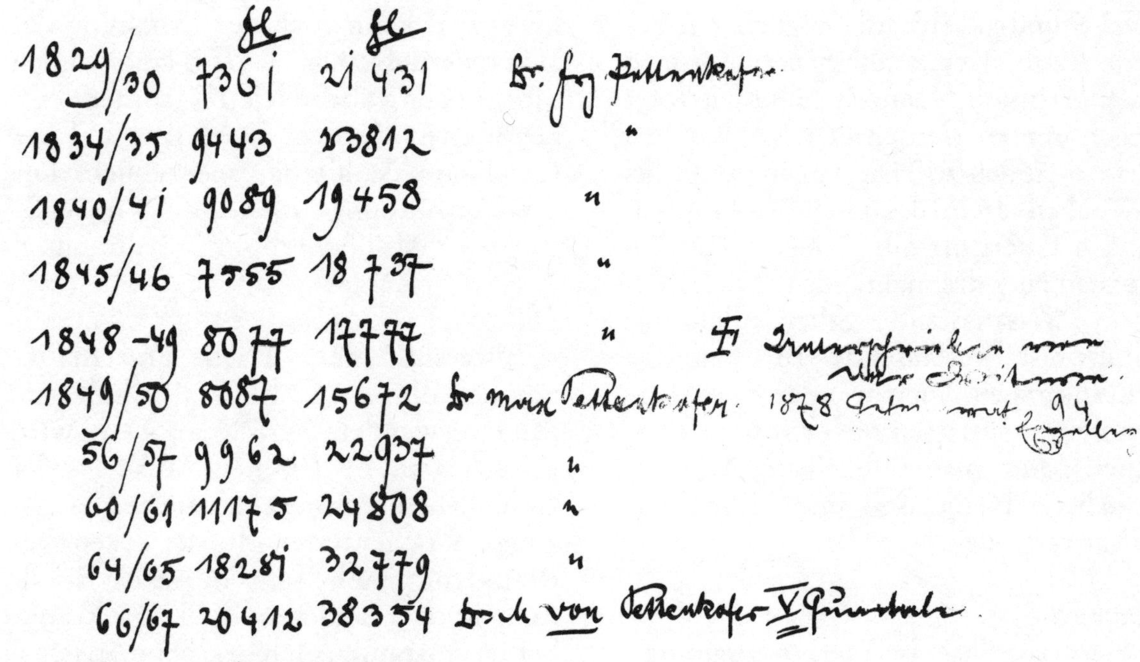

	fl	fl	
1829/30	7361	21431	Dr. [illegible] Pettenkofer
1834/35	9443	23812	"
1840/41	9089	19458	"
1845/46	7555	18737	"
1848–49	8077	17777	" [illegible]
1849/50	8087	15672	Dr Max Pettenkofer 1878 [illegible] 94
56/57	9962	22937	"
60/61	11175	24808	"
64/65	18281	32779	"
66/67	20412	38354	Dr. M. von Pettenkofer [illegible]
1870	21672	33135	"
75	22961 fl.	39347 fl	
76	46516 Mark	73268 Mark	" Markwährung
1880	51289	79770	"
85	53261	81585	"
1886	49903	77284	
1890	47097	74793	"
1895	42154	81765	
1896	44018	65926	K Wagenhäuser [illegible]
1900	49432	76207	" 1905 K. [illegible] 1910 [illegible]
1919			P. Bernhard [illegible]
1921			P. Bernhard [illegible]

Letzte Seite aus der Einnahmen-Ausgaben-Rechnung der Bayerischen Hofapotheke: Immer ein Zuschußgeschäft.

schwerden oder Verstopfung als Begleiterscheinung auftreten. Einnahme: dreimal täglich je 1 Tablette, mindestens 3 Monate lang. Bei Wirkungslosigkeit kann nach 4 Wochen abgesetzt und auf ein anderes Mittel umgestiegen werden. Bei leichten, akuten Schüben, die ohne stärkere Medikamente ertragen werden können, lohnt ein Versuch mit *Bryonia*-Tropfen D 1, wenn man diszipliniert genug ist, das Mittel 4 Wochen lang im Zwei-Stunden-Abstand, täglich mindestens fünfmal einzunehmen (jeweils 20 bis 30 Tropfen). Danach sollte wie folgt eingenommen werden: 1 bis 2 Wochen dreimal täglich 20 Tropfen, weitere 1 bis 2 Wochen dreimal täglich 10 Tropfen, danach Übergang auf Tabletten D 2: 6 Wochen lang dreimal täglich. Nach heutigem Wissensstand sollten allerdings schubweise verlaufende rheumatische Erkrankungen niemals der Selbstbehandlung überlassen bleiben. In solchen Fällen sollte man sich einem Arzt für natürliche Heilweisen und Homöopathie anvertrauen.

Colchicum

Herbstzeitlose, im Herbst gesammelte Wurzelknollen. Erhältlich als Tropfen. Häufigste Verdünnung D 4. Das in der Herbstzeitlose enthaltene Alkaloid Colchicin war schon vor über hundert Jahren das Mittel der Wahl bei der Gicht. Erst in den letzten Jahren sind Medikamente entwickelt worden, die gewisse Vorteile haben, doch wird *Colchicum* bei akuten Gichtanfällen auch noch heute verordnet. Das in homöopathischer Verdünnung (D 4 = 1 Teil Wirkstoff auf 10 000 Teile Verdünnung) verabreichte *Colchicum* ist zur Beseitigung des akuten Gichtanfalles zu schwach. Dafür wird dem Mittel von Homöopathen eine gute Langzeitwirkung nachgesagt. Gicht ist, anders als die meisten anderen rheumatischen Erkrankungen, heilbar. Einnahme: dreimal täglich 15 bis 20 Tropfen in möglichst großem Abstand von den Mahlzeiten, 2 Monate lang. Weitere 4 Wochen zweimal täglich 15 bis 20 Tropfen. Sollten trotz Einhaltung der Eßvorschriften (fleisch- und fettarme Kost, verboten: Kaffee, Tee, Kakao, Bier, Hülsenfrüchte), reichlicher Ausleitung über die Nieren (vgl. Teerezept gegen „Gicht", Seite 27) und reichlicher Bewegung nach einiger Zeit wieder Gichtanfälle auftreten, kann die *Colchicum*-Kur wiederholt werden. *Colchicum* D 6 (Tropfen) kann auch zur Erhaltung der Beschwerdefreiheit 1 Jahr lang täglich morgens und abends (je 15 Tropfen) eingenommen werden. Der Giftanteil des Colchicins ist hierbei unerheblich: Die D 6-Verdünnung enthält auf 1 Wirkstofftropfen 1 Million Tropfen Verdünnung.

Dulcamara

Bittersüß, junge Triebe und Blätter vor der Blüte. Erhältlich als Tabletten. Meistverwendete Verreibung D 2. Wird überwiegend bei frischem Muskel- oder Gelenkrheumatismus eingesetzt, der erst einige Wochen oder Monate erkennbar ist und mutmaßlich als Folge nach Erkältungen oder anderen Infektionskrankheiten entstand. Auch bei rheumatischen Beschwerden durch naßkalte Witterung oder feuchte Wohnräume werden *Dulcamara* D 2 gute Ergebnisse zugeschrieben. Einnahme: 4 Wochen lang fünfmal täglich 1 Tablette, dann je 1 Woche viermal, dreimal, zweimal, einmal täglich. Bei wieder einsetzenden Beschwerden kann die individuelle Erhaltungsdosis gesucht und unbedenklich bis zu 1 Jahr lang genommen werden.

Ichthyolum

Eine Ammonium-Schwefel-Verbindung. Erhältlich als Tabletten. Gebräuchlichste Verreibung D 3, auch D 2. Dieses Medikament setzen Homöopathen vornehmlich bei bereits älteren, chronischen Prozessen ein. Sofortwirkung ist nicht erzielbar, aber es wird von erkennbaren Besserungen durch Langzeit-Therapie berichtet. Mindestens 8 Wochen lang täglich dreimal 1 Tablette, möglichst lange vor den Mahlzeiten. Danach weitere 8 Wochen täglich 2 Tabletten, schließlich 8 Wochen lang täglich 1 Tablette (abends). Führt man die Kur mit der stärkeren D 2 durch, kann man nach einem Quartal eine gleichlange Kur mit der schwächeren D 3 in der gleichen Abfolge durchführen. Da homöopathi-

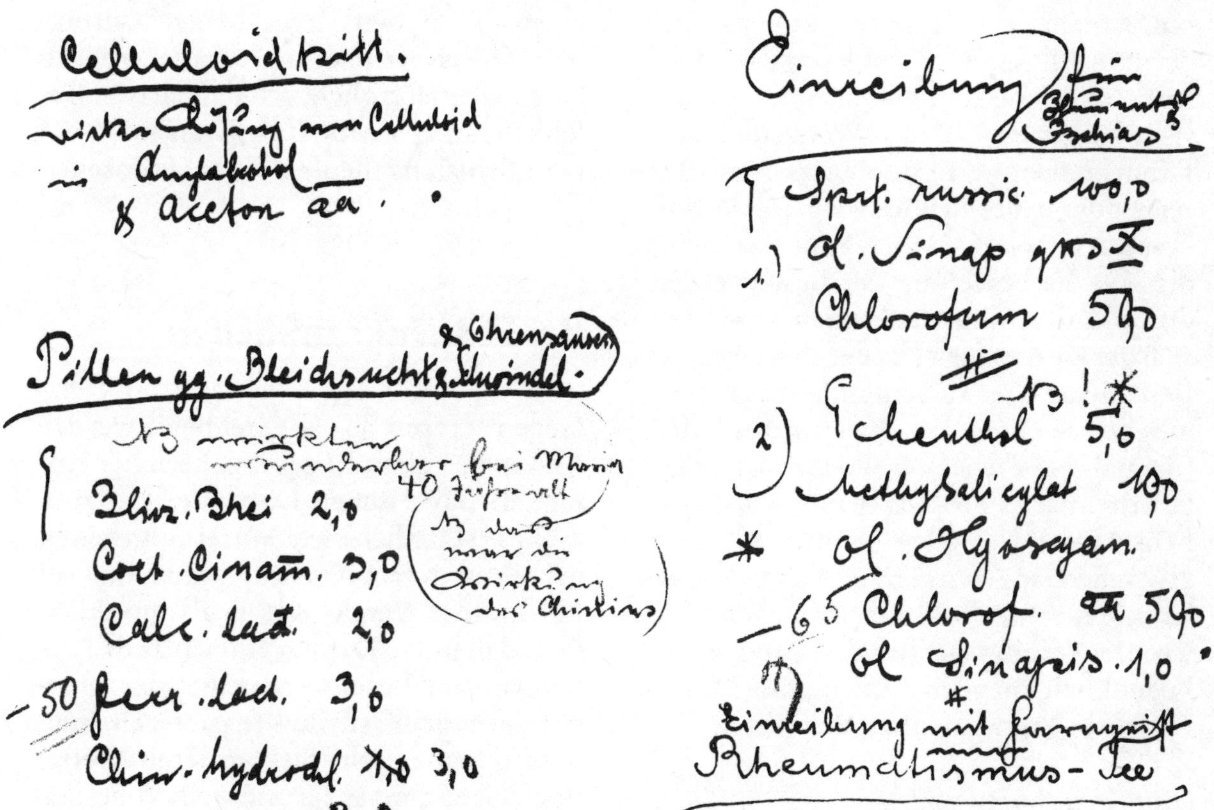
Celluloidkitt.

Pillen gg. Bleichsucht & Schwindel & Ohrensausen

Cort. Cinam. 3,0

Calc. lact. 2,0

Ferr. lact. 3,0

Schwindel bei Kopfkongestionen

Tart. depur. 2,0

Res. Guajaci 1,0

Chloroform 5,0

Methylsalicylat 10,0

Ol. Sinapis 1,0

Rheumatismus-Tee

Holundertee

Herb. Spireae ulmar.

Rad. ononidis

Herb. Galii veri

Fol. Betulae

Tabl. gegen Rheuma

Betaxintabletten

„Pillen gegen Bleichsucht, Schwindel und Ohrensausen", versehen mit einer Anmerkung: „Wirkte wunderbar bei Maria, 40 Jahre alt."

sche Mittel grundsätzlich unter der Zunge zergehen sollen, wird bei *Ichthyolum* ein petroleumartiger Geschmack wahrgenommen.

Ledum

Sumpfporst, getrocknete junge Sprossen. Erhältlich als Tropfen, übliche Verdünnung D 2. Wird eingesetzt bei Gelenk- und Muskelrheumatismus, Gicht, rheumatischen und Verspannungsschmerzen im Hals-Schulter-Arm-Bereich oder in der Lendenwirbelsäule. Soll besonders wirksam bei Patienten sein, die eine Verbesserung der Beschwerden durch kalte Güsse erkennen, während sich der Zustand jeweils durch nächtliche Bettwärme eher verschlimmert. Einnahme bei leichten Beschwerdezuständen (niemals bei Fieber): 8 Wochen lang täglich dreimal 20 Tropfen in möglichst großem Abstand von den Mahlzeiten, dann 4 Wochen lang morgens und abends je 20 Tropfen, schließlich nur noch abends 20 Tropfen, die ggf. als Erhaltungsdosis unbedenklich über lange Zeiträume (Monate, Jahre) genommen werden können.

Rhus toxicodendron

Giftsumach, frische Blätter. Erhältlich als Tropfen. Meistverwendete Verdünnung D 4. Die aus Nordamerika stammende, in Europa zu Heilzwecken angebaute Pflanze ist nicht so giftig, wie der Name vermuten läßt. In der Verdünnung D 4 (1 Wirkstofftropfen auf 10 000 Tropfen Verdünnung) kann von Gift nämlich gar keine Rede mehr sein. Die Anwendung erfolgt nach akuten Schüben in leichten und mittelschweren Fällen von Gelenkrheumatismus sowie bei rheumatischen (oder rheumatisch erscheinenden) Schmerzen im Hals-Nakken-Schulter-Bereich oder der Lendenwirbelsäule. Besondere Erfolge werden *Rhus tox.* D 4 bei Ischiasschmerzen, die vom Gesäß aus über Ober- und Unterschenkel bis zum seitlichen Rand der Achillessehne ausstrahlen können, nachgesagt. Einnahme in allen Fällen: dreimal täglich 15 bis 20 Tropfen, möglichst weit weg von den Mahlzeiten, bei Ischias mindestens 1 Woche über die Schmerzperiode hinaus, bei Hals- oder Lendenwirbelsäulenschmerzen mindestens 4 Wochen lang, bei Gelenkrheuma 8 Wochen. Nach den angegebenen Zeiträumen Dosisverringerung: 2 bis 4 Wochen lang zweimal täglich, schließlich (bei Gelenkrheuma) 1 Monat lang nur noch vor dem Schlafengehen 15 bis 20 Tropfen.

Bei Frauenkrankheiten

Gegen typische Frauenbeschwerden sind in den alten Rezeptbüchern der Königlich-Bayerischen Leib- und Hofapotheke erstaunlich viele Mittel aufgezeichnet. Aus gutem Grund: Noch um die Jahrhundertwende galt es als unschicklich, daß junge Damen einfach zum Arzt gingen, um Beschwerden bei der Menstruation oder Ausfluß anzuzeigen. Statt dessen kamen sehr diskret deren Mütter oder Großmütter (je älter, desto besser) zum Apotheker und holten in aller Vertraulichkeit ein nützliches Kraut, einen Extrakt oder ein Tütchen mit Pulver oder Tabletten.

Dazu muß man sich die Wohnverhältnisse im vorigen Jahrhundert vorstellen. Die hygienischen Zustände waren – nicht nur bei den Armen – einfach katastrophal. Noch vor 150 Jahren gab es in München keine Kanalisation. Die Abfälle und Abwässer wurden auf die Straße gegossen. Erst der Hofapotheker Max Pettenkofer setzte den Bau einer Schwemmkanalisation für München durch. Mangelnde Hygiene und naßkalte Wohnungen waren schuld an zahlreichen Infektionen. Frauen aller Stände beklagten, viel häufiger als heute, Unterleibsbeschwerden.

Obwohl moderne Frauen heutzutage

ganz selbstverständlich zum Frauenarzt gehen, sich vorsorglich untersuchen lassen, obwohl sie heute in zentralgeheizten Räumen wohnen und arbeiten, obwohl der bundesdeutsche Verbrauch an Waschmitteln, pflegender Kosmetik, Deodorantien und Intimpflegemitteln in astronomische Höhen geklettert ist, sind Infektionen der fraulichen Organe nicht ausgestorben. Wir wissen heute, daß fehlende Wetterreize (kalt-warm, naß-trokken) frauliche Organe empfindlicher gemacht haben, daß dic natürliche Infektionsabwehr durch teils übertriebene Anwendung von Pflegemitteln, vor allem im Intimbereich, geschwächt wird. Zusätzlich haben Medikamente (z. B. Antibiotika) und die Antibabypille neue Infektionsanfälligkeiten für einige Erkrankungen geschaffen. Allerdings muß gesagt werden, daß Zahl, Häufigkeit und Dramatik fraulicher Beschwerden weit geringer geworden sind als früher.

Grund genug, die entsprechenden Rezepturen der alten Hofapotheke zu betrachten (vgl. auch Teezubereitungen gegen Frauenbeschwerden, Seite 40). Die folgenden homöopathischen Mittel standen in der zweiten Hälfte des vergangenen Jahrhunderts zur Verfügung:

Apis

Der zerriebene Körper der ganzen Honigbiene mit ihrem winzigen Giftan-

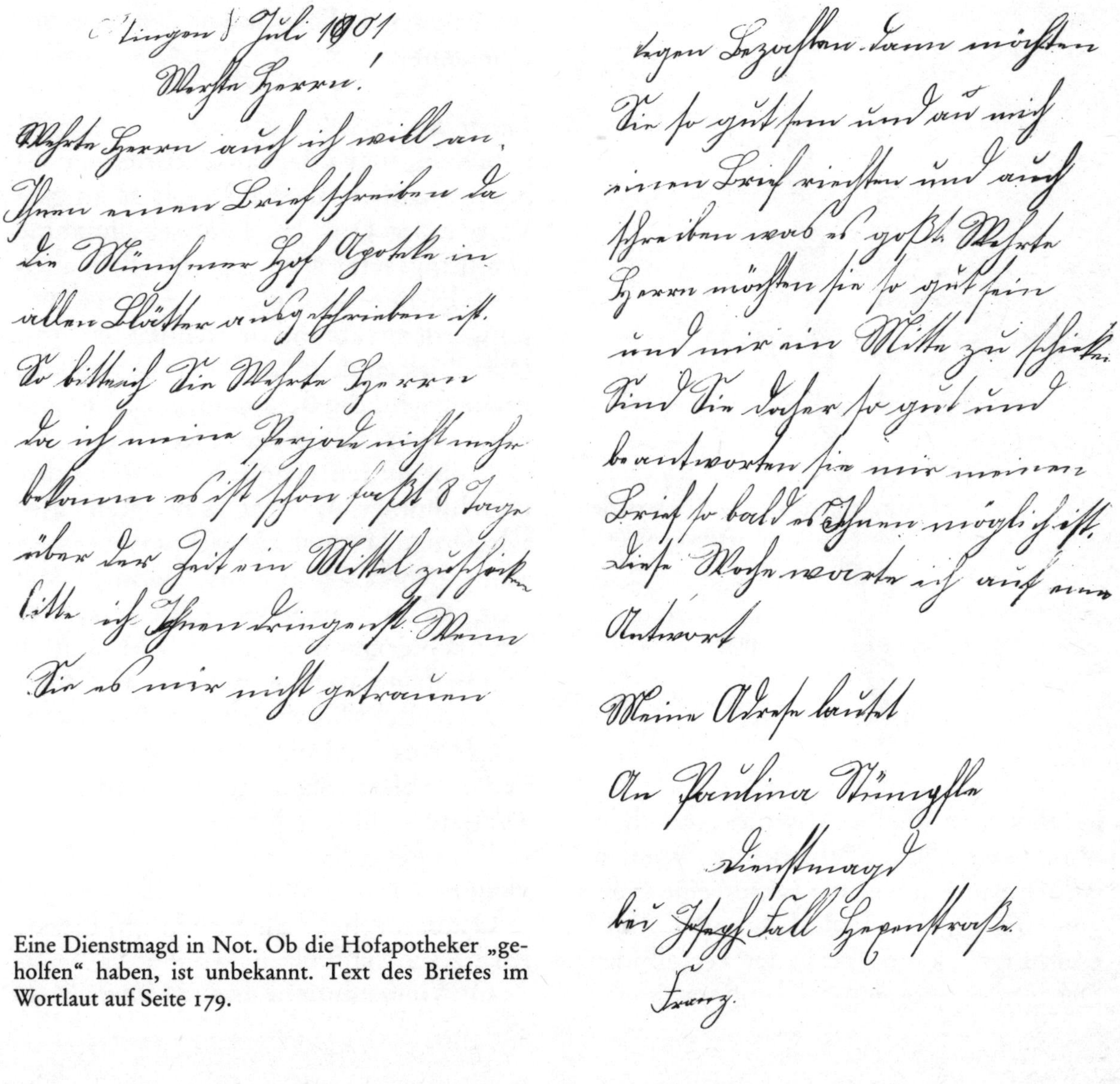

Eine Dienstmagd in Not. Ob die Hofapotheker „geholfen“ haben, ist unbekannt. Text des Briefes im Wortlaut auf Seite 179.

teil. Erhältlich als Tabletten. Gebräuchlichste Verreibung D 3. In der Frauenheilkunde findet *Apis* Anwendung bei leichteren, aber langwierigen Entzündungen der Schleimhäute im Genitalbereich. Einnahme: dreimal täglich, in

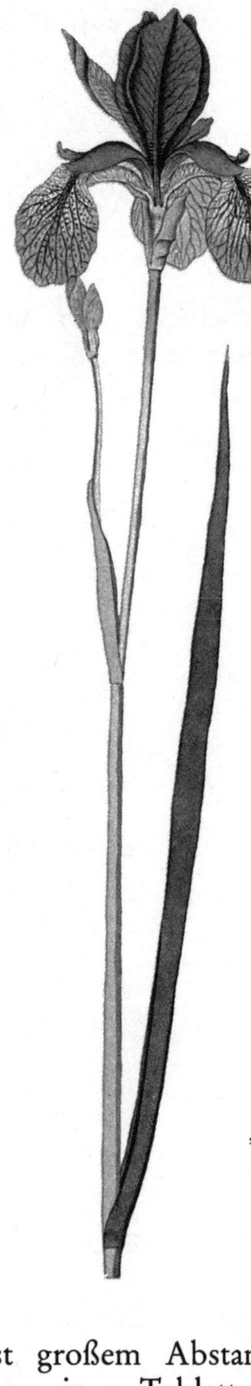

Schwertlilie *(Iris versicolor)*. Aus der Wurzel wird das „Veilchenwurzelpulver" gemacht.

möglichst großem Abstand von den Mahlzeiten, je 1 Tablette, 4 Wochen lang. Besteht schon seit Jahren eine Neigung zu immer wiederkehrenden Entzündungen, kann *Apis* in der Verreibung D 6 drei Monate lang (bei langsam einsetzender Wirkung auch länger) unbedenklich genommen werden: zweimal täglich 1 Tablette.

Kreosotum

Aus Buchenholz gewonnene teerhaltige Substanz. Erhältlich als Tropfen. Gebräuchlichste Verdünnung D 4. Homöopathen setzen das Mittel in der Frauenheilkunde bei Ausfluß, bei zu früher, zu langer und zu starker Periode ein. Auch bei Schwangerschaftserbrechen wird *Kreosotum* D 4 verordnet. Gute Wirksamkeit wird v. a. erzielt, wenn die Patientinnen zusätzlich über Hautjukken und andere Hautempfindlichkeiten klagen. Einnahme: 3 bis 4 Monate lang täglich zwei- bis dreimal 15 bis 20 Tropfen, in möglichst weitem Abstand von den Mahlzeiten. Bei Schwangerschaftserbrechen lediglich für den Zeitraum der Übelkeiten.

Lachesis

Schlangengift der lanzenförmigen Viper. Erhältlich als Tabletten. Häufigste Verreibung D 6, bei Langzeiteinnahme D 8. Eingesetzt wird das Mittel bei allen periodischen Störungen und bei Beschwerden während des Klimakteriums. Die Wirksamkeit soll am besten bei Frauen sein, die dem empfindsamen, zu Depression neigenden „Konstitutionstyp" angehören. Typisch ist die Nachtverschlimmerung der beklagten Beschwerden. Einnahme: bei periodischen Störungen D 6 etwa 3 bis 4 Monate lang morgens und abends je 1 Tablette, immer auf nüchternen Magen. Bei Wirkungslosigkeit kann nach 6 Wochen abgesetzt werden. Bei klimakterischen Beschwerden D 8 ca. 3 Monate lang täglich zweimal 1 Tablette, dann nur noch abends 1 Tablette – bis zu 1 Jahr.

Lilium

Ostasiatische Tigerlilie, blühende Pflanze. Erhältlich als Tabletten. Häufigste Anwendung in der Verreibung

D 2. Ungiftiges, ausgesprochenes Frauenmittel. Die Anwendung erfolgt bei leichten Senkungsbeschwerden (Uterus wiegt schwer im Leib), bei periodischen Unregelmäßigkeiten aller Art, wenn sie von leichten Herzbeschwerden (Herzklopfen, Herzbeschleunigung, Stolpertöne) begleitet sind. Ferner bei allen leichten, unbestimmten Unterleibsschmerzen, wenn der Frauenarzt keine organische Erkrankung feststellen kann. Versuchsweise auch bei Ausfluß. Ein-

Wassertreib. Thee / Dr Abele wassertreib. Tee

Sem. Cynosbat. 80,0
Fruct. Junip. 80,0
— Petrosel 80,0
Bulb. Scillae 38,0
Rhiz. Gramin. 50,0
Rad. Ononid. 50,0
— Levistic. 50,0.

Bulb. Scillae, Fruct. Junip. 5,0
Fruct. Foeniculi
Flores Sambuci aa 10,0

Waschpulver für die Wäsche (mir analysirt)

Curlein Soda (mineral)
Salmiak
Seifenpulver
Pottasche (wenig)

II) billig u. gut
Curl. Soda (mineral)
Borsil Chlorure (pulverisirt)
Salmiak
Seifenpulver
Pottasche (wenig).

Seife 20,8
Soda 36,2
[Kaspar?] 30,0
Natrium perborat 10,0 (krystallwasserhaltig)

Alcoholfreies Getränke

1.) mit Paraguay Thee
Fol. Ilic. Paraguay 2,0
kochen 5 Min. lang infund.
Ol. Citr. spirt. gtts II
Acid. Citr. 1,5
Sirup. spl. 50 ccm
Aqu. Carbon. levi 7. Atm.

2.) mit Herb. Galeopsidis
NB! Geschmack ungenügend

31. VIII 05
Sicherheits Ovarien

Chinin. hydrochl. 0,05 (~~0,04~~)
Alumin 0,03
Acid. boric 0,04
Acid. tartaric. 0,04
Ol. Cacao. 2,5

Probieren mit Acid. tartar.
2. Glyceringelatinmasse.

Über die Zubereitung des wassertreibenden Tees lesen Sie auf Seite 25.
Mit heutigen Waschmitteln konnte die Hofapotheke allerdings nicht konkurrieren.

nahme: bis zu fünfmal täglich vor jeder Mahlzeit 1 Tablette, während der gesamten Zeitdauer der Beschwerden, dann durch Dosisverringerung binnen 4 Wochen absetzen.

Pulsatilla

Wiesenküchenschelle, zur Blütezeit gesammelte ganze Pflanze. Erhältlich als Tropfen. Häufigste Verdünnung D 3. Der Anwendungsbereich in der Frauenheilkunde ist groß. Homöopathen verordnen *Pulsatilla* insbesondere bei zu schwacher Periode und ungenügend ausgebildeten weiblichen Geschlechtsmerkmalen, bei Sterilität und Unterfunktionen der Eierstöcke. Angezeigt ist das Mittel auch gegen alle übrigen periodischen Störungen, gegen Ausfluß und versuchsweise im Klimakterium. Vermutlich setzt sich die Wirkung des Medikaments über das zentrale Nervensystem durch. Besserung wird v. a. bei zur Traurigkeit neigenden, stimmungsabhängigen, schwächlichen Frauen erzielt. Typische Begleitbeschwerden: Neigung zu kalten Füßen, Krampfadern, Völlegefühl nach kleinsten Mahlzeiten, rheumatische (oder pseudo-rheumatische) Beschwerden. Einnahme: 4 Wochen lang täglich dreimal 20 Tropfen, in möglichst großem Abstand von den Mahlzeiten. 4 weitere Wochen morgens und abends 20 Tropfen. Schließlich 4 Wochen (oder länger) nur noch vor dem Schlafengehen 20 Tropfen. Bleibt *Pulsatilla* wirkungslos, sollte es nach 6 Wochen abgesetzt werden.

Sepia

Inhalt des Tintensackes der Tintenfische. Erhältlich als Tabletten. Häufigste Verreibung D 3. Gilt in der Homöopathie als Hauptmittel gegen alle klimakterischen Beschwerden. Interessanterweise wird in der gesamten Mittelmeerregion und an vielen atlantischen Küsten die „Tinte“ der Tintenfische von Frauen als Heilmittel, oft auch als Liebesmittel (Volksmedizin) eingesetzt. Hahnemann verordnete *Sepia* v. a. gegen klimakterische Erschöpfungen und Depressionen, mit der hormonellen Umstellung verbundene Migräne und andere Nervenschmerzen, gegen Entzündungen der Eileiter und Senkungsbeschwerden (Uterus wiegt schwer im Leib). Die folgenden Konstitutionsmerkmale sollen Voraussetzung für den Erfolg sein: gute Hautfarbe und kräftige Haarfarben („pigmentreicher Typ“). Neigung zu kalten Füßen, warmen Händen, heißem Kopf. Morgens nur zögerlich munter werdend – abends lebhaft. Klimakterisch bedingte Reizbarkeit. Neigung zu Schweiß und Hautausschlägen. Einnahme: die ungiftige „Tinte“ muß in der homöopathischen Verdünnung D 3 (1 Wirkstoffanteil auf 1000 Verdünnungsanteile) über lange Zeit regelmäßig genommen werden. Wirkungseintritt kann nicht vor Ablauf von 6 bis 8 Wochen erkannt werden. Darum mindestens 4 Monate bis zu 1 Jahr täglich fünfmal 1 Tablette auf immer möglichst nüchternen Magen, dann durch Dosisverringerung allmählich absetzen.

Thuja occidentalis

Abendländischer Lebensbaum. Zweige mit Blättern vor der Blüte. Erhältlich als Tropfen. Häufigste Verdünnung D 6. Ein Konstitutionsmittel, das vermutlich über das Nervensystem Einfluß nimmt. In der Frauenheilkunde sprechen Frauen am besten darauf an, die sensibel, empfindlich, ästhetisch, übertrieben reinlich und ängstlich sind. Sie neigen zu Hautausschlägen und Warzen, weil sie sich leicht ekeln. Im fortgeschrittenen Lebensalter sind rheumatische Beschwerden häufig. Verspannungen (Hals–Nakken–Schultern) und Verstopfung kommen schon in relativ jungen Jahren vor. Indikation: Ausfluß, Scheidenkrämpfe. Einnahme: bis zu 6 Monate lang täglich morgens und abends je 15 Tropfen auf immer möglichst nüchternen Magen.

Bei Hauterkrankungen

Hauterkrankungen, Ausschläge, Hautentzündungen aller Art waren noch um die Jahrhundertwende eine Volksseuche. Man glaubte lange Zeit, daß sie durch die erst nach dem Zweiten Weltkrieg durchgesetzten hygienischen Maßnahmen – tägliches Bad, täglicher Wäschewechsel, Deodorantien, wissenschaftlich ausgereifte Pflegemittel – großenteils allmählich aussterben würden. Überlastete Hautärzte stellen jedoch folgendes fest: Die Sensibilität der Haut, unseres größten Organs, hat durch mangelnde Klimareize, neue Formen der Fehlernährung (Überflußernährung statt Mangelnahrung), Medikamente (z. B. Antibiotika, Corticosteroide, Antibabypille) zugenommen. Es muß hinzugefügt werden: Schwere Hauterkrankungen werden heute durch moderne Medikamente fast immer sicher beherrscht, oft allerdings unter Hinnahme unerwünschter Nebenwirkungen.

Die Königlich-Bayerischen Leib- und Hofapotheker standen vor dem umgekehrten Dilemma. Sie hatten für leichte Hauterkrankungen treffliche Salben, Säfte, Teemischungen und homöopathische Mittel, überwiegend aus Naturstoffen, zur Hand. Aber Ärzte wie Apotheker mußten in vielen dramatischen Fällen die Grenzen ihrer Medikamente erkennen. Die Behandlung von Hauterkrankungen erfolgt seit eh und je von außen und von innen: äußerlich durch Einreibungen, Auflagen, Bäder – innerlich durch hautwirksame „perorale" (durch den Mund einzunehmende) Mittel. Der Wirkungsvorgang leuchtet jedermann

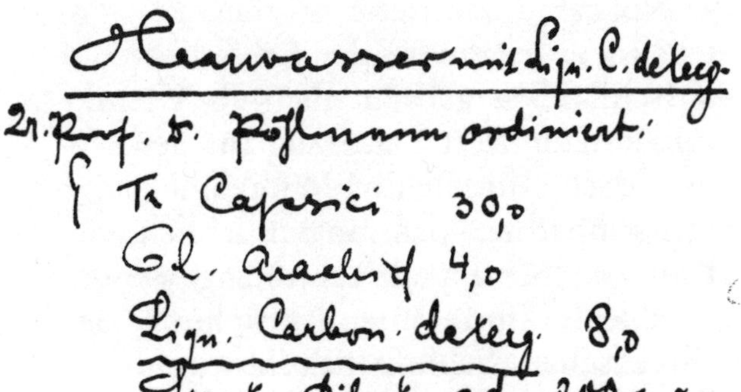

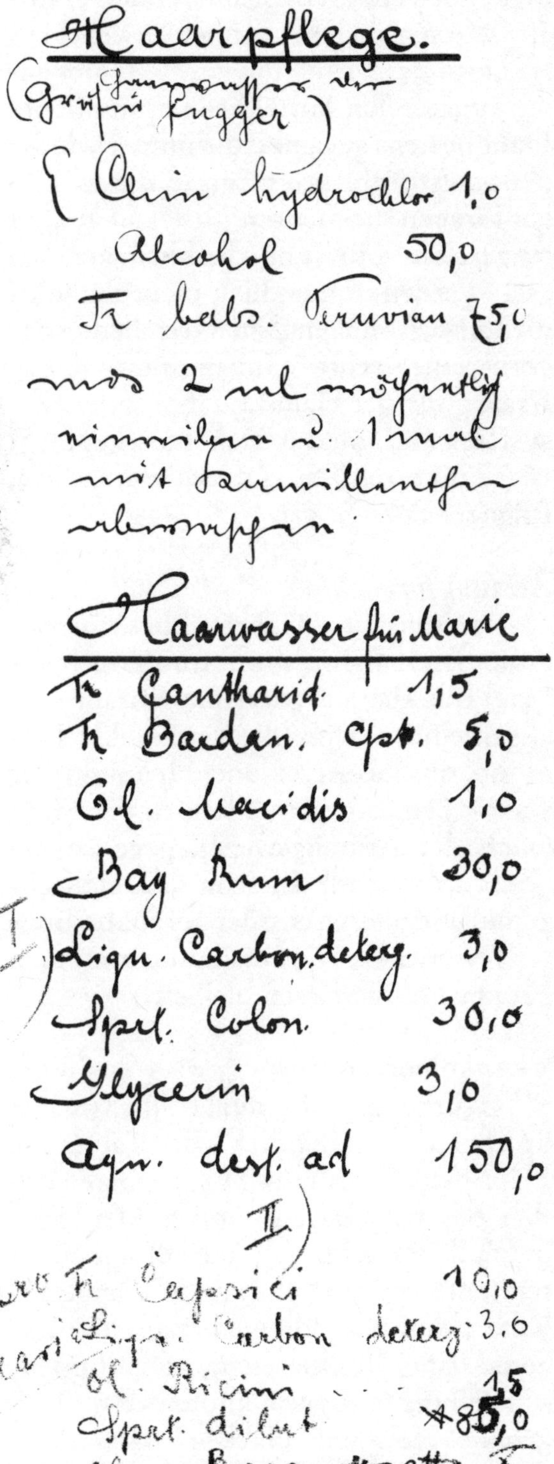

Haarwasser-Rezepte der alten Hofapotheker: Die Gräfin Fugger bekam eine Mischung von Alkohol, Chinarindentinktur und Chininhydrochlorit.

ein: Da die Haut von innen mit Nährstoffen versorgt wird, können ihr auf demselben Weg auch heilende Substanzen zugeführt werden.

Die Rezepturen der alten Hofapotheke sind für alle leichten, nichtsdestoweniger lästigen, oft deprimierenden Hautaffektionen auch heute noch anwendbar. Insbesondere sind die sanften, nebenwirkungsfreien Mittel bei empfindlicher Haut bestens geeignet, die immer wieder neu zu Ausschlägen neigt. In diesen Fällen können die meisten Mittel auch über lange Zeiträume unbedenklich genommen werden, um endlich nicht nur momentane Abheilung zu erreichen, sondern eine echte Umstimmung bzw. Kräftigung der Haut und ihrer Abwehrsysteme (vgl. hierzu auch Teerezepte, S. 18, Tinkturen, S. 44, Salben, S. 55, Pflanzensäfte, S. 51).

Acidum formicum

Ameisensäure. Gebräuchlich nur als Ampullen zur Injektion. Im Bereich der Hautkrankheiten gilt Ameisensäure als allgemeines Umstellungsmittel. Homöopathische Ärzte und Heilpraktiker verwenden es gegen Allergien der Haut (auch der Atmungswege), gegen allergisch auftretende Ekzeme (Kontaktekzeme) und allergisch oder nervös bedingte Nesselsucht. Die Dosierung muß dem Fachmann überlassen bleiben.

Antimonium crudum

Natürliches Mineral (Schwarzer Spießglanz). Erhältlich als Tabletten. Häufigste Verreibung D 4. Erfolge werden bei vorwiegend jungen Menschen (auch Kindern) erzielt, die auf unbedeutende Reizungen der Haut mit lange anhaltenden Entzündungen reagieren: Ekzeme (im Kopfbereich), Oberlippenschwellung, Lymphknotenschwellungen an Hals und Nacken. Alter Ausdruck für das Krankheitsbild: Skrofulose. Anwendung außerdem bei allen chronischen Ekzemen, bei rissiger, entzündlicher Haut, verhornender und schuppender Haut und bei Warzenbildung. Häufig werden gleichzeitig Magen- und/oder Darmstörungen beklagt. Einnahme: 8 bis 12 Wochen lang täglich dreimal 1 Tablette, in möglichst weitem Abstand von den Mahlzeiten. Bei langjährigen chronischen Beschwerden wird vielfach die Verreibung D 6 zweimal täglich als Langzeit-Therapie (über mindestens 1 Jahr) angewendet.

Apisinum

Gift der Honigbiene. Erhältlich als Tabletten. Gebräuchlichste Verreibungen D 4 oder D 6. Gilt als wichtiges Hautmittel der Homöopathie und wird bei allen entzündlichen Ausschlägen der Haut und der Schleimhäute angewendet, die mit pickelartigen (wie Stiche aussehenden) Erscheinungen verbunden sind. Gute Erfolge werden bei der Akne erwachsener Frauen erzielt. Die Wirkung scheint am besten zu sein, wenn die Erkrankung auch eine allergische Komponente hat. Beispiel: Ausbruch oder Verschlimmerung durch Nahrungsmittel, chemische Dämpfe, Tierhaare, Pollen usw. Einnahme: D 4 zweimal täglich 1 Tablette, immer auf nüchternen Magen, 2 bis 3 Monate lang. D 6 in gleicher Dosierung, aber bis zu 1 Jahr lang als Umstimmungstherapie. Erkennbare Wirkungen können frühestens nach 6 bis 8 Wochen erwartet werden.

Berberis aquifolium

Nordamerikanische Berberitze, getrocknete Strauchrinde. Erhältlich und ausschließlich gebräuchlich als Urtinktur (konzentrierter Auszug aus der zermahlenen Rinde). Ein Medikament der Homöopathie, das ausschließlich bei Psoriasis (Schuppenflechte) angewendet wird. Herkunft und Entstehung der chronischen Schuppenflechte sind bis heute unbekannt, ein sicher wirkendes Heilmittel ist bis heute nicht entdeckt. Deshalb lohnt sich immer dann ein

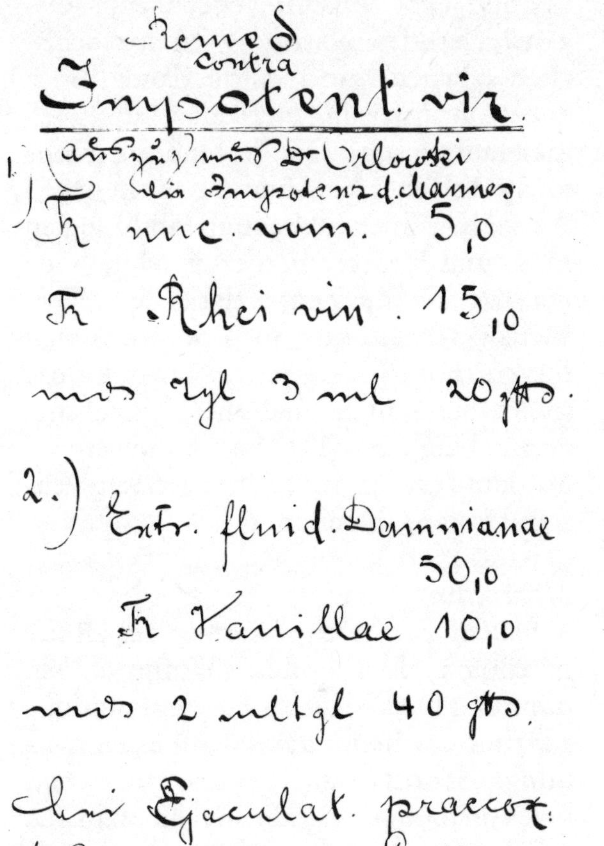
Remed
contra
Impotent. vir.
1.) Auszug aus Dr Orlowski
bei Impotenz d. Mannes
℞ nuc. vom. 5,0
℞ Rhei vin. 15,0
mds tgl 3 mal 20 gtts.
2.) Extr. fluid. Damianae
50,0
℞ Vanillae 10,0
mds 2 mltgl 40 gtts.
bei Ejaculat. praecox.
kurz vor dem Coitus
der Genuss einiger
Glas Bier.
bei mangelhaft. Erection.
1 Glas Sekt.
Sekt ist das beste Aphrodis.
für Frauen,
bei Männern ist manchmal
der Genuss einig Gläs Wisky
mit Sodawass. vorzuziehen.
NB! für Mann & Weib vegetar. Kost!

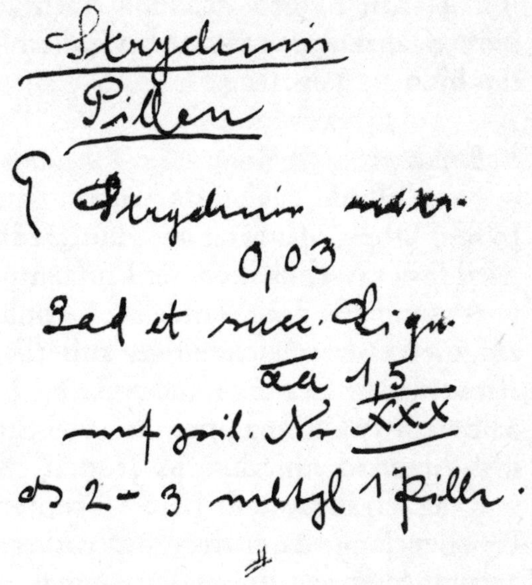
Strychnin
Pillen
℞ Strychnin nitr.
0,03
Sacch. et succ. Liqu.
āā 1,5
mf pil. Nr XXX
ds 2 – 3 mltgl 1 Pille.

Kostenlose Tips der alten Hofapotheker: „Bei Ejaculatio praecox (vorzeitiger Samenerguß) kurz vor dem Coitus der Genuß einiger Glas Bier. Bei mangelhafter Erection: 1 Glas Sekt. Sekt ist das beste Aphrodisiacum für Frauen, bei Männern ist manchmal der Genuß einiger Gläser Whisky mit Sodawasser vorzuziehen. Wichtig: Für Mann und Weib vegetarische Kost!

Langzeitversuch, wenn der Zustand den Einsatz stark wirkender Mittel nicht zwingend erfordert, die Schuppenflechte sich jedoch hartnäckig hält. Empfohlen werden dreimal täglich 10 – 20 Tropfen für längere Zeit, bis zu 1 Jahr. Gleichzeitig sind Meersalz-Badeanwendungen und Teezubereitungen sinnvoll. Zusätzlich zu stark wirkender Arznei ist *Berberis aquifolium* jedoch (wie die meisten homöopathischen Mittel) wirkungslos.

Calcium sulfuricum

Calciumsulfat. Erhältlich als Tabletten. Häufigste Anwendung in der Verreibung D 4. Die unmittelbare Hautwirksamkeit des *Calciums* ist auch unter Laien bekannt: Nesselfieber verschwindet unter einer Calciumspritze, weiche Nägel werden härter durch Calciumtabletten. *Calcium* plus Schwefelsalz (Sulfat) in homöopathischer Dosierung ergeben ein wirksames Umstimmungsmittel gegen alle eitrigen Prozesse – Abszesse, Furunkel, Karbunkel, eitrige Akne und andere eitrige Hauterscheinungen. Es ist keine Sofortwirkung zu erwarten. Die Beschwerden klingen allmählich ab, die Haut wird widerstandsfähiger gegen Wiederholungserkrankungen. Einnahme: dreimal täglich 1 Tablette, immer auf nüchternen Magen, 3 Monate lang, bei bereits jahrelangen Hautempfindlichkeiten bis zu 1 Jahr lang.

Echinacea

Kegelblume, blühende ganze Pflanze. In der homöopathischen Hautmedizin wird fast ausschließlich der konzentrierte Auszug aus der Pflanze als Urtinktur eingesetzt – bei gleichzeitiger äußerlicher Anwendung der *Echinacea-Salbe* (vgl. Salben S. 57). Einnahme: im Zwei-Stunden-Abstand, mindestens jedoch fünfmal täglich etwa je 15 bis 20 Tropfen, 4 Wochen lang, dann durch Dosisverringerung (viermal, dreimal, zweimal, einmal) allmählich absetzen. Erfolgversprechend bei Lymphknotenschwellungen, Furunkel, Karbunkel, Gesichtsrose (Erysipel), Neigung zu Wundeiterungen.

Graphites

Natürlich vorkommendes Graphit, das ist Kohlenstoff mit Kieselsäure, Eisen, Mangan und div. Spurenelementen. Erhältlich als Tabletten, häufigste Verreibung D 4. Dem Konstitutionsmittel werden in der Homöopathie Wirkungen zugeschrieben, die von der Schulmedizin streitig gemacht werden: *Graphites* D 4 soll in der Lage sein, verhärtetes Narbengewebe weicher zu machen, beginnenden Haarausfall zu stoppen und Schuppenbildung in den Haaren zu unterbinden. Der Versuch kann nicht schaden – dreimal täglich 1 Tablette nüchtern, aber ein halbes Jahr lang muß man schon durchhalten, bei erkennbarem Anfangserfolg auch 1 Jahr. Auch bei Psoriasis, trockenen und schuppenden Ekzemen, bei Lidrandentzündungen und Gerstenkörnern wird *Graphites* verordnet. Anwendung immer langfristig.

Kalium bromatum

Kalium-Brom-Verbindung. Erhältlich als Tabletten. In der homöopathischen Hautmedizin gebräuchlichste Verreibung D 4. Kalium, chemischer Gegenspieler des Natriums im menschlichen Körper, wirkt entquellend. Brom entspannt über das Nervensystem (auch die Hautnerven). Die Verbindung in homöopathischer Verdünnung wirkt gegen Akne, Kopfjucken, Schuppenbildung an Haut und Haaren, besonders wenn eine nervöse Komponente dabei ist. Versuchsweiser Einsatz auch bei trockenen Ekzemen und Neigung zu Furunkulose (nicht im akuten Stadium). Einnahme: dreimal täglich 1 Tablette, mindestens 3 Monate lang, in möglichst großem Abstand von Mahlzeiten.

Mezereum

Seidelbast, Zweigrinde vor der Blüte. Erhältlich als Tropfen. Häufigste Verdünnung D 4. Bei allen Hautentzündungen mit starkem Juckreiz, Bläschenbildung, Schorf und Eiterneigung und bei Gürtelrose. Erfahrungsmedizinisch werden gute Erfolge bei Hautkrankheiten berichtet, die mit Nervenschmerzen (Neuralgien) verbunden sind. Das ungiftige Mittel kann über lange Zeiträume unbedenklich eingenommen werden: dreimal täglich 15 Tropfen, immer nüchtern. Erkennbarer Wirkungseintritt nach 4 bis 8 Wochen. Die Therapie muß mindestens 6 Monate lang konsequent durchgeführt werden.

Myristica sebifera

Aus der angeritzten Baumrinde gewonnener Saft des brasilianischen Myristicabaumes. Erhältlich als Tabletten. Gebräuchlichste Verreibung D 2. Wirkt stark entzündungswidrig bei flächenhaften eitrigen Entzündungen, langwierigen Nagelbettentzündungen, Abszessen, Lymphknotenschwellungen. Einnahme: im Zwei-Stunden-Abstand, mindestens fünfmal täglich je 2 Tabletten, 2 Wochen lang, dann langsam absetzen (jeweils einige Tage lang fünfmal 1 Tablette, dann viermal, dreimal, zweimal ... usw.). Da dieses sanfte homöopathische Mittel bei akuten Erkrankungen eingesetzt wird, sollte bei Verschlimmerung immer der Hautarzt aufgesucht werden!

Silicea

Kieselsäure. Erhältlich als Tabletten. Gebräuchlichste Verreibung D 4. Die homöopathisch verdünnte Kieselsäure ist ein typisches Kindermittel. Behandelt werden vornehmlich schwächliche Kinder bei chronischen Eiterungen und Entzündungen aller Art, insbesondere Ohrenentzündungen und Ausschlägen am Ohr, Lidrandentzündungen, Lymphknotenschwellungen, nässenden Ekze-

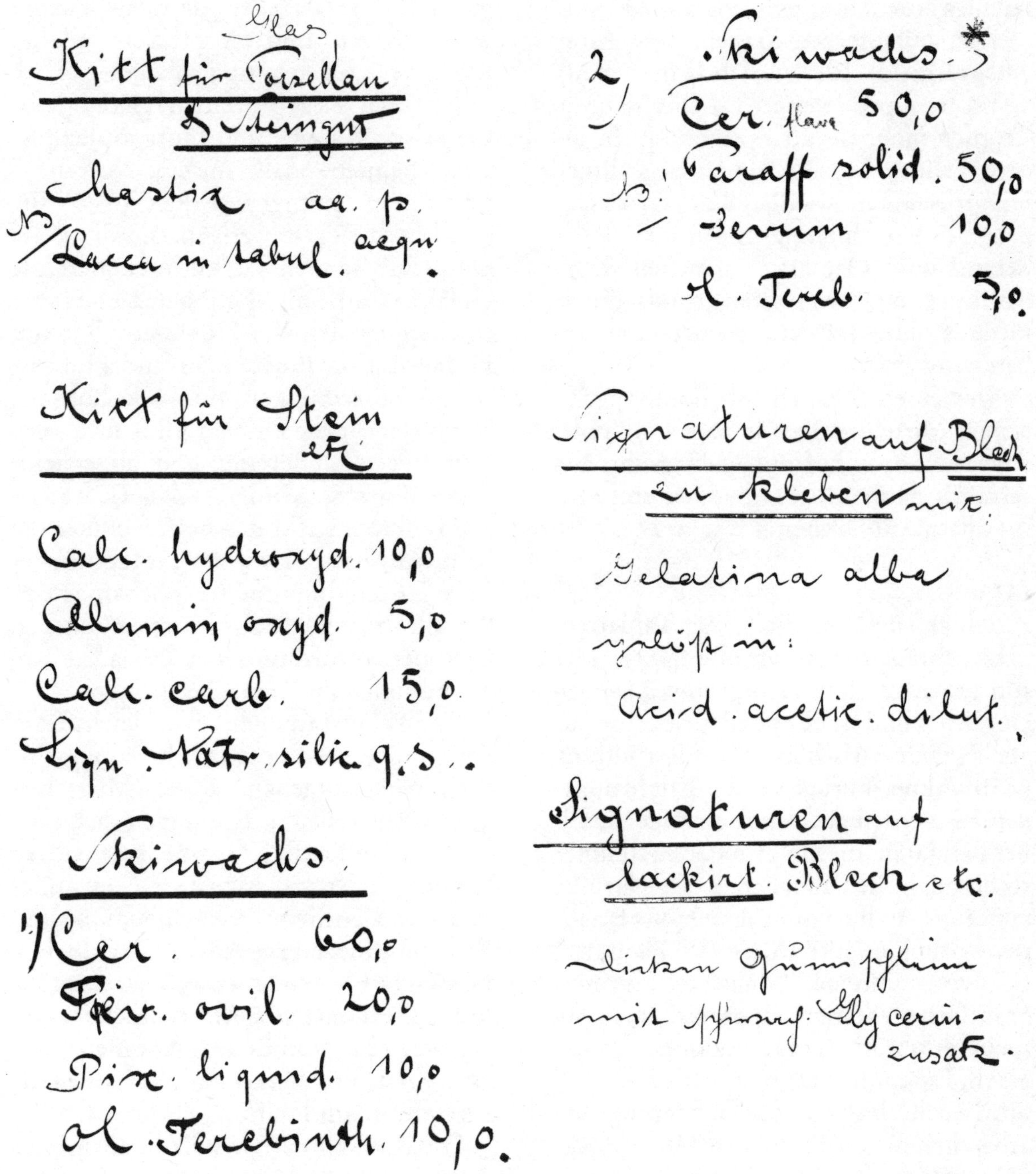

Kitt für Porzellan (Glas) & Steingut

Mastix aa. p.
Lacca in tabul. aequ.

Kitt für Stein etc

Calc. hydroxyd. 10,0
Alumin oxyd. 5,0
Calc. carb. 15,0
Liqu. Natr. silic. q.s.

Skiwachs

Cer. 60,0
Seb. ovil. 20,0
Pix liquid. 10,0
Ol. Terebinth. 10,0

2) Skiwachs *

Cer. flav. 50,0
Paraff solid. 50,0
Sebum 10,0
Ol. Tereb. 5,0

Signaturen auf Blech zu kleben mit:

Gelatina alba
gelöst in:
Acid. acetic. dilut.

Signaturen auf lackirt. Blech etc.

dicken Gummischleim
mit schwach. Glycerinzusatz.

Die Bayerische Hofapotheke als „Mädchen für alles“:
Rezepturen für Skiwachs, Porzellankitt, Signaturenkleber. Heute noch brauchbare Mittel ab Seite 153.

men, allgemein schlechter Heilhaut, dürftigem Haar- und Nagelwachstum. Typisch: die Kinder neigen zu kaltem Schweiß an Kopf und Füßen, die Zehenzwischenräume sind wund. Es besteht starke Erkältungsneigung mit schmierigem Nasenschleim (Rotznase). Einnahme: die in der Verdünnung D 4 bei richtiger Dosierung harmlose Kieselsäure kann unbedenklich längere Zeit verabreicht werden, morgens und abends, immer auf nüchternen Magen, dem Alter entsprechend, bei Vierjährigen jeweils 5 Tropfen, pro weiteres Lebensjahr 1 Tropfen mehr bis zu 15 Tropfen. In jedem Falle 3 Monate lang. Bei völliger Unwirksamkeit nach 4 Wochen absetzen, bei Verschlimmerung immer Kinderarzt oder Hautarzt aufsuchen. Kinder unter 10 Jahren sollten grundsätzlich niemals ohne ärztliche Beurteilung behandelt werden.

Wer einen Versuch mit homöopathischen Mitteln selber machen möchte, sollte vorher unbedingt einen erfahrenen Arzt für natürliche Heilweisen und Homöopathie aufsuchen.

Sulfur

Schwefel. Erhältlich als Tabletten. Sehr gebräuchliche Verreibung D 6. Der Einsatz des Mittels erfolgt sowohl gegen trockene und schuppende Ekzeme als auch gegen Ausschläge mit Eiterbildung (z. B. Akne, Furunkulose). Erfahrungsgemäß werden auch gute Erfolge erzielt bei Patienten, die gleichzeitig noch innere Beschwerden angeben. Beispiele: Ekzem plus Asthma oder Akne plus Periodenstörungen. Der „Schwefel-Hauttyp" hat eine unreine, schlechte, „graue" Hautfarbe. Starker Juckreiz auch in nicht erkrankten Hautregionen ist typisch. Einnahme: als Konstitutions- und Stoffwechselmittel, zur Steigerung der Abwehrkräfte über 3 bis 6 Monate täglich morgens und abends auf nüchternen Magen je 1 Tablette.

Bei Atemwegserkrankungen

Mit Sicherheit hatten unsere Ururgroßeltern um die Gesundheit ihrer Atemwege mehr zu fürchten als wir modernen Leute. Denn seuchenhafte Infektionskrankheiten rafften damals alljährlich Tausende dahin: Tuberkulose und Lungenentzündung. Verläßlich wirksame Heilmittel dagegen gab es nicht, auch wenn Ärzte und Apotheker allerlei Kraut verschrieben und mixten.

Aus den Rezepturen der Königlich-Bayerischen Leib- und Hofapotheke ist zu erkennen, daß unsere Vorfahren schon bei geringen Erkältungen alle möglichen Register zogen, um das Übel möglichst schnell zu kurieren und die Gefahr von Komplikationen zu meiden. In Grippezeiten war Hochbetrieb in der Hofapotheke. Hustentees und Hustensirup, Einreibungen und alkoholische Mixturen wurden gleich kilo- und hektoliterweise zubereitet und abgepackt. Seine Majestät, König Ludwig II. (1864–1886) hütete strikt das Bett, wenn er die Influenza hatte. Und der Hofapotheker Max Pettenkofer mußte höchstpersönlich die verschiedenen Mittel, pünktlich nach der Verordnung des Leibarztes, in die königlichen Gemächer bringen.

Es ist erstaunlich, wie leichtfertig heutzutage die Leute mit Erkältungsinfektionen umgehen. Viele Menschen ignorieren Husten, Bronchitis, Schnupfen und landläufige Grippe, spielen den Helden, gehen zur Arbeit, stecken andere an und riskieren Verschleppung und Verschlimmerung. Andere schlucken massenhaft Medikamente, verwerten ihre Restbestände von Antibiotika aus der eigenen Hausapotheke, ohne den Arzt zu fragen, und setzen die körpereigene Abwehr damit lahm.

Die Infektanfälligkeit ist heute größer denn je – weil klimatische und Witterungsreize fehlen; weil durch stark wirkende Arzneimittel die Immunität herabgesetzt ist; und weil, bedingt durch überwiegend sitzende oder stehende Arbeit ohne körperliche Anstrengungen, die Atmung unzureichend ist: Die meisten von uns atmen zu flach (nur ca. 300 statt 400 – 500 Kubikzentimeter pro Atemzug) und zu langsam (nur 12 bis 14 statt 16 bis 18 Atemzüge pro Minute). Das Sauerstoffdefizit ist ungeheuerlich. Und da man nicht ausatmen kann, was man gar nicht eingeatmet hat, verbleiben Schlacken, Giftstoffe und Erreger im Körper, die dringend an die frische Luft gehörten.

Erst seit kurzem kehren viele zu „grüner Medizin" zurück, nutzen Einreibemittel und Tropfen, Badezusätze, Teezubereitungen und harmlose Lutschbonbons aus der Natur entnommenen Wirkstoffen ohne schädliche Nebenwirkungen. Wohl wissend, daß gewöhnliche Erkältungskrankheiten meist (aber eben nicht immer) bei ansonsten gesunden Menschen (aber jeder ist eben nicht völlig „gesund") auch ganz ohne Medizin binnen 2 Wochen wieder verschwinden, können insbesondere sanfte Naturheilmittel den lästigen Krankheitsverlauf durch Stärkung der Abwehr lindern und verkürzen und vor allem die Immunität gegen die nächste Infektion stärken.

Die Rezepturen der Hofapotheke (vgl. Teezubereitungen S. 22, Tinkturen S. 47, Frischpflanzensäfte S. 53) gegen Erkältungsinfektionen sind immer noch aktuell.

Aconitum

Blauer Eisenhut, ganze knospende Pflanze. Erhältlich als Tabletten. Empfehlenswerte Verreibung D 4. Bei allen grippehaften Erkältungskrankheiten mit Fieber, Husten, Schnupfen, Bronchitis. Reichlich Tee und Mineralwasser trinken. Bei Appetitlosigkeit ist essen nicht so wichtig. Einnahme: 3 bis 4 Tage lang stündlich 1 Tablette, mit Abklingen der Beschwerden von Tag zu Tag Dosisverringerung, aber möglichst noch 1 Woche über die Erkältung hinaus dreimal täglich 1 Tablette.

Antimonium sulfuratum aurantiacum

Goldschwefel. Erhältlich als Tabletten. Häufigste Verreibung D 4. Wird in der Homöopathie gegen chronische Bronchitis, Emphysembronchitis, leichte Fälle von asthmatischer Bronchitis und leichtes Asthma eingesetzt. Asthmatiker sollten jedoch niemals Selbstverordnungen treffen. Der durchaus lohnende Versuch mit Homöopathika sollte unter Leitung eines Arztes für natürliche Heilweisen und Homöopathie erfolgen.

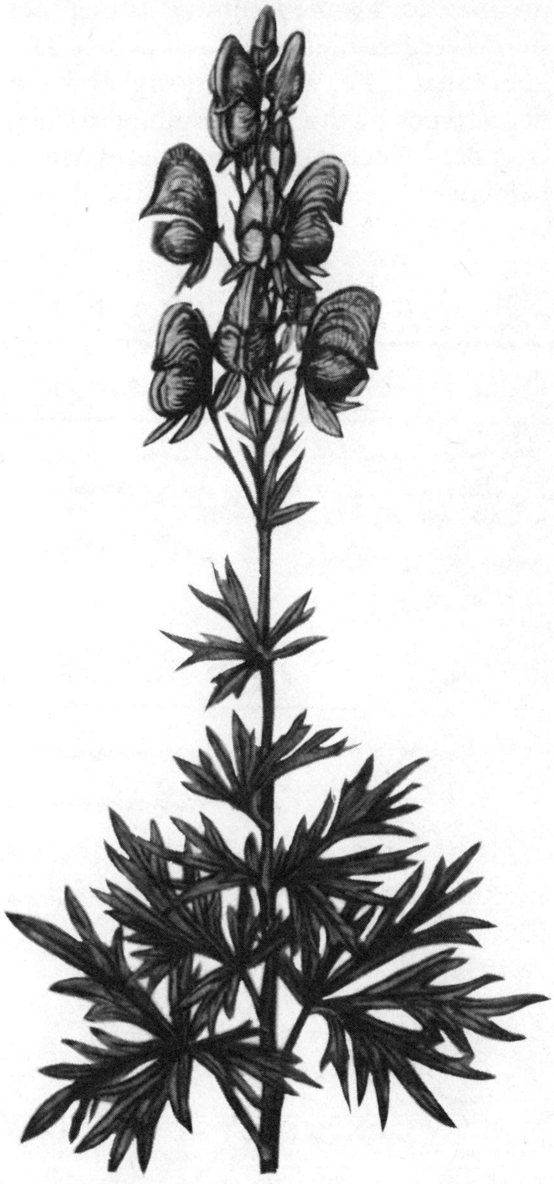

Blauer Eisenhut *(Aconitum napellus)*
Wirksam gegen Erkältungsinfektionen.

Einnahme bei chronischer Bronchitis: Morgens und abends je 1 Tablette auf nüchternen Magen – 8 bis 12 Wochen lang, bei Erfolg weitere 8 Wochen lang 1 Tablette abends.

Causticum Hahnemanni

Kalk-Ätzstoff. Erhältlich als Tropfen. Häufigste Verdünnung D 3. Eines der Urmittel der Hahnemannschen Homöopathie. Wirkt bei chronischen Rachen- und Luftröhrenentzündungen und Reizhusten mit Heiserkeit. Typisch ist, laut Hahnemann, die Blasenerkältung als Begleiterscheinung. Einnahme: täglich dreimal 20 Tropfen für die Dauer der Beschwerden und noch 2 Wochen darüber hinaus. Bei Wirkungslosigkeit kann der Versuch nach 4 Wochen abgebrochen werden – Wechsel auf ein anderes Medikament.

Eupatorium perfoliatum

Wasserhanf. Erhältlich als Tropfen. Häufigste Verdünnung D 2. Bei allen grippehaften Erkältungskrankheiten, insbesondere wenn die Blase mit erkältet ist. Bei Fieber, Gelenkschmerzen, trokkenem Husten, Schnupfen. Vor allem wird Kindern das Mittel gern gegeben, da es völlig ungiftig ist. Einnahme: 3 bis 4 Tage lang stündlich 20 Tropfen (Kleinkinder unter 6 Jahre 10 Tropfen), mit Verringerung der Beschwerden allmählich Dosisverringerung, aber möglichst noch 1 Woche über Erkältung hinaus dreimal 20 (10) Tropfen. Kindern kann das Medikament auf Zucker gegeben werden.

Gelsemium

Falscher Jasmin, Wurzelstock. Erhältlich als Tabletten. Häufigste Verrei-

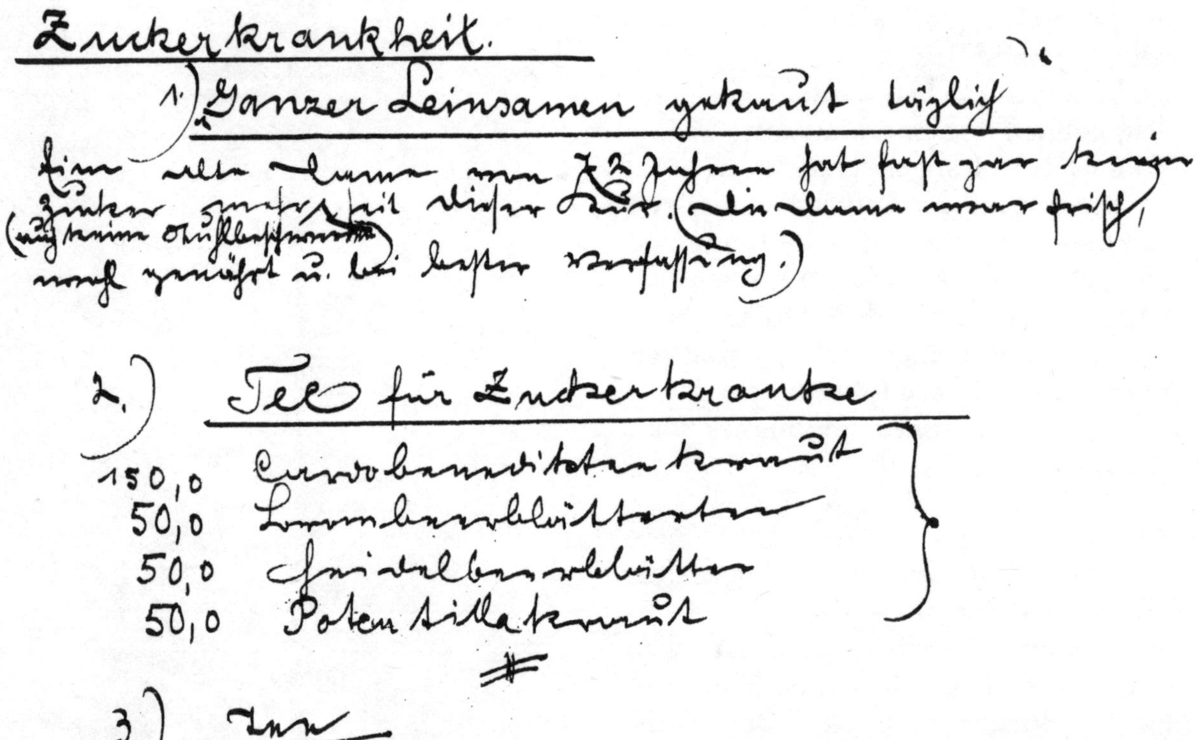

Zuckerkrankheit.

1.) Ganzer Leinsamen gekaut täglich

Eine alte Dame von 72 Jahren hat fast gar keinen Zucker mehr (auch keine Stuhlbeschwerden) seit dieser Kur. (Die Dame war frisch, noch genährt u. bei bester Verfassung.)

2.) Tee für Zuckerkranke

150,0 Cardobenediktenkraut
50,0 Brombeerblättern
50,0 Heidelbeerblätter
50,0 Potentillakraut

3.) Tee

Fruct. Phaseoli sine sem., Fol. Myrtillor āā p. aequ
mds 2 – 3 mal tgl. 1 Tasse.

Apothekernotiz: „Eine alte Dame von 72 Jahren hat fast gar keinen Zucker mehr (auch keine Stuhlbeschwerden) seit dieser Kur." Die Verordnung: Ganzer Leinsamen gekaut, täglich dreimal 1 Teelöffel.

bung D 3. Einsatz bei grippehaften Erkältungskrankheiten mit leichtem Fieber, Kopfweh, Benommenheit, Zerschlagensein und Beteiligung der Nebenhöhlen. Einnahme: fünfmal täglich 1 Tablette, bei nachlassenden Beschwerden Dosisverringerung auf dreimal täglich, aber mindestens 1 Woche über die Erkältung hinaus. Reichlich Tee und Mineralwasser trinken.

Grindelia

Grindelkraut aus Kalifornien, zerriebene Pflanze zur Blütezeit. Erhältlich als Tabletten. Meistgebrauchte Verreibung D 2. Das Mittel enthält zahlreiche Säuren, Harz, ätherische Öle, Spurenelemente. Homöopathen setzen es gegen Asthma, asthmatische Bronchitis und Emphysembronchitis ein. Grundsätzlich sollten Asthmatiker immer einen homöopathischen Arzt befragen, bevor sie irgendein Medikament einnehmen (um allergische Reaktionen auszuschließen). Bei (chronischer) Emphysembronchitis dreimal bis fünfmal täglich 1 Tablette bis zu 2 Monate lang. Danach kann *Grindelia* D 2 ein- bis zweimal täglich immer auf nüchternen Magen monatelang weiter genommen werden, wenn es erkennbar das Befinden verbessert.

Hyoscyamus

Bilsenkraut, ganze blühende Pflanze. Erhältlich als Tabletten. Häufigste Verreibung D 4. Wirkt gut bei verschleppter und chronischer Bronchitis, bei Rachenentzündungen mit Husten und Heiserkeit. Günstige Einflüsse auch bei leichten Entzündlichkeiten der Nebenhöhlen. Einnahme: 2 Wochen lang dreimal täglich, dann zweimal täglich 1 Tablette in möglichst großem Abstand von Mahlzeiten für die gesamte Beschwerdedauer und mindestens 1 Woche darüber hinaus. Wenn binnen weniger Tage keine Wirkung erkennbar ist, sollte auf ein anderes Medikament umgestiegen werden.

Kalium jodatum

Kalium-Jod-Verbindung. Erhältlich als Tabletten. Gebräuchlichste Verreibung D 2. Bei festsitzendem Husten, akuter und verschleppter Bronchitis, Schnupfen, Rachenentzündung, versuchsweise und unter Kontrolle eines homöopathischen Arztes auch bei Asthma (früher auch Tuberkulosemittel!). Einnahme: dreimal täglich je 1 Tablette, bis zu 4 Wochen lang, danach wegen des Jodanteils auf ein anderes Mittel umsteigen.

Lobelia inflata

Indianer-Tabak. Erhältlich als Tabletten. Häufigste Verreibung D 3. Ein typisches Asthmamittel. Asthmatiker sollten sich grundsätzlich kein Medikament selbst verordnen. Allerdings ist es durchaus möglich, mit dieser chronischen Erkrankung einen homöopathischen Arzt aufzusuchen – richtig verordnete homöopathische Medikamente wirken in manchen Fällen Wunder. Versuchsweise kann *Lobelia* auch bei trockenem Reizhusten (z. B. Raucherhusten, allergischer Husten durch Staub oder Umweltgase) genommen werden: einige Tage lang fünfmal täglich, danach dreimal täglich 1 Tablette für die Dauer der Beschwerden und noch bis zu 2 Wochen darüber hinaus.

Sticta pulmonaria

Lungenmoos, konzentrierter Auszug aus dem getrockneten Moos. Erhältlich als Tropfen. Häufigste Verdünnung D 2. Ein Erkältungsmittel der Homöopathie, das auf die Schleimhäute der oberen Luftwege wirkt. Zweckmäßig bei trokkener Bronchitis, infektiösem oder allergischem Reizhusten, Heiserkeit, Rachenentzündung, grippehaften Erkältungen mit viel Husten und Schnupfen, lindernd auch bei Keuchhusten (in leichten Fällen) und Masernhusten. Einnahme: 1 Woche lang fünfmal täglich, danach dreimal täglich, immer in möglichst weitem Abstand von den Mahlzeiten, für den Zeitraum der Beschwerden und noch 1 Woche darüber hinaus.

Verbascum

Königskerze, Kraut mit Knospen. Erhältlich als Tabletten. Häufigste Verreibung D 1. Hauptmittel gegen Heiserkeit und Katarrhe der oberen Luftwege mit Reizung des Rachens und der Luftröhre. Beeinflußt auch neuralgische Beschwerden (Nervenschmerzen). Einnahme: stündlich, mindestens jedoch fünfmal täglich 1 Tablette für die Dauer der Beschwerden.

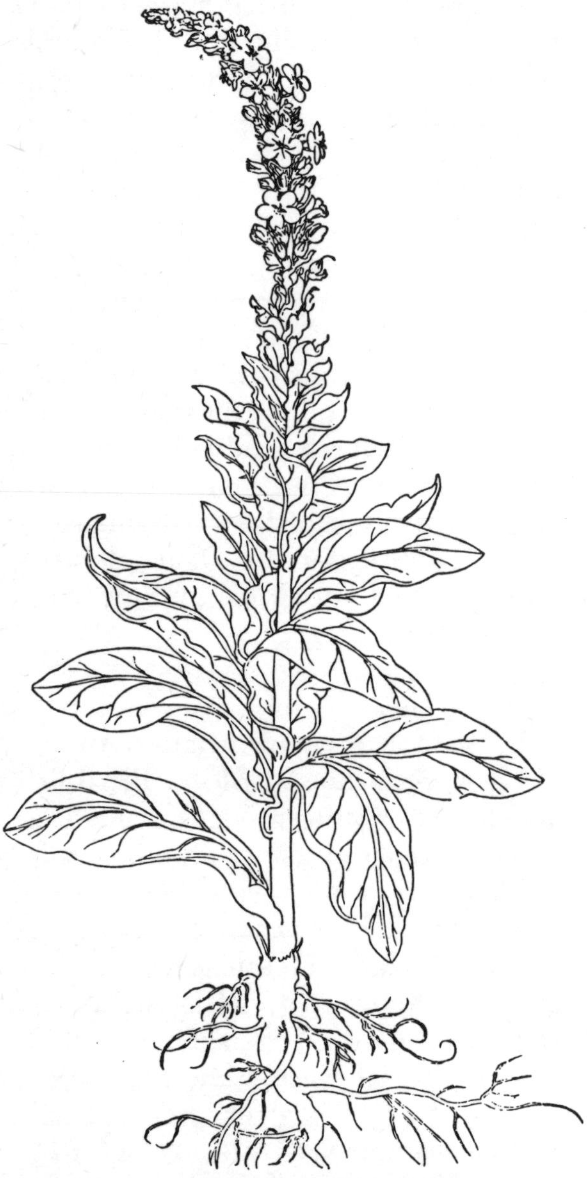

Königskerze *(Verbascum thapsiforme)*.
Gegen Nervenschmerzen und Katarrhe.

Bei Nervenbeschwerden

Wir klagen so oft über unser hektisches Zeitalter und machen es ganz alleine für unsere Nervosität verantwortlich. Aber Nervosität, nervöse Erschöpfung und Erkrankungen des Nervensystems gab es zu allen Zeiten. Beruhigende und nervenkräftigende Tees, Tinkturen und Pflanzensäfte (siehe dort) verabreichten die Bayerischen Hofapotheker mannigfaltig. Baldrian und Hopfen gehörten zu den wichtigsten Beruhigungs- und Schlafmitteln. In der zweiten Hälfte des vorigen Jahrhunderts standen zusätzlich konstitutionell umstimmende homöopathische Nervenmittel zur Verfügung.

Acidum phosphoricum

Phosphorsäure. Erhältlich als Tabletten. Häufigste Verreibung D 3. Gegen Nervenschwäche, Gedächtnisschwäche, nervöse Erschöpfung, nervöse Rastlosigkeit, bei Schlafstörungen, körperlicher Schwäche (Neurasthenie). Begleiterscheinungen: Teilnahmslosigkeit, Desinteresse, Kopfweh, tagsüber müde, manchmal auch Magenbeschwerden. Einnahme: 4 bis 6 Wochen lang täglich dreimal 1 Tablette in möglichst großem Abstand von den Mahlzeiten. Danach sollte in jedem Falle auf ein anderes homöopathisches Mittel auf pflanzlicher Basis umgestiegen werden.

Aurum

Metallisches Goldpulver. Erhältlich als Tabletten. Häufigste Verreibung D 6. Das auch als Herzmittel eingesetzte „Gold" kräftigt das zentrale Nervensystem und hellt vor allem depressive und melancholische Stimmungslagen bei Personen jenseits der Lebensmitte auf. Wirkung nur durch Langzeiteinnahme: mindestens 3, besser 6 Monate lang täglich morgens und abends je 1 Tablette, möglichst nüchtern. Zusätzlich Frischpflanzensaft Hafer.

Avena sativa

Hafer, blühende Pflanze. Erhältlich als Tropfen. Gebräuchlich überwiegend in der Urtinktur. Hauptmittel gegen Schlaflosigkeit und Erschöpfungszustände. Einnahme: bei Schlafstörungen 20 bis 30 Tropfen vor dem Schlafengehen (Alternative zu Baldriantropfen), mindestens 4 Wochen lang täglich, dann durch Dosisverringerung langsam absetzen. Bei nervöser Erschöpfung morgens und mittags je 10 Tropfen, abends 20 Tropfen, mindestens 6 Wochen lang.

Cimicifuga

Wanzenkraut, Wurzelstock. Erhältlich als Auszug aus der zerriebenen Wurzel (Tropfen). Häufigste Verdünnung D 3. Sehr erfolgreich bei depressiven oder stark wechselnden Stimmungslagen, vor allem in den Wechseljahren von Frauen (und Männern). Klimakterische Begleitbeschwerden werden gleichzeitig gebessert. Einnahme: mindestens 3, aber auch bis zu 6 Monate lang täglich dreimal 15 Tropfen, immer auf möglichst nüchternen Magen.

Ignatia

Ignatiusbohne, getrocknete Samen. Erhältlich als Tabletten. Gebräuchlichste Verreibung D 3. Viel verwendetes, vorwiegend für Frauen geeignetes Mittel bei allen Beschwerden, die heute unter „Vegetativer Dystonie" zusammengefaßt werden: Nervosität mit nervösen Herzbeschwerden und Pulsbeschleunigung, Unrast in den Bewegungen, körperlich erschöpft. Auch wirksam gegen depressive und melancholische Stimmungslagen, nervöse Kopfschmerzen und das Gefühl der Atemlosigkeit ohne körperliche Anstrengung. Häufige Begleitsymptome: starke Stimmungsschwankungen, Kopfweh, Verkrampfungen, periodische Störungen. Einnahme: dreimal täglich je 1 Tablette, in möglichst großem Abstand von Mahlzeiten, mindestens 3 Monate lang, weitere 2 Wochen morgens und abends je 1 Tablette, die letzten 2 Wochen nur noch morgens 1 Tablette.

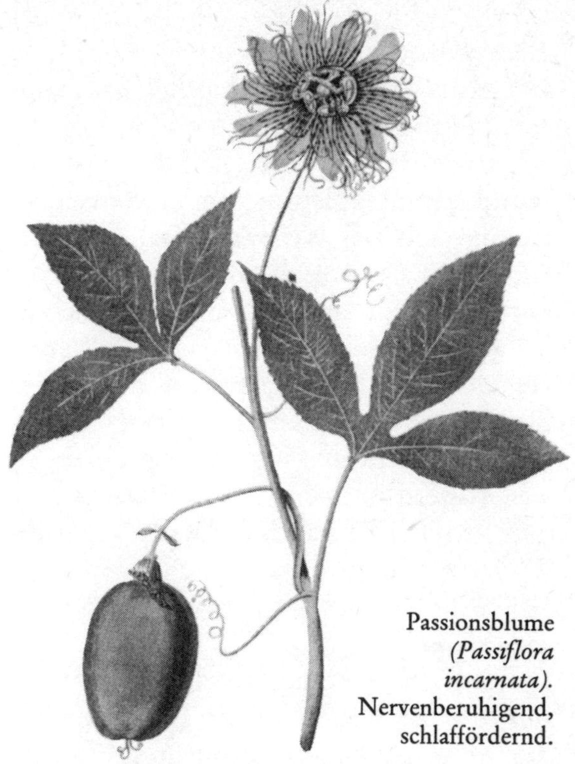

Passionsblume (*Passiflora incarnata*). Nervenberuhigend, schlaffördernd.

Passiflora

Passionsblume, frisches Grün der Pflanze. Erhältlich als Tropfen. Häufigste Verordnung in der unverdünnten Urtinktur. Die völlig ungiftigen Tropfen eignen sich besonders als Anschlußmedikament nach Einnahme von *Acidum phosphoricum* (S. 106). Wirksam bei neurasthenischen Zuständen (nervöse Rastlosigkeit bei körperlicher Schwäche), allgemeiner Nervosität und Schlaflosigkeit. Homöopathen erzielen auch Erfolge bei disziplinierten Patienten, die fest entschlossen sind, Nikotin, Alkohol oder Rauschgifte abzusetzen und die auftretenden Entzugserscheinungen zu überwinden. In diesen Fällen wird aber dringend ärztliche Beobachtung empfohlen. Einnahme bei allen nervösen Störungen: 4 Wochen alle 2 Stunden 20 bis 30 Tropfen. Dann über mindestens 2 weitere Monate sehr langsam absetzen: fünfmal, viermal, dreimal, zweimal täglich.

Phosphorus
Gelber Phosphor. Erhältlich als Tropfen. Häufigste Verdünnung D 6. Konstitutionsmittel für hoch aufgeschossene, feingliedrige, „leptosome" Menschen. Erfolgreich bei Neurasthenie, nervöser Erschöpfung, vor allem auch bei verzögerter Erholung nach ernsten Erkrankungen. Begleiterscheinungen: Übererregbarkeit, Schreckhaftigkeit, depressive Stimmungslagen, Apathie, Kopfwehneigung. Einnahme: zweimal täglich 10 bis 15 Tropfen, immer auf nüchternen Magen, je nach Zustandsverbesserung 4 bis 8 Wochen lang.

Valeriana
Baldrian, Auszug aus der getrockneten Wurzel. Erhältlich als Tropfen. Einzig gebräuchliche Verdünnung in der Homöopathie: D 2. Geruchs- und geschmacksarme Alternative zur üblichen Baldriantinktur. Wirksam bei Nervosität in jeder Form und bei Schlafstörungen. Einnahme: bei Nervosität morgens und abends je 20 Tropfen – mindestens 8 Wochen lang. Bei Schlafstörungen nur abends 20 bis 30 Tropfen, 4 Wochen lang, dann durch Dosisverringerung über mehrere Wochen langsam absetzen.

Homöopathische Gesundheitsvorsorge

Anno 1873 erklärte der Arzt Dr. Schüßler bündig: „Die im Blute und in den Geweben vertretenen anorganischen Stoffe genügen zur Heilung aller Krankheiten, welche überhaupt heilbar sind." Er entdeckte zwölf Mineralstoffverbindungen, die im menschlichen Körper relativ reichlich vorkommen und bei Mineralstoffmangel in der Tat zu Beschwerden und Erkrankungen führen.

Die „biochemische Heilweise" nach Dr. Schüßler wurde auch den Apothekern der Königlich-Bayerischen Leib- und Hofapotheke bekannt, wie aus einer Eintragung in den Manualen der Hofapotheke hervorgeht. Schüßler empfahl die Anwendung seiner biochemischen Mittel in der Verdünnung D 6 = 1 Mineralstoffanteil auf eine Million Anteile Streckmittel (Milchzucker). Mit den winzigen Mengen sollte eine Reizwirkung auf erkrankte Zellen ausgeübt werden.

Die medizinische Wissenschaft weiß heute, daß es solche Reize durch Spurenelemente wirklich gibt. Die Hoffnung, mit einem Dutzend Mineralstoffen „alle Krankheiten" zu heilen, konnte sich natürlich nicht erfüllen. Dennoch werden Dr. Schüßlers Mittel bis heute in der Naturheilkunde versuchsweise angewendet, um den Mineralstoffwechsel im Körper zu verbessern – bei Befindensstörungen ohne erkennbare organische Erkrankung. Mineralstoffe, z. B. auch im Mineralwasser, dienen der Gesundheitsvorsorge. Einnahme: bei akuten Störungen zweistündlich 1 Tablette, 4 bis 6 Wochen lang. Bei chronischen Störungen dreimal täglich 1 Tablette, 3 bis 6 Monate lang, immer mindestens 30 Minuten vor dem Essen. Alle Mittel in der Potenz D 6, immer nur unterstützend.

Calcium fluoratum
Bei Bindegewebsschwäche (z. B. Zellulitis), Krampfadern, Hämorrhoiden und schlechter Narbenheilung.

Calcium phosphoricum
Bei verminderter Blutbildung und zur Unterstützung der Erholung nach allen Erkrankungen.

Ferrum phosphoricum
Bei Konzentrationsschwäche, Durchblutungsstörungen und rheumatischen Beschwerden.

Kalium chloratum
Bei Entzündungen und Entzündungsneigung sowie Erkältungsinfektionen.

Kalium phosphoricum
„Nährsalz“ der Zelle. Bei allgemeiner Erschöpfung, geistiger, körperlicher oder nervlicher Schwäche, Übererregbarkeit.

Kalium sulfuricum
Zur Leberentgiftung bei Fettleber, harter Leberkapsel, Lebervergrößerung, nach Hepatitis. Zur Förderung aller Ausscheidungsvorgänge.

Magnesium phosphoricum
Bei körperlicher oder nervlicher Verkrampfung, Kopfwehneigung, Blähungen, Verstopfung, Schlafstörungen und erhöhtem Cholesterinspiegel.

Natrium muriaticum
Bei Mangel an roten Blutkörperchen, leichten Wasseransammlungen an Händen und Füßen, Rheuma.

Natrium phosphoricum
Bei gestörtem Fettstoffwechsel, Übergewicht, Gicht, Ischias, Rheuma. Nach Nierenentzündungen.

Natrium sulfuricum
Dient der Ausscheidung über den Darm. Regt Leber und Galle an. Unterstützend während Kuren gegen Übergewicht.

Silicea
Bei Wachstumsstörungen an Haaren und Nägeln, schlechter Heilhaut. Unterstützend in der Erholungsphase nach Krankheiten. Bessert Befinden bei Arteriosklerose.

Calcium sulfuricum
Zur Anregung des Stoffwechsels. Bei Neigung zu Eiterungen und Entzündungen.

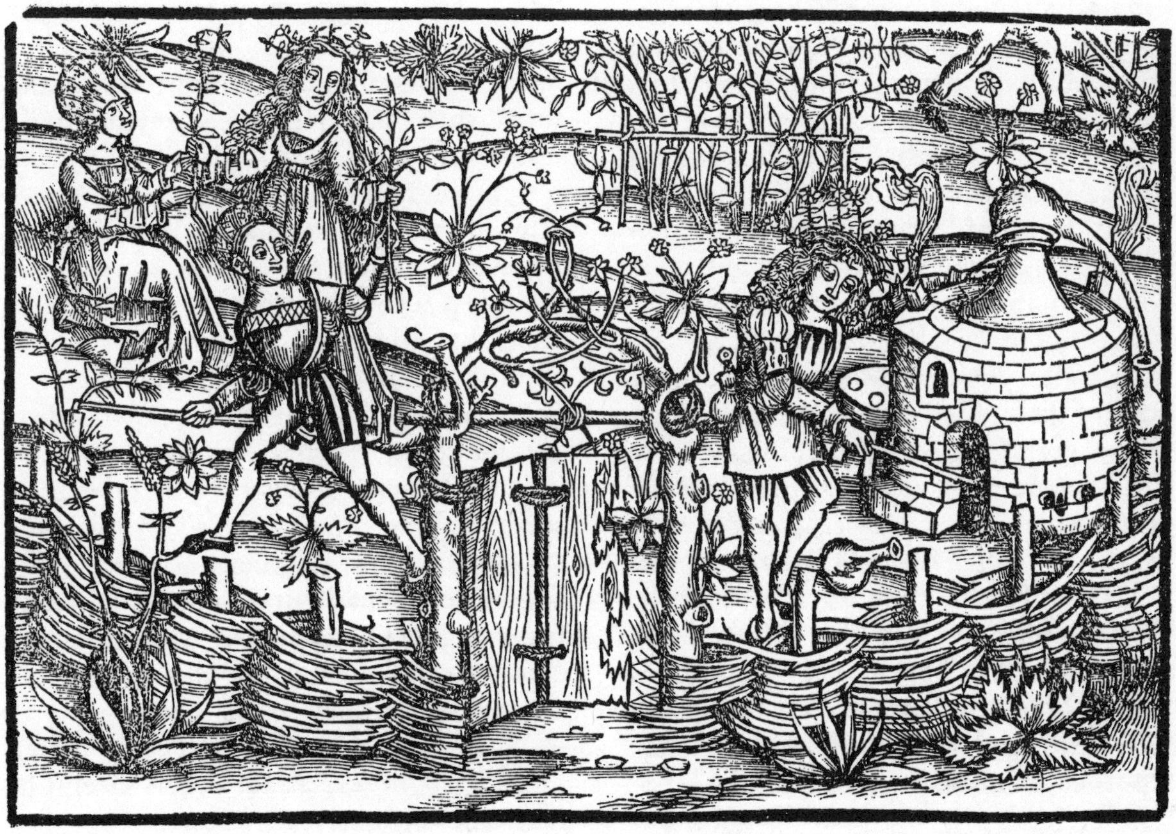

Sammeln und destillieren von Kräutern.
Kupferstich aus einem Straßburger Destillierbuch, um 1500.

4. Kapitel

Essen und Trinken nach Rezepturen der Königlich-Bayerischen Leib- und Hofapotheke

Gesundheitsweine und Gesundheitsliköre gehörten früher ganz selbstverständlich zum Bestand jeder Apotheke. Die „alkoholische Lösung“ medizinischer Wirkstoffe ist erst in jüngerer Zeit umstritten. Man glaubt heute, daß mit alkoholhaltiger Medizin ohnehin kranke und schwache Menschen zusätzlich mit dem Problem des Alkoholismus konfrontiert werden könnten. Dem läßt sich entgegenhalten, daß es in jedem Supermarkt Hunderte von Schnäpsen und Weinen gibt, die jedem Geschmack und erst recht jeder Sucht „gerecht“ werden. Es erscheint absurd, den umständlichen Weg über die Apotheke zu nehmen, um den „Alkoholspiegel“ aufzufüllen.

Seit Jahrhunderten ist bekannt, daß Säfte und Auszüge aus Früchten oder Kräutern in alkoholischer Lösung ihre Wirksamkeit behalten und nicht in Gärung oder Fäulnis übergehen. Hinzu kommt die uralte Erkenntnis, daß Alkohol in geringer Menge beruhigend und gefäßerweiternd wirkt, während er in größerer Menge stimuliert. In den Rezepturen der Königlich-Bayerischen Leib- und Hofapotheke werden Sekt für Damen und Whisky für Herren als „Aphrodisiaka“ bezeichnet. Vermutlich war es Max von Pettenkofer, der große Gelehrte und berühmteste deutsche Apotheker aller Zeiten, der um die Jahrhundertwende die Manuale durchforstete und zahlreiche veraltete Rezepturen strich, aber die Apothekenweine und Liköre ließ er samt und sonders gelten – obwohl er mit seinem Provisor (Erster Apothekergehilfe) Carl Spitzweg Kummer hatte. Er sprach allzuoft und reichlich im Keller der Apotheke den Alkoholika zu.

Kluge und fromme Männer haben Gesundheitsliköre unter Verwendung von Früchten und Kräutern ausgedacht. Günstige Wirkungen auf Verdauungssystem, Nieren, Gallenblase, Kreislauf und Nerven sind unmittelbar spürbar. Daß übertriebener Mißbrauch (medizinisch „Abusus“) zu Gesundheitsschäden führt, spricht nicht gegen „Benedictiner“ oder „Ettaler“ Klosterliköre. Auch übermäßiger, vernunftwidriger Genuß von Torten, Schokolade, Butter oder Fleisch- und Wurstwaren führt zu Schäden. Erst recht verursachen ausnahmslos alle allopathischen Medikamente der Schulmedizin (die rezeptfreien inclusive), bei langer übertriebener Dosierung Gewöhnung, Sucht, Schwächung der körpereigenen Abwehrkräfte oder gesundheitliche Störungen – von der Potenzstörung bis zu Magenblutung oder sogar der Schädigung lebenswichtiger Innenorgane. Inzwischen ist von iatrogenen (frei übersetzt: medikamentenbedingten) Krankheiten die Rede.

Lassen wir den Miß-Brauch beiseite. Der sinnvolle Ge-Brauch von Gesundheitsweinen und -schnäpsen war und bleibt nützlich. Britische Forscher schlossen 1984 eine zehnjährige Untersuchung an 20 000 Probanden über Infarktrisiken ab. Dabei kam u.a. heraus, daß reichlicher Alkoholgenuß (wie zu erwarten war) die Krankheitsanfälligkeit steigert. Überrascht zeigten sich die Mediziner, daß keineswegs die Alkohol-Abstinenzler am gesündesten leben, sondern jene, die kleinen alkoholischen Beigaben zum Alltagsleben nicht abhold sind. Allerdings, um keine Euphorie unter den Trinkfreudigen aufkommen zu lassen, gelte das günstige Ergebnis nur

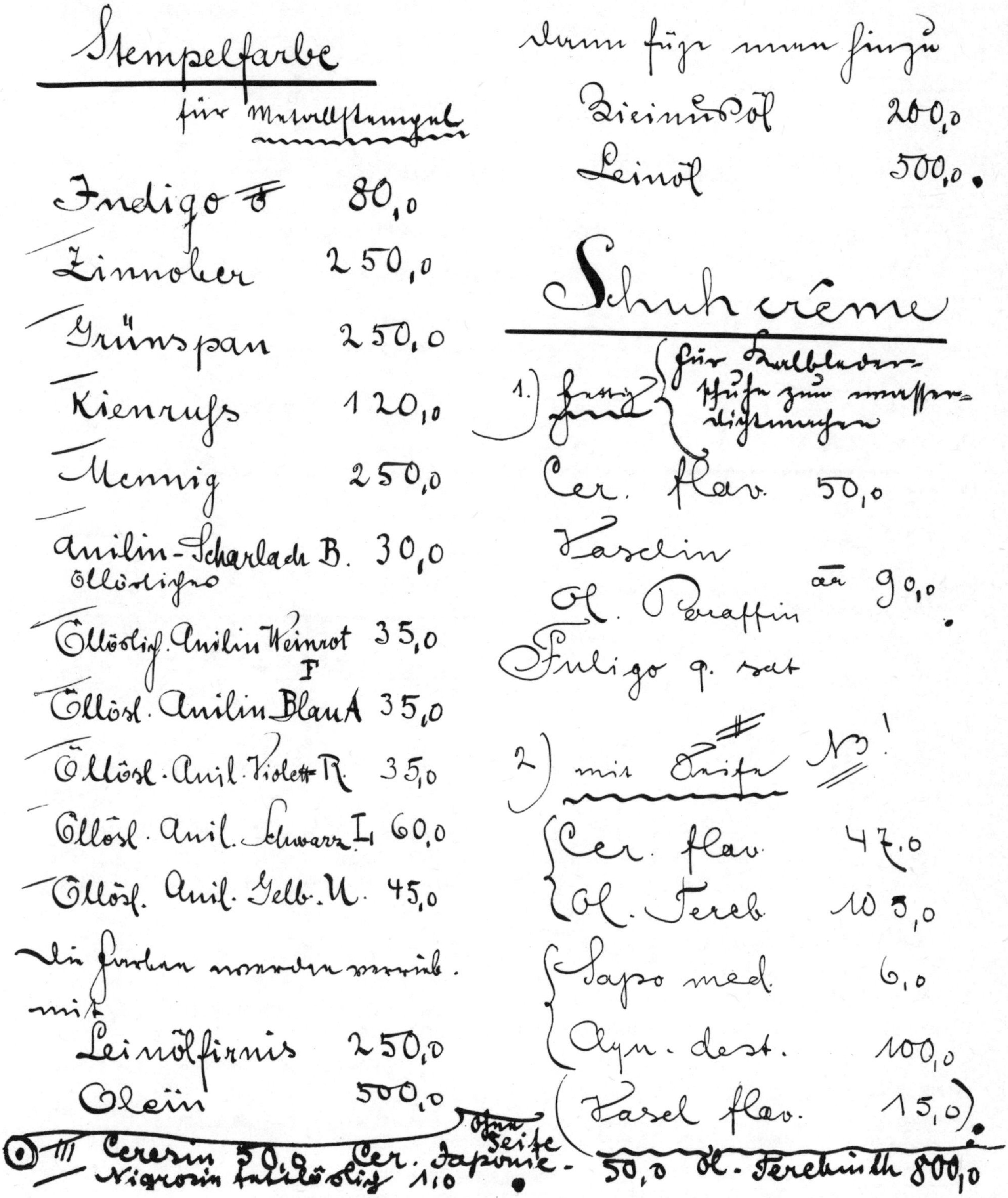

Sogar Schuhcreme wurde in der Münchner Hofapotheke selber gemacht:
Wasserdichte Creme aus Wachs, Vaselin und Paraffinöl.

für wirklich kleinste Trinkmengen „nicht weit weg von der Enthaltsamkeit".

Also leben ältere Leute mit „ihrem" Gesundheitsschnäpschen gar nicht so verkehrt. Der appetitmachende Wermut als Aperitif oder „Door-opener" ist für gehetzte Menschen durchaus richtig. Ein Bitter als Digestiv oder Verteiler fördert die Verdauung. Ein Schlummergläschen kann tatsächlich schlaffördernd sein.

Die Bayerischen Hofapotheker haben

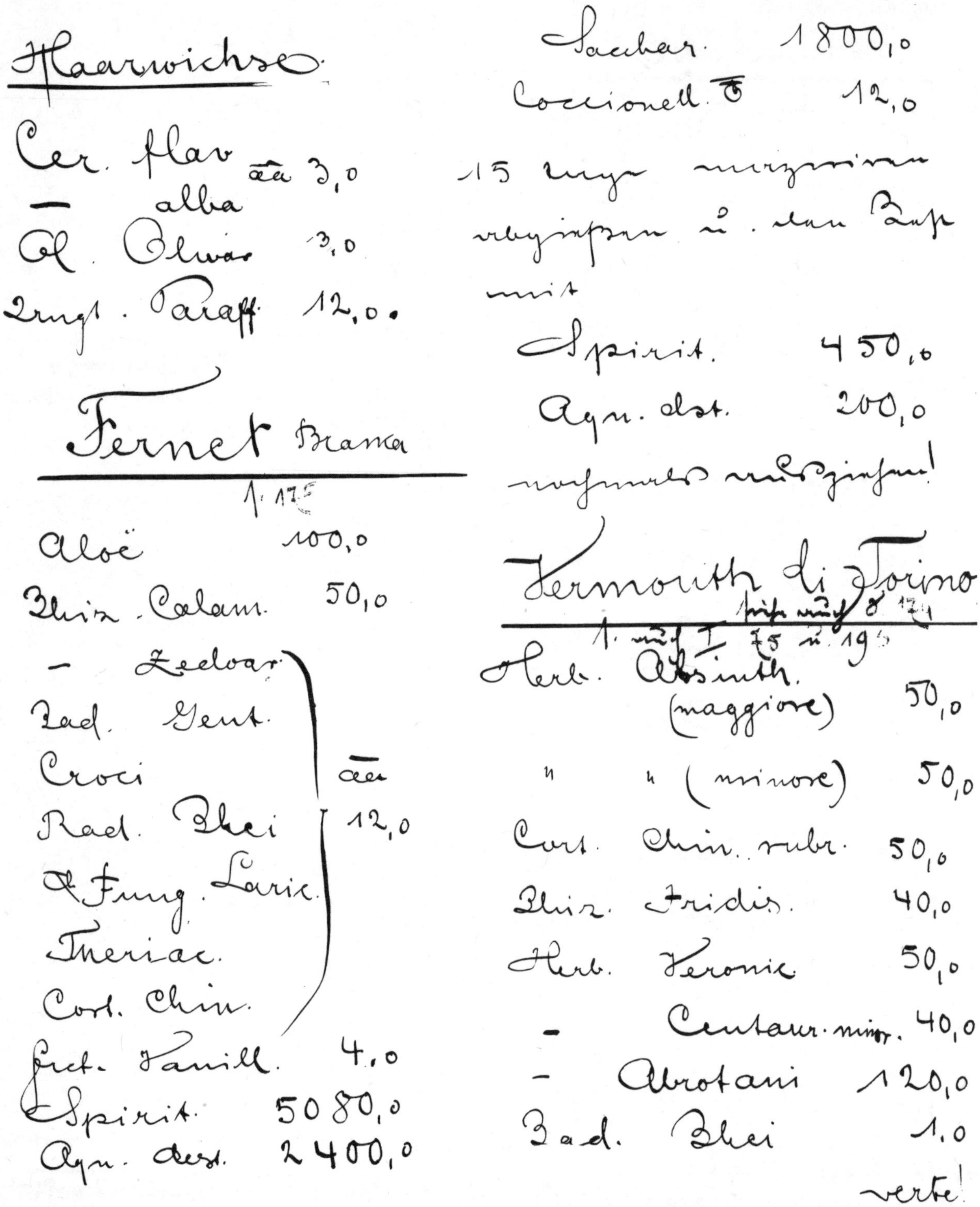

Haarwichse, Fernet Branca, Wermutwein... In den Manualen wurden die Rezepturen aneinandergereiht, wie sie den Hofapothekern bekannt wurden. Ein Register am Ende jedes Bandes diente der Auffindbarkeit.

Gesundheitsweine und Gesundheitsliköre ohne Augenzwinkern gemixt. Das darf man aus den peinlich genauen Gewichtsangaben schließen. Beispielsweise wurden dem harntreibenden Wacholderschnaps auf 10 l noch 0,5 g Anisöl zugesetzt, um der Verdauung zu dienen.

Der Hofapotheke kamen aber noch weitere spezielle Aufgaben zu. Sie lieferte nicht nur die Medizin für den Königshof, sondern war auch direkt auf dem Hofe der Residenz angesiedelt. Und das noch dazu gleich neben der Küche. Das hatte zur Folge, daß Hofapotheker und Küchenmeister zusammenarbeiteten. Die Apotheke bediente die Küche mit Kräutern, stellte das Speiseeis her, beschaffte die Mineralwässer und produzierte im eigenen Keller zusätzlich solche Liköre, die einfach dem Genuß dienten. Die Bayerische Leib- und Hofapotheke war nebenher also für die Gaumenfreuden der königlichen Gesellschaften zuständig. Ob diese Nebenbeschäftigung den gelehrten Hofapothekern gefallen hat, ist nicht überliefert. Am wahrscheinlichsten ist, daß der Hofmarschall Geld sparen und die defizitäre Hofapotheke auslasten wollte. Immerhin verdankt die Nachwelt diesen Praktiken einige Rezepturen, die von Generationen von Bayerischen Hofapothekern für gut befunden wurden.

Die Apothekenweine

Apothekenweine dürfen ohne weiteres als ergänzende Medizin bezeichnet werden. Sie wurden zusätzlich zu verordneten Medikamenten empfohlen, waren teuer und mußten von den Hofbeamten aus eigener Tasche bezahlt werden, während sie die verordnete Arznei kostenlos erhielten. Die Rezepturen werden jeweils in den Mengen angegeben, wie sie die Münchner Hofapotheker herstellten und sind zum Nachmachen empfohlen. Bei kleineren Weinmengen müssen die Kräuterzutaten entsprechend verringert werden. Es ist zweckmäßig, sich möglichst genau an die Vorschriften zu halten, um eine entsprechende medizinische Wirkung zu erzielen.

Die alten Manuale enthalten keine Angaben über tägliche Trinkmenge und Anwendungszeiträume. Nach modernen Auffassungen sollten alkoholhaltige Getränke niemals vor Feierabend getrunken werden. Die Dauer solcher „Therapie" richtet sich nach den Beschwerden und wird jeweils zu dem entsprechenden Rezept angegeben. Die Menge sollte für einen Erwachsenen von 60 bis 70 Kilogramm Gewicht nicht mehr als 0,5 Deziliter betragen – das ist ein Sherryglas voll. Ausgesprochene Schwergewichte dürfen ein etwas größeres Glas nehmen. Gesundheitsweine sind keine „Medizin" für Kinder und Alkoholkranke! Die Kräuterzutaten sind in Apotheken erhältlich.

Wermutwein, Turiner Art

10 l weißer Samos (griechischer Wein)
1 l Weingeist
100 g Wermutblätter, appetitanregend, abführend
50 g Chinarinde, Stärkungsmittel, Antimalariamittel
40 g Radix iridis, Schwertlilienwurzel, harn- und gallensafttreibend
50 g Herba veronicae, Ehrenpreiskraut, antirheumatisch, über Haut ausleitend
40 g Herba centauri, Kornblumenblätter, harntreibend
120 g Herba abrotani, Eberrautenblätter, appetitanregend
1 g Radix Rhei, Rhabarberwurzel, abführend
0,5 g geriebene Apfelsinenschale, als Würze

Alle Zutaten werden in den Wein gegeben. Dann gießt man den Weingeist dazu, läßt alles in verschlossener Ballonflasche 15 Tage ziehen (medizinisch = mazerieren). Das Abfiltern besorgten die Hofapotheker durch Watte – heute kann man Filtertüten nehmen. Am Schluß wurde der Gesamtmenge 1 kg Zucker zugesetzt und auf Flaschen gezogen. Der Wein kann kurmäßig bis zu 4 Wochen lang täglich vor der Abendmahlzeit (bei Appetitlosigkeit) oder nach der Mahlzeit (zur Förderung der Verdauung und des gesamten ausscheidenden Stoffwechsels) getrunken werden.

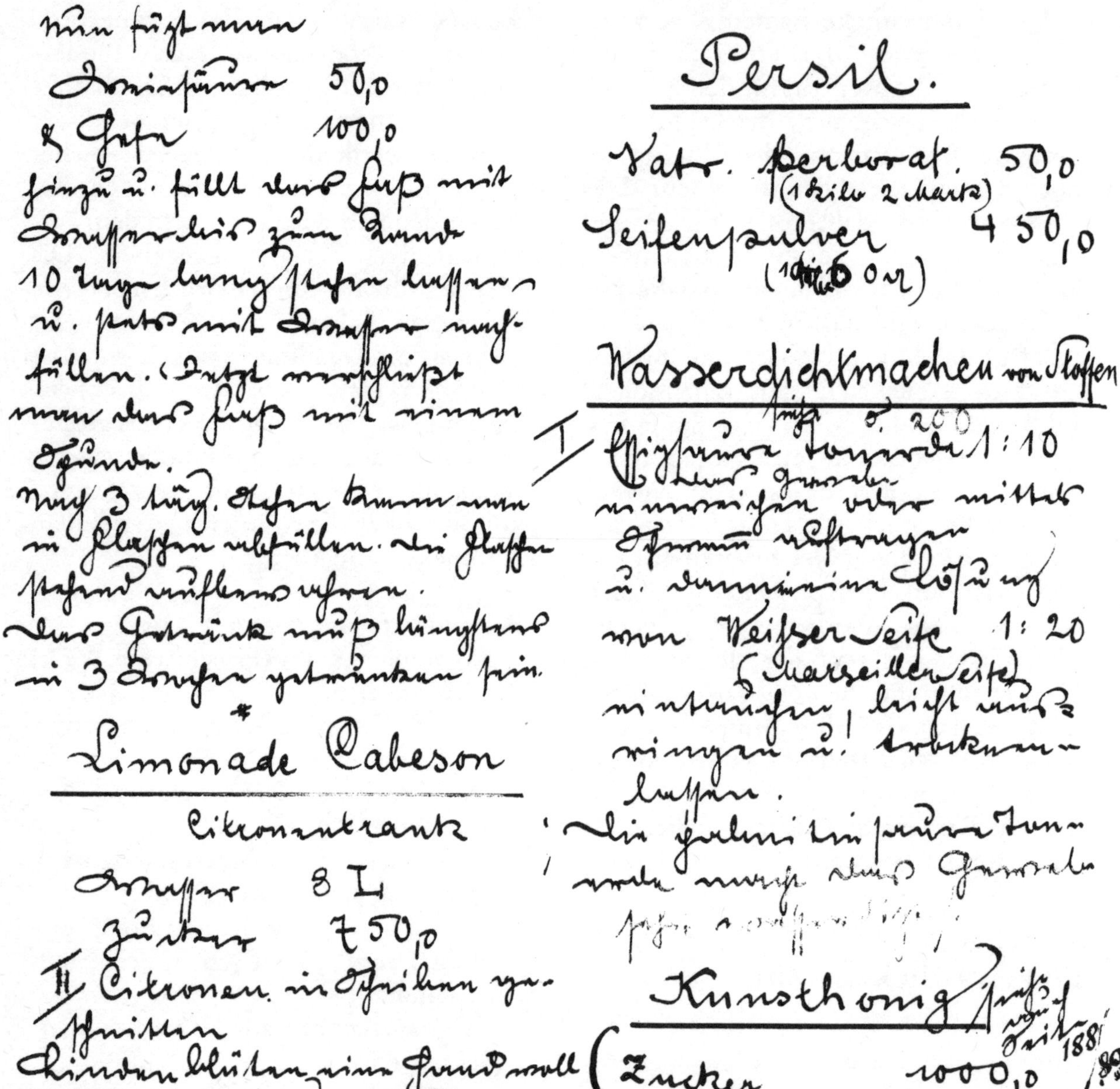
Nun fügt man
Weinsäure 50,0
& Hefe 100,0
hinzu u. füllt das Faß mit
Wasser bis zum Rande
10 Tage lang stehen lassen,
u. stets mit Wasser nach-
füllen. (Jetzt verschließt
man das Faß mit einem
Spunde.
Nach 3 Tag. stehen kann man
in Flaschen abfüllen. Die Flaschen
stehend aufbewahren.
Das Getränk muß längstens
in 3 Wochen getrunken sein.

Limonade Cabeson
Citronentrank
Wasser 8 L
Zucker 750,0
II Citronen in Scheiben ge-
schnitten
Lindenblüten eine Hand voll
Weinessig 250,0
24 Stunden stehen lassen,
abgießen, filtrieren u. auf
Flaschen füllen.
Aroma mit: Flores Tiliae
Herba Meliloti, flor. aurantior.
Farbe mit Caramel

Persil.
Natr. Perborat. 50,0
(1 Kilo 2 Mark)
Seifenpulver 450,0
([illegible])

Wasserdichtmachen von Stoffen
I Essigsaure Tonerde 1:10
[illegible] einweichen oder mittels
Schwamm auftragen
u. dann in einer Lösung
von Weißer Seife 1:20
(Marseiller Seife)
einweichen, leicht aus-
ringen u.! trocknen
lassen.
[illegible]

Kunsthonig
Zucker 1000,0
Wasser 2000,0
Milchsäure 1,0
oder 1,0 Citronensäure
[illegible]
[illegible] 1300,0
Acid. phosphoric. 1,0 Acid. citric. 1,0

Die einfachen und preiswerten Maßnahmen nicht vergessen:
Wasserdicht werden Stoffe durch Essigsaure Tonerde, 1:10 in Wasser verdünnen.

Wer den Wermut nicht süßlich trinken mag oder darf, kann die „trockene" Rezeptur ausprobieren:

Wermutwein, trocken

2 l trockener Sherry, wahlweise trokkener Weißwein

15 g Wermutblätter, appetitanregend, abführend

8 g Muskatblüten, magenberuhigend, entkrampfend

3 g Rhizoma galangae, magenstärkend

3 g geriebene Apfelsinenschale, als Würze

1 g Radix zingiberis, Ingwerwurzel, magenstärkend

1 g Zimtrinde, magenstärkend, anregend

0,2 g Radix angelicae, Engelwurz, harntreibend, anregend

0,2 g Anissamen

Alle Zutaten werden in den Wein gegeben. 3 Tage in einer Ballonflasche verschlossen mazerieren lassen, dann filtern und auf Flaschen ziehen. Anwendung: Bis zu 4 Wochen täglich vor der Abendmahlzeit (bei Appetitlosigkeit) oder hinterher (gegen nervöse Magenbeschwerden).

Abführwein

10 l trockener Sherry, wahlweise trokkener Weißwein

1 kg zerriebene Faulbaumrinde (Cortex frangula), abführend.

Die Rinde läßt man in verkorkter Ballonflasche 1 Woche mazerieren, dann wird abgefiltert und der Gesundheitswein in Flaschen gefüllt. Sehr wirksam bei chronischen Verstopfungen. Kurmäßig 4 bis 6 Wochen lang allabendlich 1 knappes Sherryglas voll, weitere 4 Wochen nur noch 1 Schnapsglas voll. Der Abführwein soll kein lebenslanges Dauerabführmittel werden! Die Wirkung der Faulbaumrinde aktiviert die Peristaltik (Eigenbewegungen) des Dickdarmes, so daß der Körper zu selbständiger Tätigkeit animiert wird. Sollte die Abendgabe eine zu schnelle Wirkung verursachen, so daß die Nachtruhe gestört wird, oder sollte wegen der verringerten Körperaktivitäten während der Nacht die erwartete Morgenwirkung ausbleiben, muß sich der Betroffene an seine eigene ideale Einnahmezeit herantasten. Versuchsweise kann der abführende Schluck also auch morgens, mittags oder gleich nach Feierabend getrunken werden, jedenfalls immer auf möglichst nüchternen Magen. (Anmerkung: In den Manualen der Hofapotheke wird die Faulbaumrinde nicht unter der lateinischen Bezeichnung Cortex frangula geführt, sondern unter der spanischen Bezeichnung Cascara sagrada).

Kräftigungswein

10 l Malagawein, süßer oder halbsüßer, weißer bis bräunlicher Dessertwein

500 g Chinarinde (Wirkungen siehe weiter unten)

Die Rinde mazeriert 1 Woche (falls sie pulverisiert ist) oder 2 Wochen (falls man sie als gebrochene Rinde erhält) mit dem Wein in verschlossener Ballonflasche. Danach wird abgefiltert und auf Flaschen gezogen. Kurmäßig 4 bis 6 Wochen lang allabendlich 1 Sherryglas voll.

Die Wirkungen der Chinarinde sind sehr vielseitig. Bei welchen Krankheiten sie von den alten Hofapothekern eingesetzt wurden, ist nicht aufgezeichnet. Wahrscheinlich trank man den Apothekenwein gegen Malaria und ihre Folgezustände, denn die teils sumpfige Umgebung Münchens galt noch vor hundert Jahren als ausgesprochen malariagefährdet (das in Chinarinde enthaltene Chinin ist ein Malariamittel). Chinarinde regt aber auch den Stoffwechsel, die Selbstheilungskräfte und die Blutbildung an, weshalb der Chinarindenwein auch als Kräftigungsmittel nach schwerer Krankheit, starkem Blutverlust und bei Anaemie nützlich ist. In diesen Fällen wird man einen möglichst dunklen, „blutvollen“ Malagawein oder einen anderen schweren süßen Rotwein als Grundsubstanz bevorzugen. Leichte nervöse Herzbeschwerden und schneller Puls (Tachycardie = ab 100 Herzaktionen pro Minute) sollen ebenfalls günstig beeinflußt werden. Achtung: Bei größerer Weinmenge verwandeln sich die Wirkungen ins Gegenteil!

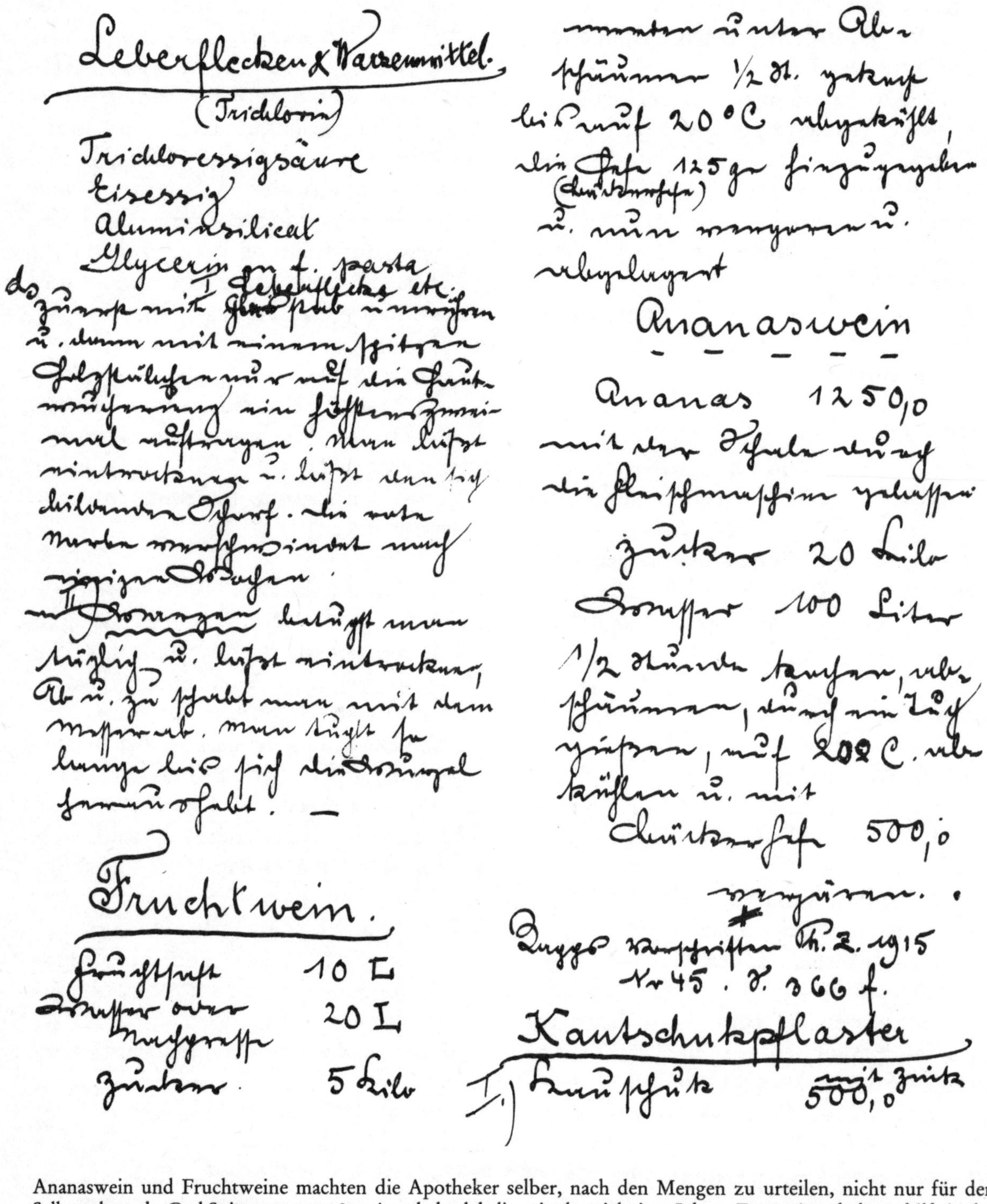
Leberflecken & Warzenmittel.
(Trichlorin)
Trichloressigsäure
Eisessig
Aluminsilicat
Glycerin q.s. f. pasta
Die Leberflecke etc. zuerst mit [illegible] aufrauhen u. dann mit einem spitzen Holzstäbchen nur auf die Hautwucherung ein [illegible] mal auftragen. Man läßt eintrocknen u. läßt den sich bildenden Schorf. Die rote Warze verschwindet nach einigen Wochen.
Warzen betupft man täglich u. läßt eintrocknen, ab u. zu schabt man mit dem Messer ab. Man tupft so lange bis sich die Warzel herausschält. –

Fruchtwein.
Fruchtsaft 10 L
Wasser oder Nachpreß 20 L
Zucker 5 Kilo

[illegible] unter Abschäumen 1/2 St. gekocht bis auf 20 °C abgekühlt, die Hefe 125 gr (Reinzuchthefe) hinzugegeben u. nun vergären u. ablagern.

Ananaswein
Ananas 1250,0
mit der Schale durch die Fleischmaschine gelassen
Zucker 20 Kilo
Wasser 100 Liter
1/2 Stunde kochen, abschäumen, durch ein Tuch gießen, auf 20 °C abkühlen u. mit Reinzuchthefe 500,0 vergären.
[illegible] Zeitschrift Ph. Z. 1915 Nr 45. S. 366 f.

Kautschukpflaster
I.) Kautschuk 500,0 mit Zink

Ananaswein und Fruchtweine machten die Apotheker selber, nach den Mengen zu urteilen, nicht nur für den Selbstgebrauch. Carl Spitzweg, vor 1850 Apothekerlehrling, in den siebziger Jahren Erster Apothekergehilfe in der Hofapotheke und „nebenbei“ berühmter Maler der Romantik, war für den Weinkeller verantwortlich.

Anregungswein

1 l dunkler, süßer Malagawein
100 g ungerösteter Cola-Samen

Die aus den Samenhüllen befreiten Samenlappen der unseren Eicheln ähnlichen Colanuß werden zerstampft oder zermahlen und müssen im Wein 3 Tage mazerieren. Einnahme: gleich nach Feierabend 1 Sherryglas voll, bei andauernder Müdigkeit kurmäßig bis zu 8 Wochen lang täglich. Als aufmunterndes und nervenentspannendes Getränk gelegentlich, wenn man z. B. abends noch etwas vorhat, ebenfalls nach Feierabend 1 Sherryglas.

Pepsinwein, Magenwein

Ein Wein gegen Magenbeschwerden, Verdauungsstörungen, Appetitlosigkeit und Völlegefühl, den es auch heute noch in jeder Apotheke gibt. Selbstherstellung ist nicht möglich, weil das Magenferment Pepsin bei Verwendung zu großer Mengen magenschädigende Wirkung haben würde. Pepsinwein wird in zwei Darreichungsformen angeboten: aus süßem Malagawein und aus trockenem Sherrywein. Letzterer eignet sich besonders für Diabetiker. Einnahme: zur Appetitanregung vor der abendlichen Hauptmahlzeit 1 Sherryglas voll, in allen anderen Fällen nach dem Abendessen. Kindern sollte grundsätzlich kein Pepsinwein zur Appetitanregung gegeben werden!

Holunderbeerwein

Der Saft der Holunderbeeren galt in der Hofapotheke und gilt auch heute noch als blutreinigendes, weil harn- und schweißtreibendes Mittel. Holundersaft wird gern bei fieberhaften Erkältungskrankheiten gegeben. Er soll auch neuralgische Schmerzen günstig beeinflussen. Die Hofapotheker notierten in ihrem Manuale: „Auch gut bei Darmkatarrh."

Holunderbeerwein kann als die dauerhaft haltbare Form des Holundersaftes angesprochen werden und hat die gleichen Wirkungen. Die Hofapotheker stellten ihn selber her. Ihr Originalrezept:

15 kg Holunderbeeren
10 kg Zucker

Die nicht völlig reifen Früchte werden kräftig zerdrückt, dann in 20 l Wasser ausgekocht und abgepreßt. In der Flüssigkeit löst man den Zucker und überläßt die Lösung der Gärung, die man zweckmäßig durch Zusatz von etwas Hefe einleiten kann. Nach beendeter Gärung wird der Wein abgefiltert und zur Nachgärung etwa ein halbes Jahr in den bereits verschlossenen Flaschen an kühlem Ort sich selbst überlassen. Er enthält dann 7 bis 10% Alkohol, weshalb ihn die Hofapotheker mit Weingeist auf 14% verstärkten. Die Maßnahme sollte man sich

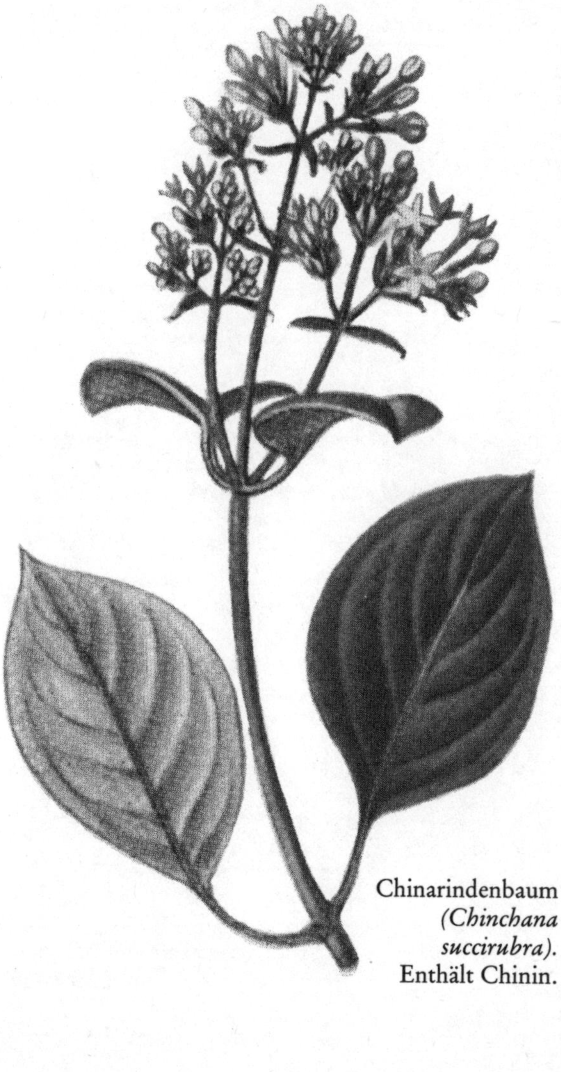

Chinarindenbaum (*Chinchana succirubra*). Enthält Chinin.

beim Selbermachen sparen. Einnahme: zur Blutreinigungskur 4 Wochen lang allabendlich 1 Weißweinglas voll. Bei Erkältungen und Darmkatarrh während der Beschwerdezeit und 1 Woche darüber hinaus täglich vor dem Schlafengehen 1 bis 2 Gläser. Kann auch als Glühwein getrunken werden.

Fruchtweine aller Art

Zu welchen Zwecken in der Hofapotheke verschiedene Fruchtweine herge-

Bartflechtenwasser.

Kal. permangan	2,5
Natr. bicarb.	10,0
Natr. chlorat.	0,25
Acid. boric	1,5
Aqu. dest. ad	1000,0

MDS. Äußerlich, zu Umschlag. Die Haare werden entfernt u. dann diese Lösung eingepinselt u. Umschläge gemacht.

Ammon. jodat.

Jod. pulv.	10,0
Hydrogen. peroxyd.	60,0
Liqu. Ammon. caust.	30,0

Das zerriebene Jod wird in einem Glaskolben mit der Wasserstoffsuperoxydlösung übergeschüttelt u. der Salmiakgeist allmählich unter Umschwenken zugesetzt. Nötigenfalls gibt man, sobald das Jod in Lösung gegangen ist, tropfenweise noch soviel H_2O_2 Lösung zu, bis dieses kein Aufschäumen mehr hervorruft, u. die Mischung weingelb geworden ist. Die Lösung wird filtriert u. in einer Schale auf Wasserbad gestellt, worauf Entfärbung eintritt. Nach dem Eindunsten wird der Rückstand nochmals mit etwas Salmiakgeist befeuchtet u. nachgetrocknet.

Essentia Pepsini.

Spiritus	170,0
Aqua ad	839,0
Tr. Aurant.	12,0
– Vanill	1,5
– aromat.	2,0
Pepsin.	24,0
Glycerin	20,0
Acid. hydrochl	3,0
Sirp. spl.	100 ccm

Tinctur. Rhei vinos (sine vino)

Appetitflüssigkeit: 2,5 Acid. phosph. – tartar. 20,0

Glycerin	90,0
Spiritus	1700,0
Cognakessenz	100,0
Aqua ad	10 L

Bei hartnäckiger Appetitlosigkeit und Magensäuremangel gaben die Hofapotheker „Pepsin-Essenz“: 15 Tropfen 30 Minuten vor den Hauptmahlzeiten (nicht für Kinder!).

stellt wurden, geht aus den Manualen nicht hervor. Gesundheitsweine waren sie mit Sicherheit nicht. Möglich, daß sie als preiswerte Trinkweine an das Personal des Hofes abgegeben wurden. Interessant ist die einfache Zubereitung.

Zunächst wurden aus reifen Früchten einer oder mehrerer Arten 10 l reiner Fruchtsaft gewonnen und dieser Menge 20 l Wasser und 5 kg Zucker zugesetzt. Die Mischung wurde unter Abschäumen ½ Stunde gekocht und dann abgekühlt.

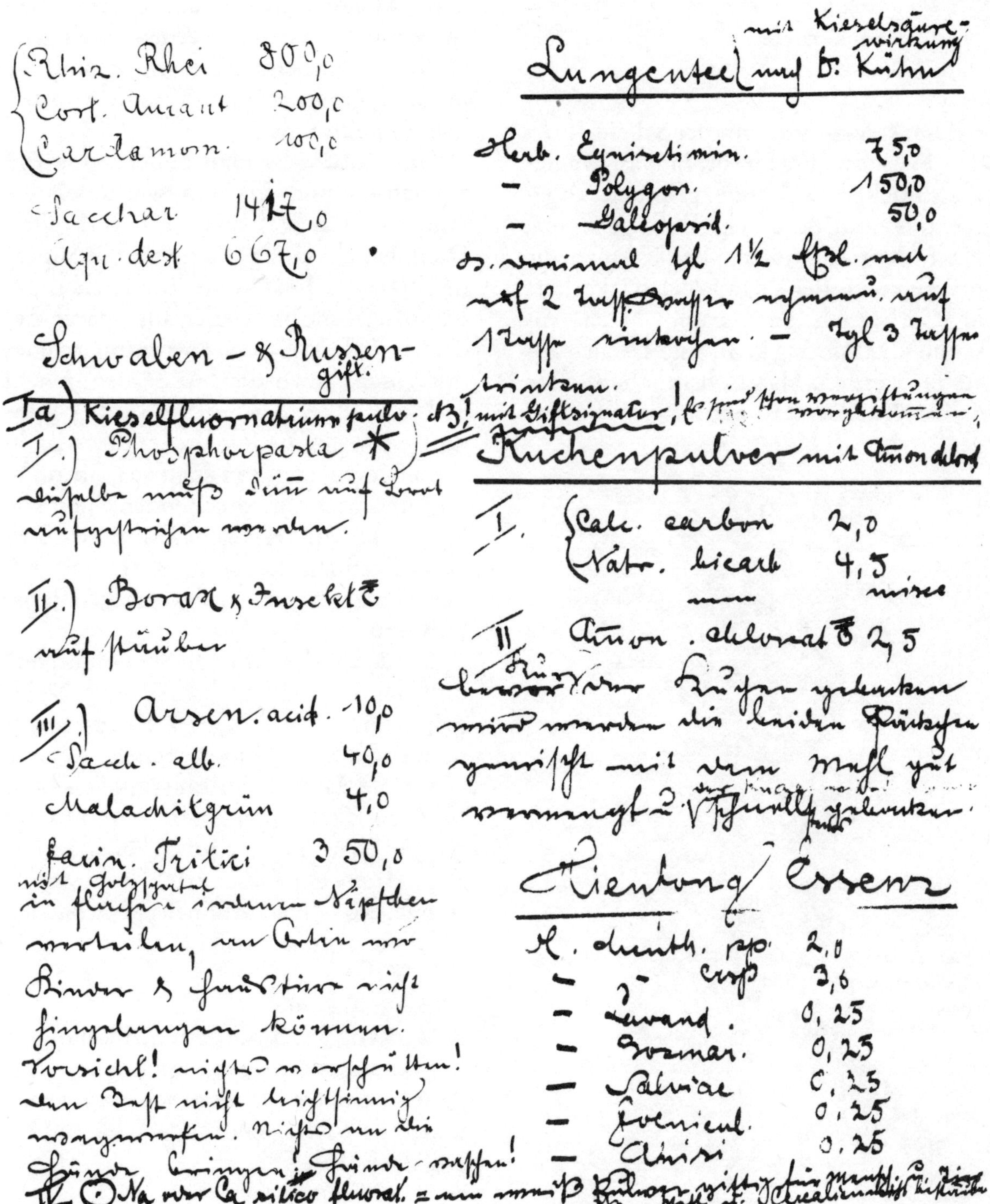
Rhiz. Rhei 800,0
Cort. Aurant 200,0
Cardamom 100,0
Sacchar 1417,0
Aqu. dest 667,0

Schwaben- & Russengift.
Ia) Kieselfluornatrium pulv. [illegible] mit Giftsignatur! [illegible]
I.) Phosphorpasta *
dieselbe muß dünn auf Brot aufgestrichen werden.
II.) Borax & Insektenpulver aufstäuben
III.) Arsen. acid. 10,0
Sacch. alb. 40,0
Malachitgrün 4,0
farin. Tritici 350,0
mit Holzspatel in flachen irdenen Näpfchen verteilen, [illegible] Kinder & Haustiere nicht hingelangen können. Vorsicht! nichts verschütten! den Rest nicht leichtsinnig wegwerfen. Nichts an die Hände bringen, Hände waschen!
IV [illegible] Na oder Ca silico fluorat. [illegible]

Lungentee mit Kieselsäurewirkung nach Dr. Kühn
Herb. Equiseti min. 75,0
— Polygon. 150,0
— Galeopsid. 50,0
ds. zweimal tgl 1½ Eßl. voll auf 2 Tassen Wasser [illegible] auf 1 Tasse einkochen – tgl 3 Tassen trinken.

Kuchenpulver mit Ammonchlorid
I. Calc. carbon 2,0
Natr. bicarb 4,5
misce
II Ammon. chlorat 2,5
Kurz vor dem [illegible] Kuchen gebacken [illegible] werden die beiden Päckchen gemischt mit dem Mehl gut vermengt [illegible]

Hienfong Essenz
Ol. menth. pip. 2,0
— crisp 3,0
— Lavand. 0,25
— Rosmar. 0,25
— Salviae 0,25
— Foeniculi 0,25
— Anisi 0,25

„Schwaben- oder Russengift" hießen Mittel gegen Schaben und Wanzen. Gefährliche Mittel mit mäßiger Wirkung. Mehr darüber auf Seite 177. Die Hienfong-Essenz-Rezeptur finden Sie auf Seite 173.

Im Gärgefäß fügte man 125 g Bäckerhefe zu. Nach beendeter Gärung kann auf Flaschen abgefüllt werden. Der leichte Fruchtwein sollte kühl gelagert werden.

Ananaswein

250 g Ananas
2 kg Zucker
500 g Bäckerhefe
10 l Wasser

Die Ananas wird mit der Schale durch den Fleischwolf gedreht, in dem Wasser und Zucker ½ Stunde gekocht, abgeschäumt und durch ein Tuch gegossen. Nach dem Abkühlen überläßt man die Flüssigkeit unter Zugabe der Bäckerhefe im Gärbottich der Gärung. Nach Abschluß der Gärung kann auf Flaschen abgefüllt werden. Handschriftliche Originalrezeptur der Hofapotheke auf Seite 116.

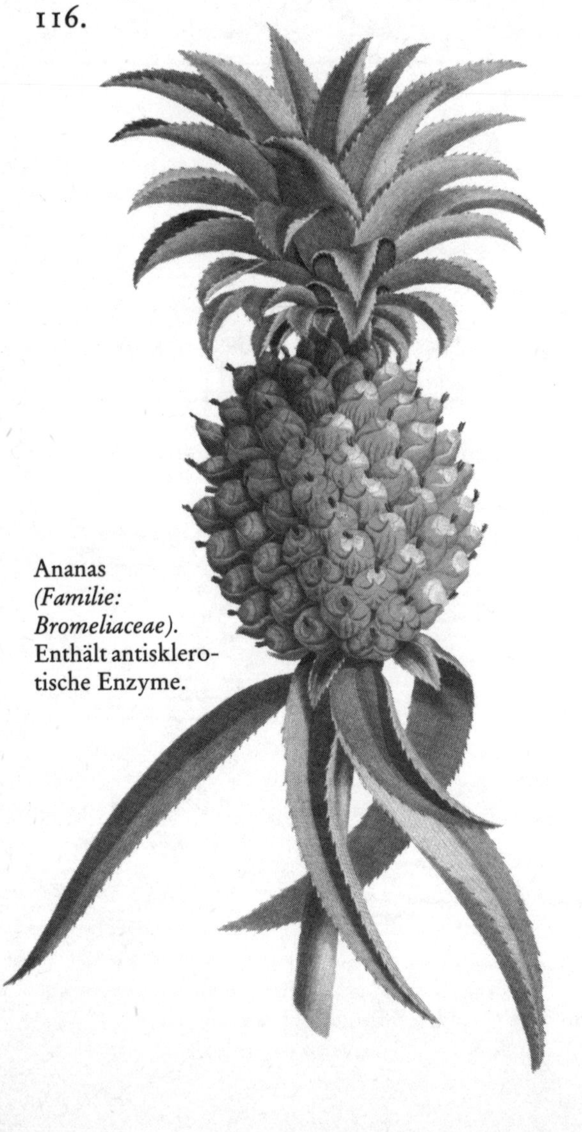

Ananas *(Familie: Bromeliaceae)*. Enthält antisklerotische Enzyme.

Die Apothekenschnäpse und -liköre

Die Rezepturen werden jeweils in den Mengen angegeben, wie sie die Hofapotheker herstellten. Bei Herstellung kleinerer Mengen müssen alle Zutaten entsprechend verringert werden. Weingeist (Alkohol zur Schnapsbereitung) und die meisten Kräuterzutaten sind in Apotheken zu bekommen.

Das Hobby der Hauszubereitung von Schnäpsen und Likören war noch bis zum Zweiten Weltkrieg weit verbreitet. Dann hat das riesige Sortiment in Supermärkten die Lust am Selbermachen gedämpft. Nun, da wieder ans Sparen gedacht wird, ist Schnapsbereitung wieder interessant geworden. Außerdem macht es Nostalgikern sicher Spaß, über hundert Jahre alte Originalrezepturen nicht nur zu lesen, sondern auch auszuprobieren und mit entsprechenden heutigen Produkten zu vergleichen. Ein Großteil der folgenden Rezepturen stammt aus den fünfziger Jahren des vorigen Jahrhunderts.

In allen Fällen können Sie „pfuschen" und der Einfachheit halber statt Weingeist plus Wasser klaren Kornschnaps verwenden. Die angegebenen Zutaten lassen Sie dann in der Flüssigkeit 1 bis 2 Wochen ziehen (mazerieren) und filtern ab. Die Wirkung mag durchaus ähnlich sein. Auch ein Geschmack kommt zustande. Mit dem Originalrezept hat das Produkt dann aber nichts zu tun.

Anisette-Schnaps

Wirksam bei Völlegefühl, Blähungen, Verdauungsstörungen, Bauchweh, Appetitlosigkeit. Günstige, schleimlösende und Hustenreiz mildernde Wirkung bei Erkältungen.

4,2 l Weingeist
3 g Anisöl
1 g Fenchelöl
5,6 l Wasser

20 g zerstoßene Süßholzwurzel
200 g Zucker

In den Weingeist gibt man das Anisöl und das Fenchelöl. Dann werden Wasser, die zerstoßene Süßholzwurzel und der Zucker aufgekocht und nach dem Erkalten mit dem Weingeist vermischt. Nach mehreren Stunden kann abgefiltert werden. Wenn der Anis-Fenchel-Geschmack nicht kräftig genug ist, kann man von beiden Apothekenölen tropfenweise zugeben.

Anisette-Likör

Wirksamkeit wie beim Schnaps. Zubereitung ebenfalls gleich, doch mit 1 kg Zucker. Zum Schluß wird mit Anis-und Fenchelöl noch einmal tropfenweise abgeschmeckt.

Benediktiner-Likör

Verdauungsfördernd, ausscheidend über Haut, Harn und Stuhl (blutreinigend). Ob die Rezeptur der Hofapotheker mit dem geheimgehaltenen Rezept der Benediktinermönche übereinstimmt, ist nicht zu erfahren. Es spricht jedoch vieles dafür, daß ein Mönchlein in der Hofapotheke geplaudert haben könnte – warum sollte das lange und schwierige Rezept sonst notiert worden sein?

Für die Originalherstellung des Benediktiner-Likörs nach dem Manual der Königlich-Bayerischen Leib- und Hofapotheke wird zunächst die folgende Essenz vorbereitet:

2 g Myrrhenöl oder Myrrhentinktur, entzündungshemmend
1 g Cardamomkörner, abführend, würzig
10 g Ingwerwurzel, magenstärkend
10 g Galangwurzel (Geißraute), harn- und schweißtreibend, stoffwechselaktiv
20 g Süßholzwurzel, abführend
10 g Apfelsinensaft
4 g Aloesaft oder Aloe-Extrakt. Falls in der Apotheke nicht erhältlich, kann man ein fleischiges Blatt der Zimmer-Aloe zerquetschen und zugeben. Abführend.

Die Zutaten werden in 160 g Weingeist und 80 g Wasser 8 Tage mazeriert, ausgedrückt und gefiltert.

Nach Zugabe von 20 g auf der Pfanne gebräuntem Zucker und 200 g Weingeist werden beigemischt:

1 Päckchen Vanillezucker
120 g Cumarin (pflanzlicher Duft- und Aromastoff. Wichtige Anmerkung: Cumarin, Aromastoff des Waldmeisters, ist in dieser Menge inzwischen als schädlich erkannt. Nehmen Sie statt dessen die gleiche Menge künstliche Waldmeister-Essenz). Außerdem:
3 g Zitronenöl
3 g Apfelsinenöl
2,5 g bitteres Wermutöl
2 g Galangöl (Geißraute)
1 g Ingweröl
15 Tropfen Anisöl
10 Tropfen Schafgarbenöl

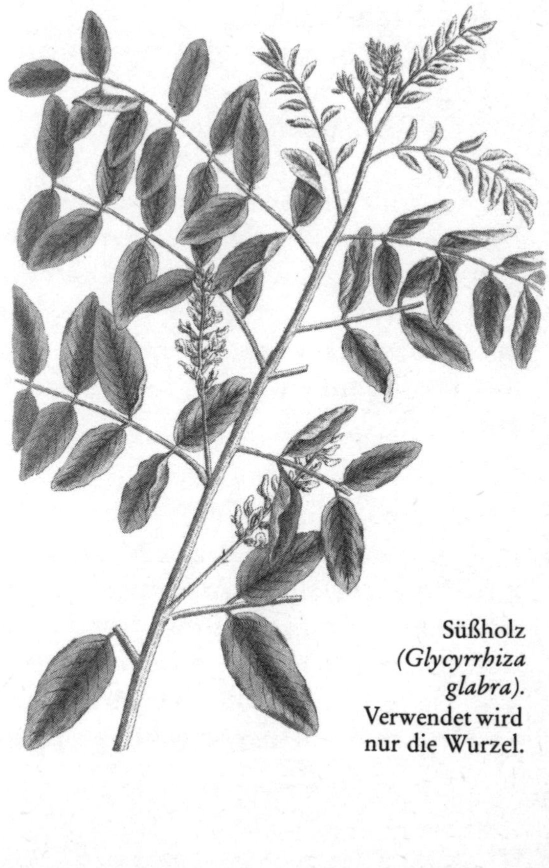

Süßholz *(Glycyrrhiza glabra)*. Verwendet wird nur die Wurzel.

7 Tropfen Sarsaparillaöl
6 Tropfen Angelicaöl
4 Tropfen Ysopöl
2 Tropfen Cardamomöl
2 Tropfen Hopfensaft
je 1 Tropfen Wacholderöl und Rosenöl.

Die Essenz läßt man weitere 8 Tage ziehen und filtert wieder. Nun werden 1600 g Wasser mit 1750 g Zucker aufgekocht, die abgekühlte Lösung wird mit 1700 g Weingeist und der gesamten Essenzmenge vermischt und ein letztes Mal gefiltert: Der Benediktiner-Likör ist fertig!

Boonekamp-Magenbitter

Die Rezeptur haben die Hofapotheker einer alten Apothekenzeitung entnommen, wie aus den Aufzeichnungen hervorgeht. Auch hier bleibt offen, ob die Mischung mit dem heute erhältlichen Magenschnaps identisch ist.

750 g Weingeist-Spiritus
100 g Apfelsinenstücke
30 g geriebene Apfelsinenschale
60 g Enzianwurzel
30 g Faulbaumrinde
15 g Curcumawurzel
25 g Zimtrinde
7,5 g Rhabarberwurzel

Dies alles wird in einer verschlossenen Flasche innerhalb von 8 Tagen mazeriert und dann abgefiltert. Nun kocht man 1650 g Wasser mit 250 g Zucker auf, mischt nach dem Erkalten mit dem gefilterten Alkohol und gibt 40 g Sternanisöl zu.

Chinarinden-Bitterlikör

Chinarinde wirkt gegen Malaria und ihre Folgezustände. Außerdem gilt sie als Rekonvaleszenzmittel nach Infektionskrankheiten und hohem Blutverlust. Sie soll die Blutbildung anregen und ausgleichend auf nervöse Herztätigkeit Einfluß nehmen. Der Ingwerzusatz ist außerdem magenstärkend.

550 g Weingeist-Spiritus
55 g Chinarinde
5,5 g Ingwerwurzel
8 Tropfen Apfelsinensaft
5 Tropfen Zitronenöl

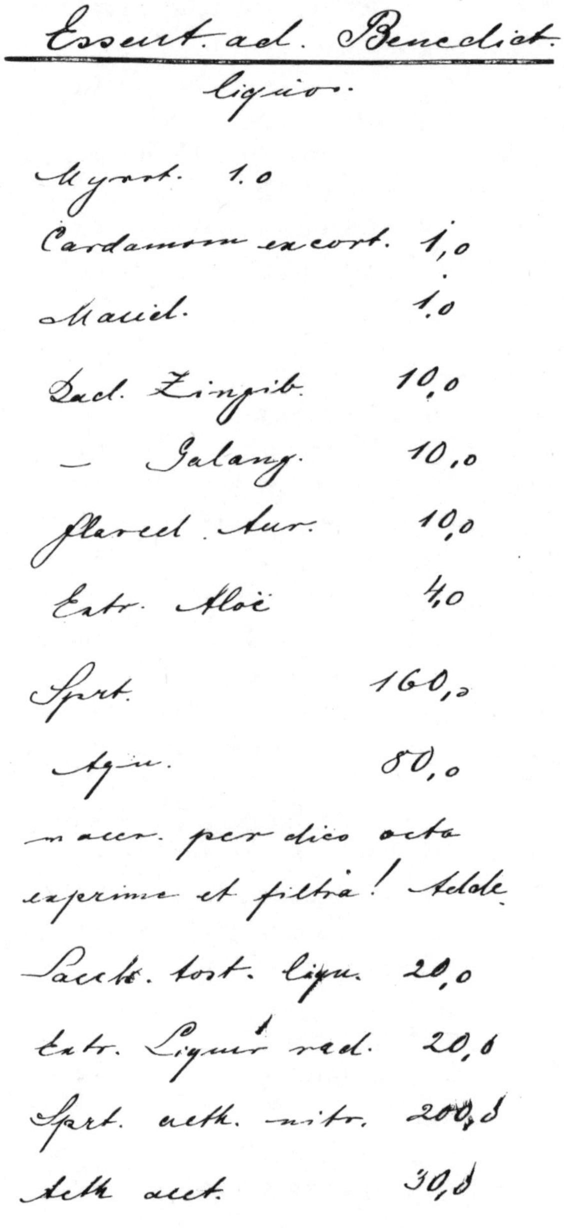
Essent. ad. Benedict.
liquor.

Myrrh. 1,0
Cardamom excort. 1,0
Macid. 1,0
Rad. Zingib. 10,0
— Galang. 10,0
Flaved. Aur. 10,0
Extr. Aloë 4,0
Sprt. 160,0
Aqu. 80,0
macer. per dies octo
exprime et filtra! Adde
Sacch. tost. liqu. 20,0
Extr. Liquir. rad. 20,0
Sprt. aeth. nitr. 200,0
Aeth acet. 30,0
Liqu. Ammon caust 1,0

Der „Benediktiner", wie ihn die Hofapotheker machten: Zuerst eine Essenz…

5 Tropfen Rumaroma
333 g Zucker
55 g Rübensirup
ca. ½ l Wasser

Chinarinde und Ingwerwurzel werden im Weingeist-Spiritus in verschlossener Flasche eine Woche mazeriert, dann gefiltert. Dann gibt man Apfelsinensaft, Zitronenöl und Rumaroma dazu. Das Wasser kocht man mit dem Zukker und dem Rübensirup auf, vermischt die erkaltete Lösung mit dem Mazerat und filtert das Ganze noch einmal.

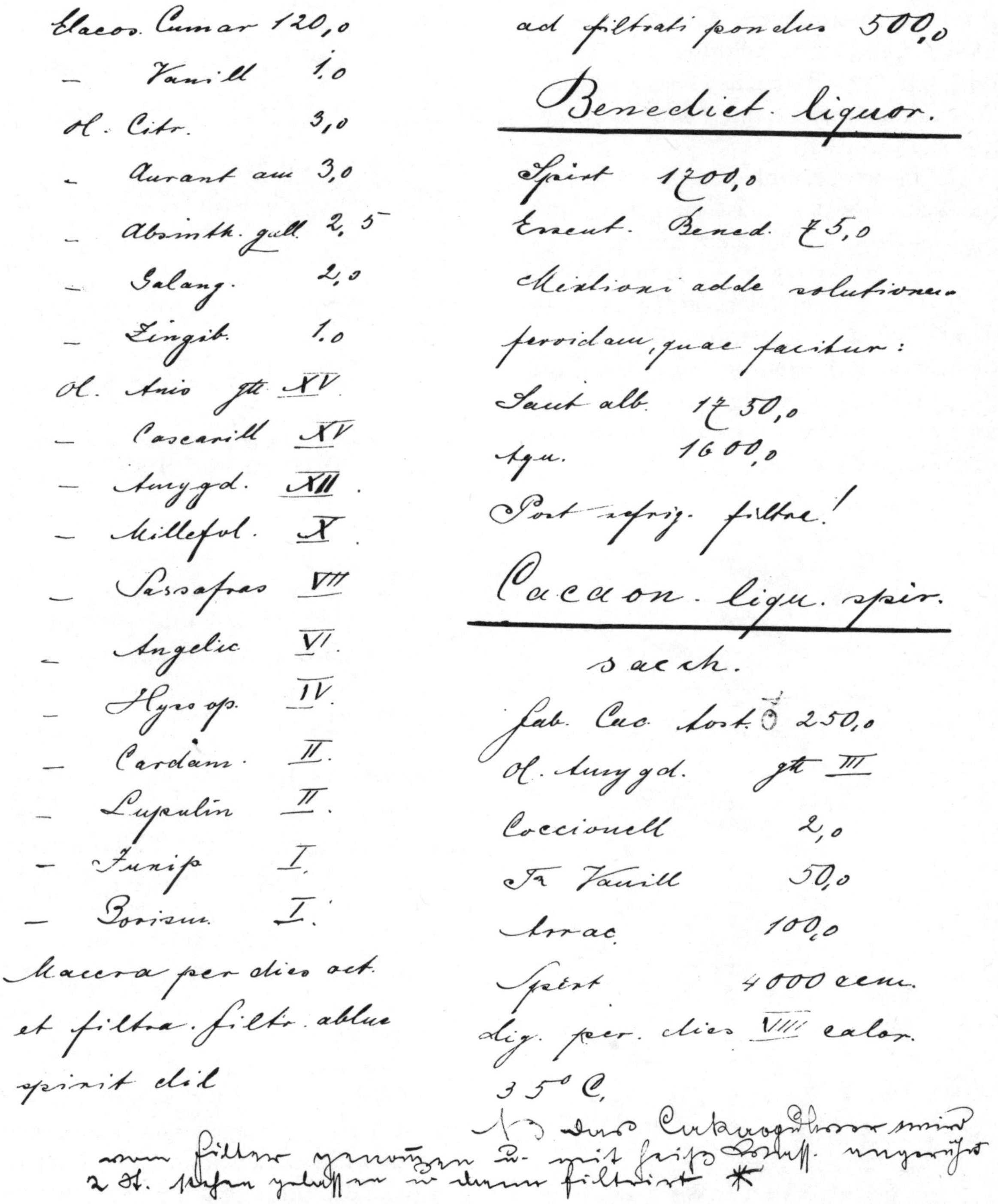
Elaeos. Cumar 120,0
– Vanill 1,0
Ol. Citr. 3,0
– Aurant aa 3,0
– Absinth. gall 2,5
– Galang. 2,0
– Zingib. 1,0
Ol. Anis gtt XV.
– Cascarill XV
– Amygd. XII.
– Millefol. X.
– Sassafras VII
– Angelic VI.
– Hyssop. IV.
– Cardam. II.
– Lupulin II.
– Junip I.
– Borisin I.
Macera per dies oct. et filtra. filtr. ablue spirit dil
ad filtrati pondus 500,0

Benedict. liquor.

Spirt 1700,0
Essent. Bened. 75,0
Mixtioni adde solutionem fervidam, quae facitur:
Sacch alb. 1750,0
Aqu. 1600,0
Post refrig. filtra!

Cacao. liqu. spir. sacch.

Fab. Cac. tost. 250,0
Ol. Amygd. gtt III
Coccionell 2,0
Tr. Vanill 50,0
Arrac 100,0
Spirt 4000 ccm.
dig. per. dies VIII calor. 35° C.

NB das [illegible] wird [illegible] filtern genommen u. mit heiß [illegible] [illegible] 2 St. stehen gelassen u. dann filtriert *

... dann über ein Dutzend verschiedene Aromaöle; war dieser „Benediktiner Likör" eine eigene Erfindung – oder hat ein Mönch in der Hofapotheke „gesungen"?

Genever Wacholder-Likör

Der Wacholder ist ein pflanzliches Hauptmittel zur Ausscheidung über die Nieren. Die harntreibende Wirkung ist bei entsprechender Dosis beträchtlich. Bei rheumatischen Beschwerden, Gicht und leichter Herzschwäche mit geschwollenen Händen und/oder Füßen wird Wacholder angewendet. Auch gegen Magenstörungen, Gasbildung im Magen und Darm. Achtung: Bei Leberschwäche (z. B. nach Hepatitis) darf Wacholder niemals mit Alkohol eingenommen werden!

Die im handelsüblichen Gin enthaltene Wacholdermenge ist zu gering, um wirksam zu sein. Sie dient hier lediglich als Geschmacksträger. Ausleitende Wirkung läßt sich erzielen, indem man in dem Gin noch mal knapp 100 g zerstoßene Wacholderbeeren pro Liter (70 g für die 0,7-l-Flasche) 3 Tage mazerieren läßt und dann abfiltert. Das Originalrezept der Hofapotheke:

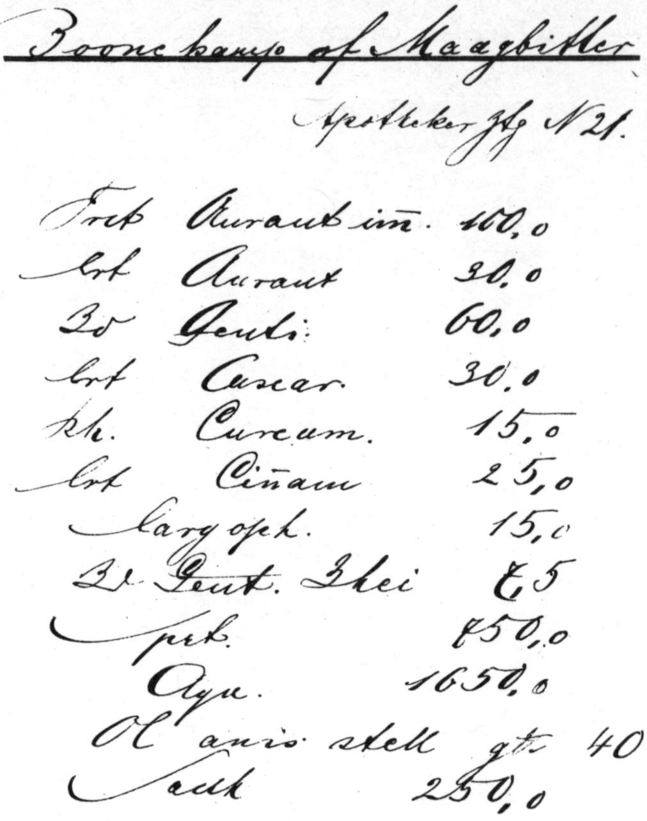
Boonekamp of Maagbitter

Apotheker Ztg N 21.

Tinct Aurant im. 100,0
Tinct Aurant 30,0
Gent. 60,0
Tinct Cascar. 30,0
Curcum. 15,0
Tinct Cinam 25,0
Caryoph. 15,0
Gent. 7,5
Spir. 850,0
Aqu. 1650,0
Ol anis stell gtt 40
Sach 250,0

Der „Boonekamp", wie ihn die bayerischen Hofapotheker mixten. Das Rezept steht auf Seite 122.

16 l Weingeist-Spiritus
3 kg zerstoßene Wacholderbeeren
133 g zerbröckelte Zimtrinde
7,5 kg Zucker
14 l Wasser

Die Wacholderbeeren und die Zimtrinde in dem Weingeist-Spiritus 3 Tage mazerieren, dann abfiltern. Den Zucker in den 14 l Wasser aufkochen und abgekühlt mit dem Alkohol vermischen. Einnahme: bis zu 8 Wochen lang täglich ein Schnapsglas voll vor dem Schlafengehen.

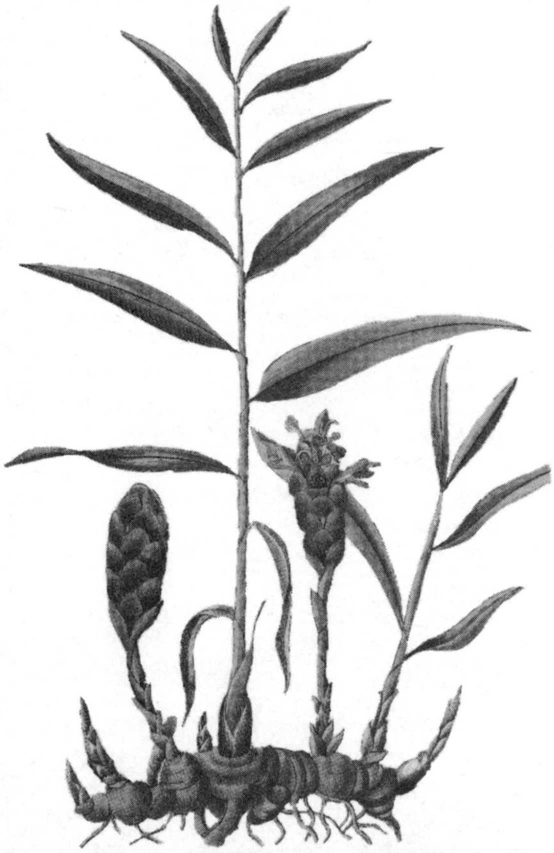
Ingwer *(Zingiber officinale)*. Magenstärkend.

Ingwer-Schnaps

Ingwer gilt als magenstärkende Droge. Sie hilft nicht gegen Magenschmerzen, Gastritis, Magen-Darm-Koliken. Aber sie kräftigt den schwachen Magen, regt die Säurebildung an, bessert dürftigen Appetit und Magenblähungen mit Aufstoßen (Völlegefühl).

Zubereitung der Hofapotheker:
4,5 l Weingeist-Spiritus
200 g zerstoßene Ingwerwurzel
20 g Galangwurzel
5,5 l Wasser
200 g Zucker

Ingwerwurzel und Galangwurzel (Geißraute, harntreibend, verdauungsfördernd) werden in dem Wasser kräftig aufgekocht und nach dem Abkühlen mit dem Weingeist sowie dem Zucker vermischt. Nach 24 Stunden Mazeration werden die Zutaten abgefiltert. Einnahme: 4 Wochen lang allabendlich 1 Schnapsglas voll vor dem Schlafengehen.

Kümmel-Likör

Kümmel und der zur Gattung der Kümmelpflanzen gehörende Anis lindern Magen- und Darmbeschwerden, Aufstoßen, Völlegefühl. Wirksamste Bestandteile dieser Heilpflanzen sind die in den Samen enthaltenen ätherischen Öle. Die Herstellung des Kümmel-Likörs à la Hofapotheke ist sehr einfach:

300 g Weingeist-Spiritus
je ein 25-g-Fläschchen Kümmelöl, Anisöl, Petersilienöl, Rosenöl
1 Stange Vanille
190 g Zucker
knapp ½ l Wasser.

Lassen Sie sich in Ihrer Apotheke je ein winziges Fläschchen (kleinste Abpackung 25 g) Kümmelöl, Anisöl, Petersilienöl und Rosenöl (alle Zutaten zu gleichen Teilen) mischen. Geben Sie davon 1 g (!) in 300 g Weingeist-Spiritus. Legen Sie eine halbe Stange Vanille mit hinein. Kochen Sie 230 g Wasser mit dem Zucker auf und geben Sie die Lösung nach dem Erkalten in den Alkohol. Die Vanille wird nach 2 Tagen herausgenommen (kann nochmals weiterverwendet werden, z. B. für Pudding).

Nach heutigen Erkenntnissen ist Zukker nicht besonders magenfreundlich. Ein herber Kümmel-Schnaps mit nur 15 bis 20 g Zuckeranteil auf die angegebenen Mengen dürfte seine Aufgabe als Verdauungsschnaps und zur allgemeinen Magenkräftigung besser erfüllen. Einnahme: nach schweren und reichlichen Mahlzeiten 1 Schnapsglas voll. Zur Magenstärkung 4 Wochen lang, nach der abendlichen Hauptmahlzeit 1 Schnapsglas voll.

„Mentha" – Pfefferminz-Schnaps

Die Pfefferminze ist, genau wie einst, auch heute noch neben der Kamille die meistgebrauchte Arzneipflanze. Das in den Blättern enthaltene Pfefferminzöl wirkt außerordentlich mild, aber vielseitig: harn- und schweißtreibend, herz- und nervenbelebend, verdauungsfördern, krampflösend und schmerzstillend. Pfefferminze beeinflußt den Leberstoffwechsel und die Aktivität der Gal-

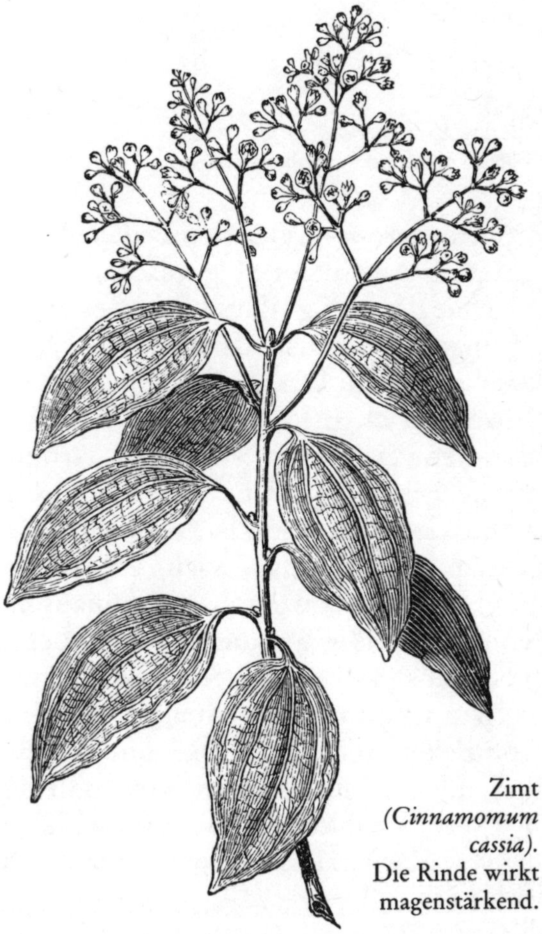

Zimt
(Cinnamomum cassia).
Die Rinde wirkt magenstärkend.

lenblase. Die Herstellung des Pfefferminz-Schnapses nach dem Rezept der Hofapotheke ist sehr einfach:

1 l Weingeist-Spiritus
je 1 winziges Fläschchen Pfefferminzöl, Tannin, Anisöl
80 g Zucker
600 g Wasser

Lassen Sie sich in der Apotheke ein winziges Fläschchen mit Pfefferminzöl und Tannin (aus Blättern gewonnene Gerbsäure, verdauungs- und kontrak-

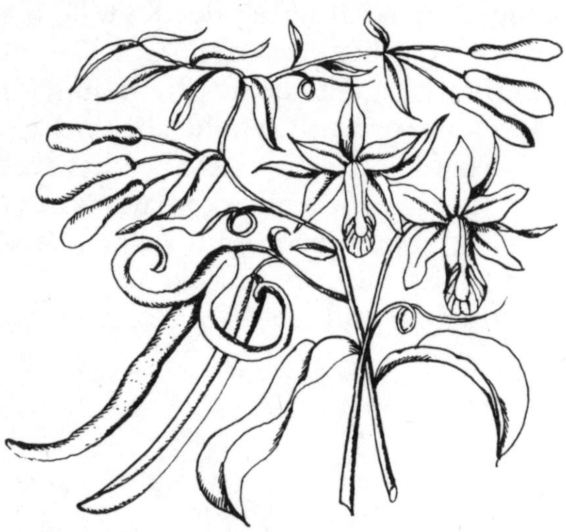

Vanille *(Vanilla planifolia)*.
Galt als erregend. Vor allem Geschmacksträger.

tionsfördernd) zu gleichen Teilen plus 12 Tropfen Anisöl auf 25 g mischen. Nehmen Sie davon 1 g (!) und geben es in den Weingeist-Spiritus. Kochen Sie 80 g Zucker in dem Wasser ab und gießen die Lösung nach Erkalten in den Alkohol. Tropfenweise kann von dem Aromat nachgegeben werden, falls der Geschmack zu schwach ist. Einnahme: als Verdauungsschnaps nach schweren, reichlichen Mahlzeiten 1 Schnapsglas voll. Kurmäßig 4 Wochen lang abends 1 Schnapsglas vor dem Schlafengehen.

Wie schon erwähnt, stellten die Hofapotheker auch Schnäpse und Liköre her, die man nicht zu den „Gesundheitswässern" zählen kann. Einige leicht nachzumachende Rezepte sollen nun folgen:

Der Botenschnaps der Hofapotheke

Offenbar erwarteten Boten, Lieferanten und dienstbare Geister des Hofes gelegentlich einen Schnaps aus der Apotheke als Botenlohn. Es ist auch überliefert, daß die Hofwachen im Winter ab und zu einen „Aufwärmer" bekamen, wenn sie durchgefroren von der Wachablösung kamen. Einfache Zubereitung nach dem Originalrezept:

1900 g Weingeist-Spiritus
20 g Anisöl
8 g Zimtöl
½ l Rübensirup
2 l Wasser

Den Weingeist-Spiritus, das Anisöl, das Zimtöl und den Rübensirup in 2 l abgekochtem Wasser vermischen und abfüllen. Zum Ausprobieren sei der zehnte Teil der angegebenen Menge empfohlen.

Eier-Cognac-„Creme"

12 Eidotter
400 g Zucker
400 g Cognac
50 g Weingeist-Spiritus
6 Tropfen Vanille-Tinktur
3 Tropfen Zitronensäure

Die Eidotter und den Zucker schaumig schlagen, was die Hofapotheker laut Anweisung in einer Emailleschale mit dem Holzquirl besorgten. In einem zweiten Gefäß werden dann der Cognac, der Weingeist-Spiritus, die Vanille-Tinktur (flüssiges Vanille-Aroma gibt es heute im Supermarkt) und die Zitronensäure vermischt und in kleinen Gaben mit der Ei-Zucker-Creme kräftig verrührt.

Teelikör

Eine Spezialität der Bayerischen Hofapotheke, die wohl in Vergessenheit geriet. Jedenfalls ist Teelikör heutzutage nirgendwo zu finden. Er schmeckt ausgezeichnet, zur Teestunde paßt er haargenau (zum Kaffee natürlich nicht).

400 g Weingeist-Spiritus
10 g grüne Teeblätter (Chinatee)
10 g schwarze Teeblätter (Ceylontee)
2 cl Arrak
5 Tropfen Vanille-Aroma
5 Tropfen Bittermandel-Aroma
450 g Zucker
400 g Wasser

In dem Weingeist-Spiritus werden die grünen und die schwarzen Teeblätter ½ Stunde eingeweicht. Dann gibt man ein Schnapsglas voll Arrak und einige Tropfen Vanille-Aroma und Bittermandel-Aroma zu. Das Wasser und der Zucker werden aufgekocht und heiß dem Weingeist zugegeben. Die Mischung wird nach einer knappen Stunde abgefiltert.

Vanille-Likör
500 g Weingeist-Spiritus
2 cl Arrak
5 Tropfen Vanille-Aroma
3 Tropfen Rosenöl
3 Tropfen Bittermandel-Aroma
400 g Zucker
400 g Wasser

Der Weingeist-Spiritus wird mit einem Schnapsglas voll Arrak, Vanille-Aroma, einigen Tropfen Rosenöl und Bittermandel-Aroma vermischt. Dann wird der Zucker in Wasser kochend gelöst, heiß in den Alkohol gegeben und sofort gefiltert.

Zitronenlikör
75 g Zitronensaft
8 Tropfen Orangensaft
1 g ungespritzte Zitronenschale
2 cl Arrak
550 g Weingeist-Spiritus
350 g Zucker
400 g Wasser

Den ausgepreßten frischen Zitronensaft, den Orangensaft, die geriebene Zitronenschale und das Schnapsglas voll Arrak in den Weingeist-Spiritus geben. Dann den Zucker im kochenden Wasser auflösen und nach dem Erkalten zum Alkohol geben. Anschließend kann abgefiltert werden – der Likör bleibt naturtrüb.

In ähnlicher Weise können weitere Fruchtliköre selbstgemacht werden. Da jedoch alle übrigen Fruchtsäfte (z. B. Orange, Erdbeere, Kirsch, Johannisbeere usw.) weniger intensiv schmecken als Zitrone, muß regelmäßig die doppelte Menge Fruchtsaft zur angegebenen Alkoholmenge gegeben werden. Entsprechend nimmt man weniger Wasser, sonst wird der Likör zu dünn. Außerdem sollte die Zuckermenge bei süßeren Früchten verringert werden.

Heilwasser aus deutschen Quellen

Schon die alten Römer schöpften an deutschen Brunnen Heilwasser und transportierten es in Tonkrügen bis in ihre Heimat. Den Bayerischen Hofapothekern waren die heilenden Wirkungen zahlreicher Quellen wohlbekannt. Sie wußten sogar die wichtigsten Inhaltsstoffe der Mineralbrunnen und hatten sie in ihren Manualen notiert.

Vor 120 Jahren wurde am bayerischen Hofe bereits „Emser Kränchen“ gegen Asthma (mit heißer Milch vermischt!), Kissinger Rakoczy-Brunnen gegen Magen-, Darm- und Gallenbeschwerden, Mergentheimer Karlsquelle gegen Verstopfung, Wildunger Helenenquelle zur Nierenpflege und bei Diabetes getrunken, um nur einige Beispiele zu nennen.

Allerdings „sprudelten“ alle diese Quellen in der Apothekenküche. Die Hofapotheker mischten nämlich die Mineralstoffe und gaben das Pulver mit Gebrauchsanweisung an die Patienten: „Eine Messerspitze voll davon gibt man in ein Viertelliterglas, füllt dasselbe zu zwei Drittel mit Sodawasser und dann bis an den Rand mit kochend heißem Wasser…"

Im Gegensatz zu den alten Römern wußten die viel moderneren alten Hofapotheker bereits einiges über Krankheitserreger, die sich im Wasser bilden konnten. Deshalb mißtrauten sie dem umständlichen Transport des Wassers – und machten es einfach selber. Auf ein hundertstel Gramm genau mischten sie die Mineralsalze. Von den „Spurenelementen", die in heutigen Analysen mit einer Genauigkeit von hunderttausend-

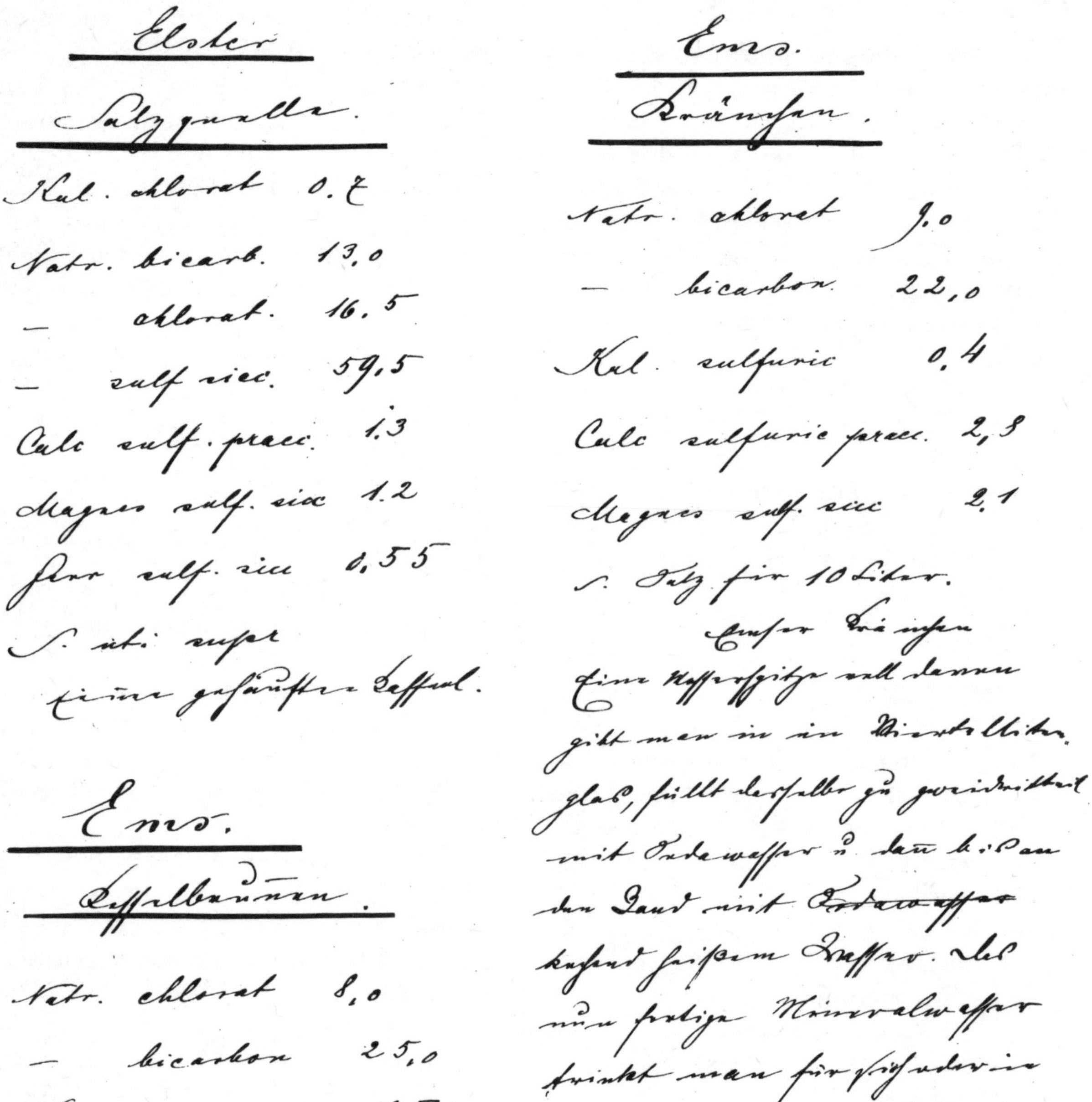
Elster
Salzquelle.
Kal. chlorat 0.7
Natr. bicarb. 13,0
— chlorat. 16.5
— sulf. sicc. 59,5
Calc sulf. praec. 1.3
Magnes sulf. sicc 1.2
Ferr sulf. sicc 0,55
S. ut. supra
Einen gehäuften Löffel.

Ems.
Kesselbrunnen.
Natr. chlorat 8,0
— bicarbon 25,0
Kal. sulfuric. 0,5
Calc sulf. praec. 3.0
Magn. sulf. sicc 2,1
S. ut. supra 1 Wasserglas

Ems.
Kränchen.
Natr. chlorat 9.0
— bicarbon 22,0
Kal. sulfuric 0,4
Calc sulfuric praec. 2,3
Magnes sulf. sicc 2,1
S. Salz für 10 Liter.

Emser Kränchen
Eine Messerspitze voll davon gibt man in ein Mineralwasserglas, füllt dasselbe zu zwei Drittel mit Sodawasser u. dann bis an den Rand mit ~~Sodawasser~~ kochend heißem Wasser. Das nun fertige Mineralwasser trinkt man für sich oder in Vermischung mit heißer Milch. Im letzteren Fall nimmt man statt des heißen Wassers kochend heiße Milch.

Das „Emser Kränchen", ein Heilbrunnen, der heute in Apotheken als Originalabfüllung zu haben ist.
Indikation: Erkrankungen der Atmungsorgane und Asthma.

stel Gramm pro Liter ermittelt werden, wußte allerdings auch der Geheimrat Pettenkofer noch nichts. Daß selbst so winzige Quentchen noch wirksam sein können, hat er wohl gewußt – er kannte ja bereits die Wirksamkeit homöopathischer Dosierungen. (Zur Erinnerung: Die häufig verwendete homöopathische „Potenz“ D 6 enthält einen Wirkstoffanteil auf eine Million Verdünnungsanteile.)

Daß die Hofapotheker die Zusammensetzungen der Heilwässer auf Grund eigener Analysen herausfanden, ist un-

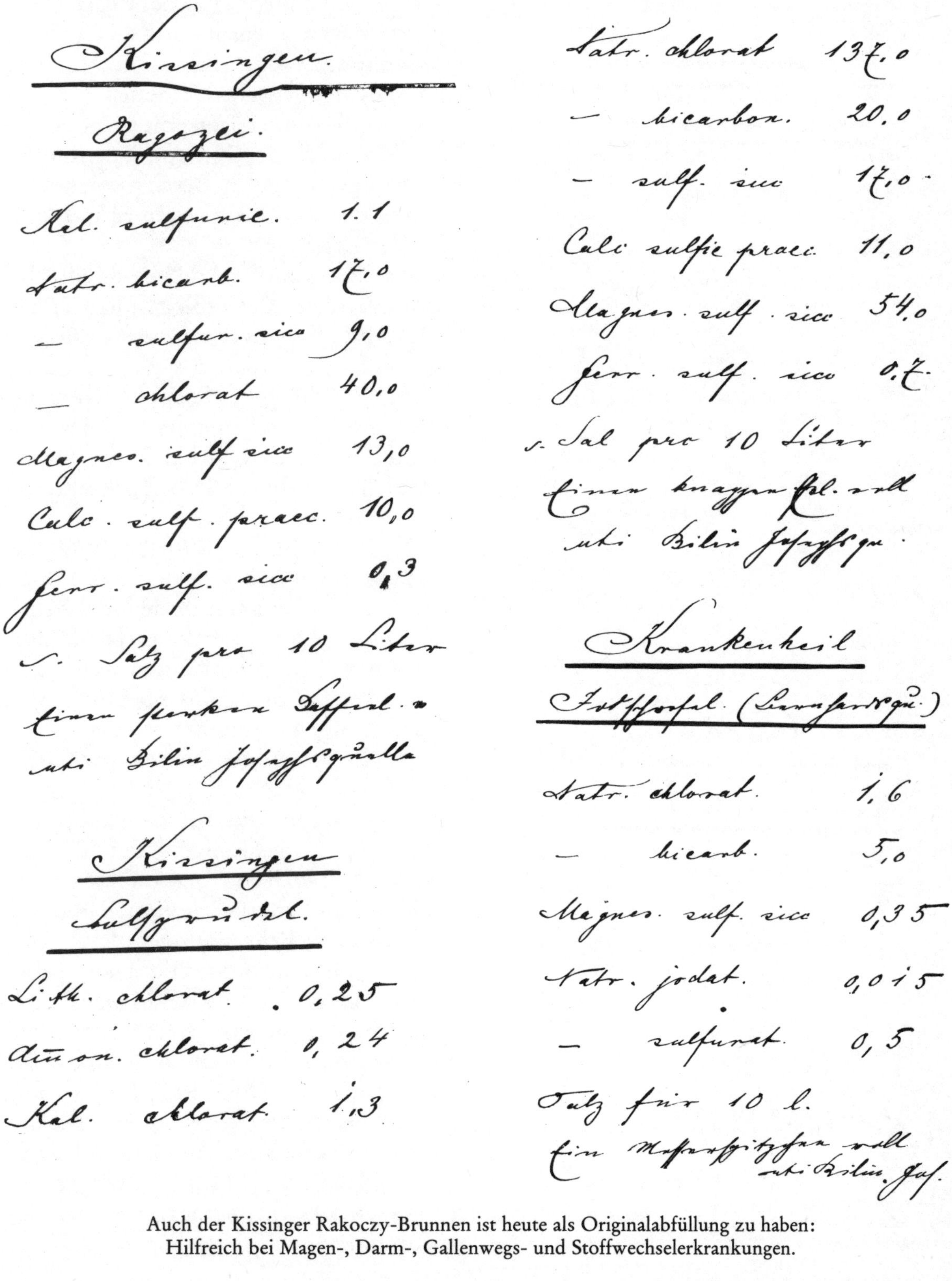
Kissingen.
Ragozi.
Kal. sulfuric. 1.1
Natr. bicarb. 17,0
— sulfur. sicc 9,0
— chlorat 40,0
Magnes. sulf sicc 13,0
Calc. sulf. praec. 10,0
Ferr. sulf. sicc 0,3
s. Salz pro 10 Liter
einen starken Löffel v.
uti Bilin Josefsquelle
Kissingen
Salzgründel.
Lith. chlorat. 0,25
Ammon. chlorat. 0,24
Kal. chlorat 1,3
Natr. chlorat 137,0
— bicarbon. 20,0
— sulf. sicc 17,0
Calc. sulfic praec. 11,0
Magnes. sulf. sicc 54,0
Ferr. sulf. sicc 0,7
s. Sal pro 10 Liter
einen knappen Esslöffel voll
uti Bilin Josefsqu.
Krankenheil
Jodschwefel (Bernhardsqu.)
Natr. chlorat. 1,6
— bicarb. 5,0
Magnes. sulf. sicc 0,35
Natr. jodat. 0,015
— sulfurat. 0,5
Salz für 10 l.
ein Messerspitzchen voll
uti Bilin Jos.

Auch der Kissinger Rakoczy-Brunnen ist heute als Originalabfüllung zu haben: Hilfreich bei Magen-, Darm-, Gallenwegs- und Stoffwechselerkrankungen.

wahrscheinlich. Viel wahrscheinlicher ist, daß die Quellenbesitzer (an manchen Orten wurde bereits gekurt!) der Königlich-Bayerischen Leib- und Hofapotheke ihre Wasseranalysen freizügig überließen.

Heute kann man in jeder Apotheke zur Heimkur oder zum Dauergebrauch zahlreiche Wasser in Originalabfüllung als Versand-Heilbrunnen bekommen.

Zum Beispiel das „Emser Kränchen" aus Bad Ems gegen Erkrankungen der Atmungsorgane und zur Unterstützung bei Asthma bronchiale.

Den Kissinger „Rakoczy-Brunnen" gegen Magen-, Darm- und Gallenwegerkrankungen und zur Unterstützung gegen Stoffwechselkrankheiten.

Den „Kissinger Luitpoldsprudel" (in den Manualen der Hofapotheke Sulfatsprudel genannt) für Beschwerden nach akuten und bei chronischen Erkrankungen der Leber.

Die Überkinger „Adelheidquelle" bei Erkrankungen der ableitenden Harnwege, bei Verstopfung und Gallenbeschwerden.

Die „Wildunger Helenenquelle" bei Erkrankungen der Nieren und Harnwege und unterstützend bei Stoffwechselstörungen, insbesondere Zuckerkrankheit.

Der Vollständigkeit halber muß ergänzt werden, daß sich derzeit rund 40 Versand-Heilbrunnen im Handel befinden. Jeder Apotheker kann fachkundigen Rat geben. Heilbrunnen sind wirksame Medizin. Sie können bei folgenden Erkrankungen eingesetzt werden:

Erkrankungen der Nieren, unterstützend bei Nierensteinen und der ableitenden Harnwege und Blasenleiden; Verstopfung, Erkrankungen der Gallenwege; unterstützend bei Gallensteinen, chronischen Leberbeschwerden und Zuständen nach Erkrankungen der Leber; Magen- und Darmerkrankungen, insbesondere Übersäuerung des Magens, Sodbrennen und Gastritis, unterstützend bei Magengeschwüren. Erkrankungen der Atmungsorgane und der Asthma bronchiale. Unterstützend bei Blutarmut, Stoffwechselstörungen, insbesondere Diabetes, starkem Übergewicht (Fettsucht), Gicht; bei Kalkmangel, Magnesiummangel, Eisenmangel.

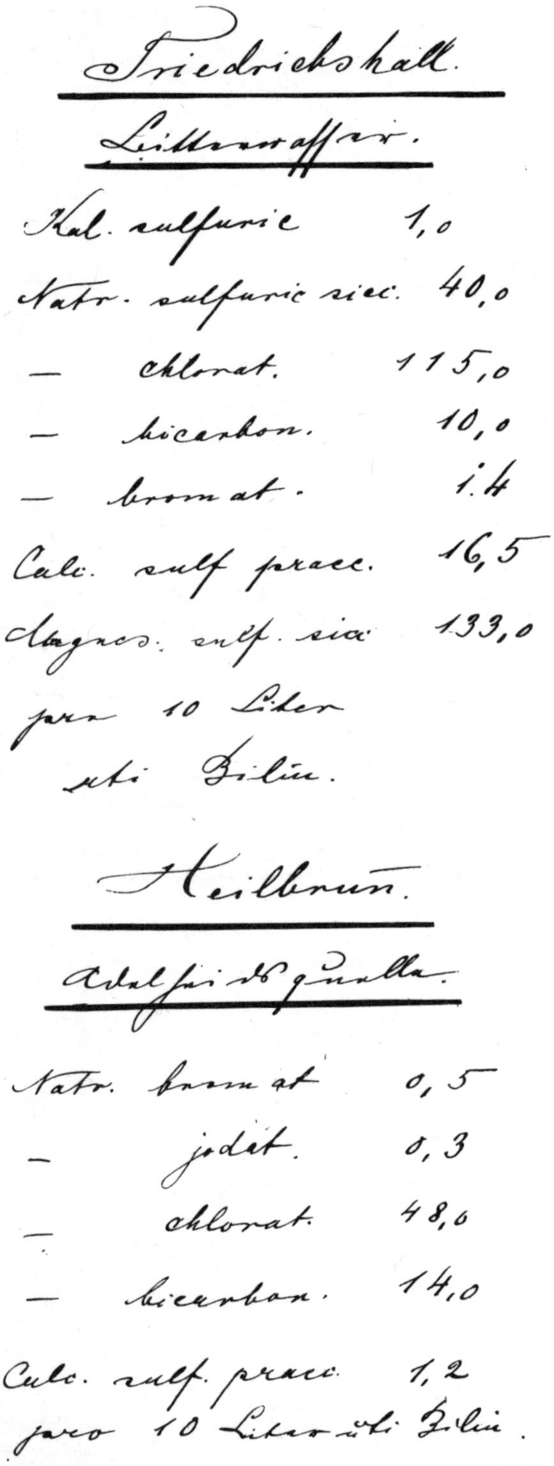

Friedrichshall.

Bitterwasser.

Kal. sulfuric	1,0
Natr. sulfuric sicc.	40,0
— chlorat.	115,0
— bicarbon.	10,0
— bromat.	1,4
Calc. sulf praec.	16,5
Magnes. sulf. sicc	133,0

pro 10 Liter aq. Bilin.

Heilbrunn.

Adelheidsquelle.

Natr. bromat	0,5
— jodat.	0,3
— chlorat.	48,0
— bicarbon.	14,0
Calc. sulf. praec.	1,2

pro 10 Liter aq. Bilin.

Bitterwässer dienen der Abführung und sind stoffwechselaktivierend.

Bei der Wahl des geeigneten Heilwassers kann der Apotheker behilflich sein. Die Kurdauer und die richtige tägliche Trinkmenge hängen von der Art der Beschwerden ab und werden am besten mit dem Arzt besprochen. Auch Herzkranke können bei den oben bezeichneten Beschwerden Heilwässer trinken, jedoch muß die zulässige Trinkmenge vom Arzt bestimmt werden.

Mineralwässer, wie sie in jedem Supermarkt zu haben sind, haben in abgeschwächter Form ähnliche Wirkungen wie Heilwässer. Sie wirken unzureichend bei ausgeprägten Krankheiten und Beschwerden. Sie dienen als tägliches, kalorienfreies, mineralstoffhaltiges Getränk (lt. Gesetz mindestens 1 Gramm pro Liter) ganz allgemein der Gesundheit.

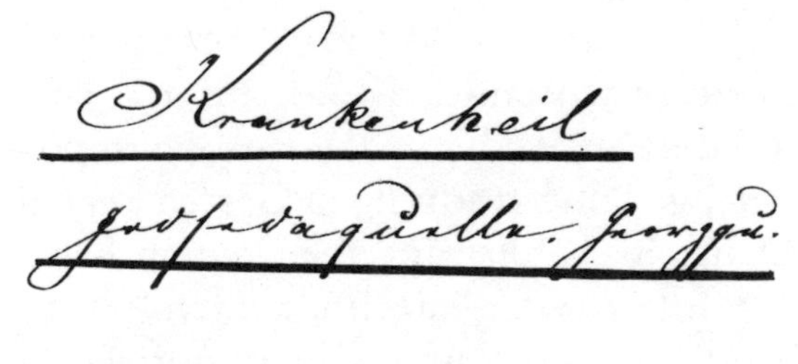

Jodhaltige Mineralwässer sind nützlich für Schilddrüse, Nerven, Haut und sämtliche Innenorgane.

Die Apotheker als Küchenhelfer

Die Deutschen gehen mit Kräutern äußerst sparsam um. In anderen Ländern sagt man uns nach, der Gewürzschatz der deutschen Küche beginne mit Salz und ende mit Pfeffer. Eventuell werden auch noch etwas Petersilie, Dill oder Schnittlauch benutzt. Das ist zu einseitig. Denn schon der medizinisch ganz ungezielte, reichliche, d. h. löffelweise Gebrauch zahlreicher Kräuter in der Küche hat günstige Auswirkungen auf die Gesundheit.

So regt zum Beispiel ein Kraut den Harnfluß, ein anderes die Tätigkeit der Gallenblase, ein drittes die Speichel- und Schleimsekretion an. Die in Kräutern enthaltenen Spurenelemente stärken ganz allgemein das innere Abwehrsystem und regen den Appetit an. Die vielseitigen und bei verschiedenen Kräutern mal ähnlichen, mal ganz verschiedenen Wirkungen ergeben sich aus den pflanzlichen Inhaltsstoffen. Alkaloide, Glykoside, Gerbstoffe, fette und ätherische Öle, Harze, organische Säuren, Eiweißstoffe, Bitterstoffe und Mineralstoffe sind nur die wichtigsten Substanzen unter etlichen anderen, deren Bedeutungen bis heute nicht völlig geklärt sind.

Die alte Königlich-Bayerische Leib- und Hofapotheke verfügte ständig über rund 150 verschiedene Kräuter. Ein Teil davon war sowohl für Heilzwecke als auch für die Küche geeignet. So ergab sich ganz von selbst, daß die Köche des Königs Kräuterzutaten aus der Apotheke bezogen. Es lohnt, sich sowohl mit den gesundheitlichen Wirkungen einzelner Kräuter als auch mit ihren vielseitigen Verwendungsmöglichkeiten in der Küche vertraut zu machen.

Anis

(Pimpinella anisum), auch süßer Kümmel genannt, ist ein einjähriges

Doldengewächs. Seine Ursprungsheimat liegt im östlichen Mittelmeergebiet. Heute wird die uralte Kulturpflanze in Frankreich, Spanien, der Türkei, in Indien und Mexiko, aber auch in der Sowjetunion, Tschechoslowakei und in Bulgarien angebaut. Verwendet werden ausschließlich die Samen des *Anis*. Sie enthalten ätherisches und fettes Öl, Schleimstoffe, Protein und Cholin. In der Naturmedizin wird die Droge gegen Husten und Bronchitis angewendet. Sie ist appetitanregend, verdauungsfördernd, stärker krampflösend als Kümmel und Fenchel und treibt Winde. Die Vermehrung von Bakterien wird gehemmt. Stillende Mütter erzielen durch *Anis* eine stärkere Milchförderung.

In der Küche werden *Anis*samen zum Backen verwendet: *Anis*brot, Pfefferkuchen, *Anis*plätzchen. Angenehmes Würzmittel zu allen auf der Pfanne gedünsteten Pilzgerichten, zu Schmorbraten, roten Rüben und Rotkraut. Eine exotische Komponente bekommen durch *Anis*beigabe Apfel-, Birnen- und Pflaumenkompott sowie chinesisches Dosenobst.

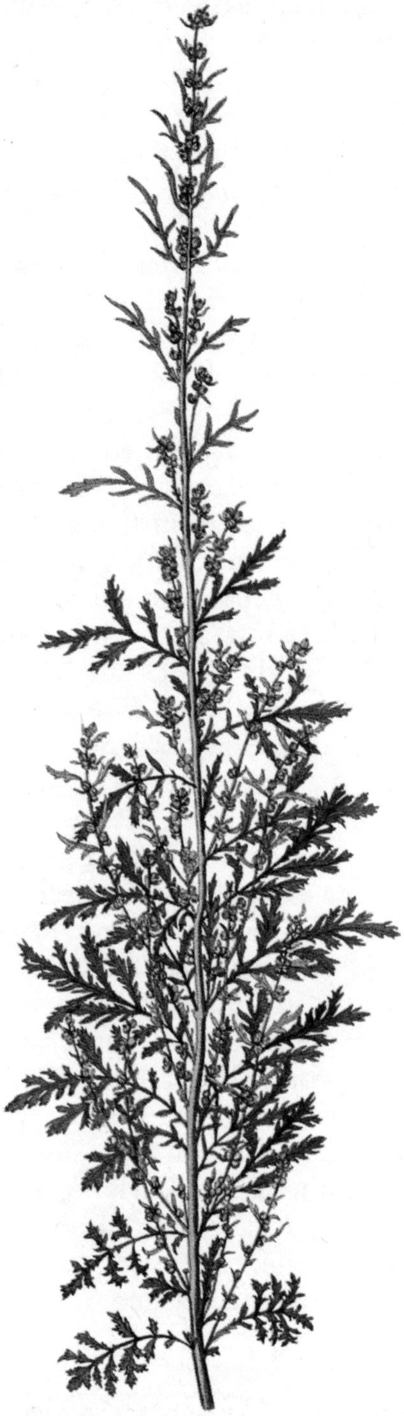

Beifuß *(Artemisia vulgaris)*. Verdauungsfördernd.

Basilikum

(Ocimum basilicum), einjähriges, niedrigwachsendes Kraut, im 16. Jahrhundert aus Indien nach Europa importiert, gedeiht in sonnigen Gärten auch in Deutschland, erträgt aber keinen Frost. Ab Juli werden die blühenden Stengel geerntet. Wirksame Inhaltsstoffe sind ätherisches Öl, Gerbstoffe, organische Säuren, Enzyme, Mineralstoffe. Medizinische Wirkungen: schmerzlindernd, beruhigend, magenstärkend, in Teezubereitungen auch schweißtreibend.

Mit frischem oder getrocknetem *Basilikum* werden vor allem Suppen und Soßen gewürzt. Geeignet für alle Schmorbraten, als Fischwürze, für Pizza und Salate. Mit dem frischen Kraut kann man einen sehr angenehmen Salatessig herstellen.

Beifuß

(Artemisia vulgaris), auch Gänsekraut genannt, weil es in der deutschen Küche fast nur dem Gänsebraten beigegeben wird. Die mehrjährige Staudenpflanze ist in ganz Europa, also auch bei uns, beheimatet. Sie braucht aber einen warmen, sonnigen Platz zum Gedeihen. Geerntet werden die frischen oder getrockneten Blätter oder ganze Stengel der Pflanze. Wichtigste Inhaltsstoffe: ätherische Öle, Bitterstoffe, Cholin, Terpene. In der Medizin des vorigen Jahrhunderts wurde *Beifuß* als Nervenmittel, z. B. bei Epilepsie und Veitstanz, eingesetzt, eine entsprechende Wirkung konnte durch moderne Analysen nicht bestätigt werden. Wirksam ist *Beifuß* bei Störungen im Magen-Darm-Bereich. Die Erfahrungsmedizin stellt außerdem günstige Wirkungen auf die Beckenorgane der Frau fest.

Beifuß ist ein ideales Gewürz für Geflügel und Wild, für Schmorbraten und Hackfleisch. Kleingehackt (und möglichst frisch) schmeckt es gut in Eierkuchen, Suppen, Salaten und Klößen. Harmonisiert ausgezeichnet mit Zwiebeln, Knoblauch und Pfeffer.

Bohnenkraut

(Satureja hortensis) ist ein einjähriges, niedrigwachsendes und wohlriechendes Kraut, das auch bei uns in sonnigen Gärten gedeiht. Seine Heimat ist Südeuropa. Geerntet werden die ganzen Stengel vor der Blüte, also etwa Juni/Juli. Inhaltsstoffe: ätherisches Öl und Gerbstoffe. In der Naturheilkunde gilt *Bohnenkraut* als entzündungshemmend, leicht stopfend und windetreibend. In der alten Volksmedizin gilt die Droge als Liebeskraut – es soll Kraft und Potenz stärken.

Deutsche Hausfrauen verwenden *Bohnenkraut* eben nur, wie es der Name vorschreibt, zu Bohnen, eigentlich nur zu grünen Bohnen. Aber alles fette Fleisch, alle Hülsenfrüchte, Kohlsorten und Soßen schmecken mit *Bohnenkraut* besser. Es eignet sich zu Marinaden, zum Einlegen von Fleisch, frisch auch zu allen Salaten.

Dill

(Anethum graveolens) ist eine einjährige Pflanze, die bis zu 1 Meter hoch wird. Urheimat des *Dill* ist der Orient, heute wird *Dill* überall angebaut. Verwandt mit Kümmel, Fenchel und Anis, werden vom *Dill* sowohl die zarten Blattrispen als auch die Blütenstände mit dem Samen verwendet. *Gartendill* gedeiht sehr schnell, bereits 4 bis 5 Wochen nach der Aussaat kann man die jungen Blattrispen ernten. Hauptwirkstoff ist ein ätherisches Öl. In der Naturheilkunde wird *Dill* als Mittel gegen Magen- und Darmblähungen gegeben. Die Droge hat eine beruhigende Wirkung. Stillende Mütter erzielen eine stärkere Milchförderung.

Dill ist ein Universalgewürz, eignet sich zu Salaten, Mayonnaise, Kräuterbutter, Quark, Fisch, Fleisch, Soßen, Eierspeisen. Insbesondere die Dolden werden zum Einlegen von Gurken und anderem Essig- oder Sauergemüse verwendet.

Estragon

(Artemisia dracunculus), mehrjährige Staudenpflanze, die bis zu 1,20 m hoch wird. Stammheimat der Pflanze ist Zentralasien und der Südosten Rußlands.

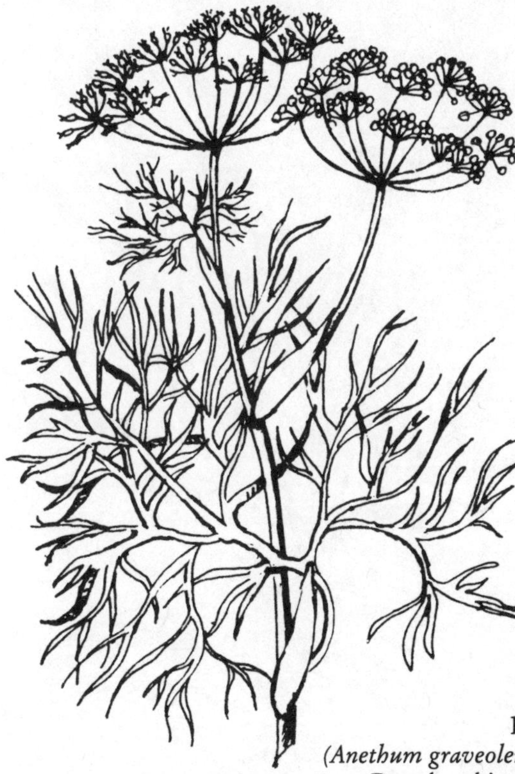

Dill
(Anethum graveolens).
Darmberuhigend.

Heute wird *Estragon* weltweit angebaut. Aussaat ist möglich, überwiegend wird aber ein abgeteilter Wurzelstock eingepflanzt. Ein sonniger Platz im Garten ist nötig, den Winter übersteht die Staude recht zuverlässig, wenn sie zurückgeschnitten und etwas abgedeckt wird. Verwendet werden die jungen Stengel vor der Blüte oder nur die Blätter. Inhaltsstoffe: ätherisches Öl, Bitterstoffe, Gerbstoffe, Enzyme, Mineralstoffe. Medizinische Wirkungen: harntreibend bei Ödemen, wie sie bei Herzleistungsschwäche, Rheuma oder schlechter Nierentätigkeit vorkommen, appetitanregend, verdauungsfördernd.

In der Küche wird *Estragon* gern zu allem „Feinen" genommen: zu Sauce Bernaise und anderen Sahnesoßen, zu Kalbfleisch, feinem Geflügel, gekochtem Fisch, Schalentieren, Kräuterbutter, allen Salatzubereitungen. Mit ein paar frischen *Estragon*-Stengeln kann man einen sehr feinen Salatessig herstellen. *Estragon*-Senf ist eine besondere Delikatesse, auch zur Herstellung von Senfsoßen.

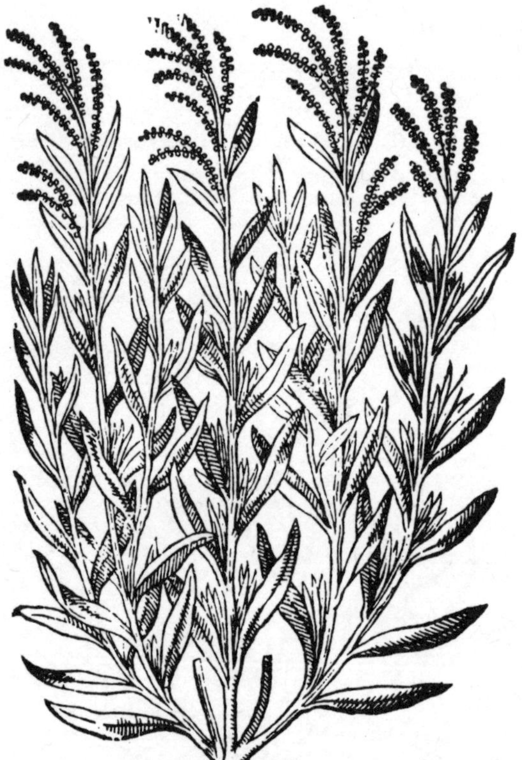

Estragon *(Artemisia dracunculus).*
Harntreibend und verdauungsfördernd.

Fenchel

(Foeniculum vulgare), eine mehrjährige Doldenpflanze, die aber hierzulande nur selten den Winter übersteht. Sie sieht dem Dill ähnlich, riecht stark würzig und wird in Mittelmeerländern wildwachsend bis zu 2 Meter hoch. Verwendet werden die blühenden und die samentragenden Dolden als auch die dillartigen Blattrispen. Wirkstoffe sind ätherische und fettige Öle, Terpene, Zucker, Stärke, Alkaloide, Mineralstoffe und Gerbstoffe. Die medizinische Wirkung des *Fenchels* ist der des Anis ähnlich, nur soll die Wirkung bei Erkältungskrankheiten noch besser sein, der Terpene wegen. Die Droge ist angezeigt bei Blähungen, Magenstörungen, Appetitlosigkeit. *Fencheltee, Fenchelhonig* sind beliebte und erfolgreiche Kinderheilmittel, weil der Geschmack angenehm ist. Wegen seiner krampflösenden Wirkung von Pfarrer Kneipp auch bei Keuchhusten, Asthma und Erkrankungen der Atemwege empfohlen.

Als Küchengewürz werden überwiegend die Samen benutzt, im Mittelmeerraum auch die Blätter (wie Dill). Brot, Kuchen, Plätzchen, Soßen, Suppen, Kartoffeln (auch Pellkartoffeln) schmekken hervorragend mit *Fenchelsamen*. An die Bouillabaise gehören gehackte *Fenchelblätter*. Eine spanische Bauerndelikatesse: ganze Dolden während der Blütezeit, in Eierkuchenteig gestippt, auf der Pfanne mit Öl einseitig gebacken, mit Honig überzogen und dann vom Stiel geknabbert! In den letzten Jahren werden blühende *Fenchel*stiele auch als Dekoration in Blumensträußen verwendet.

Kerbel

(Anthriscus sylvestris), einjährige Doldenpflanze aus Südosteuropa, die in lockerem Boden überall, selbst in Blumentöpfen, gedeiht, wenn sie Sonne hat. Verwendet werden die jungen Blätter bis zur Blütezeit. Wer alle 14 Tage Samen auf ein kleines Stückchen Erde aussät, hat bis zum Frost immer frischen *Kerbel*. Vorräte kann man trocknen oder in Miniportionen tiefgefrieren. Die petersilienähnlichen Blätter enthalten ein ätherisches Öl, ein Glykosid und Mineralstoffe. *Kerbel* hat harntreibende Wirkung und fördert die Verdauung.

Kerbel kann zu allem verwendet werden – genau wie Petersilie, auch mit Petersilie zusammen. Frischen *Kerbel* nimmt man am besten zu Salaten, getrockneten zu Suppen und Soßen. Auch Käsezubereitungen schmecken mit *Kerbel* ausgezeichnet.

Knoblauch

(Allium sativum), in der alten bäuerlichen Sprache auch Knofel, Windwurzel, Alterswurzel genannt, kommt aus Südasien, gedeiht am kräftigsten in Mittelmeerländern, kann auch in heimischen Gärten angepflanzt werden. Verwendet werden die aus einzelnen Zehen bestehenden Zwiebeln. Sie enthalten ein scharfes ätherisches Öl, fettiges Öl, Enzyme, Stickstoff, Proteine, Glykoside, mehrere Vitamine, Fruchtzucker, Jod und Schwefel. Schon in der alten Bayerischen Hofapotheke wurde *Knoblauch* zu Pulver und Pillen verarbeitet und als „Altersmittel" abgegeben. Die Wirkungen sind vielseitig: *Knoblauch* ist schweiß- und harntreibend, krampflösend, verdauungsfördernd, blutdrucksenkend. Die antibakterielle Wirkung des *Knoblauchöls* ist noch in einer Verdünnung von 1:50 000 nachweisbar. Die Droge hemmt arteriosklerotische Ablagerungen in den Arterien und ist blutreinigend. Neueren Forschungen zufolge hindert sie die Bildung von Krebszellen und ist in hoher Dosierung offenbar sogar krebshemmend. Als wirksame Dosis wird täglich 1 Knoblauchzehe (1,5 bis 2 Gramm) angesehen, egal ob roh oder gekocht oder in Tablettenform genossen.

In der deutschen Küche setzt sich *Knoblauch* leider nur zögernd durch – im Gegensatz zum Balkan und zu den Mittelmeerländern, wo das Gewürz praktisch zu allem und jedem benutzt wird. Hervorragend geeignet ist *Knoblauch* zu fettem Fleisch, zu Hammel, Hase, Kaninchen, Huhn, in Suppen und Soßen. In der spanischen Paella ist es unentbehrlich. Aus 6 bis 10 Zehen und 200 g Mayonnaise kann man eine kräftige *Knoblauchmayonnaise* bereiten, die sich zu Fondue und kurzgebratenem Hammelfleisch eignet. In Essig (2 Teile Essig, 1 Teil Wasser) eine halbe Minute überbrüht und eingelegt hält sich *Knoblauch* im verschlossenen Glas bei kühler Lagerung monatelang, verliert dabei nicht seine Wirksamkeit, wohl aber den ihm anhaftenden penetranten Geruch.

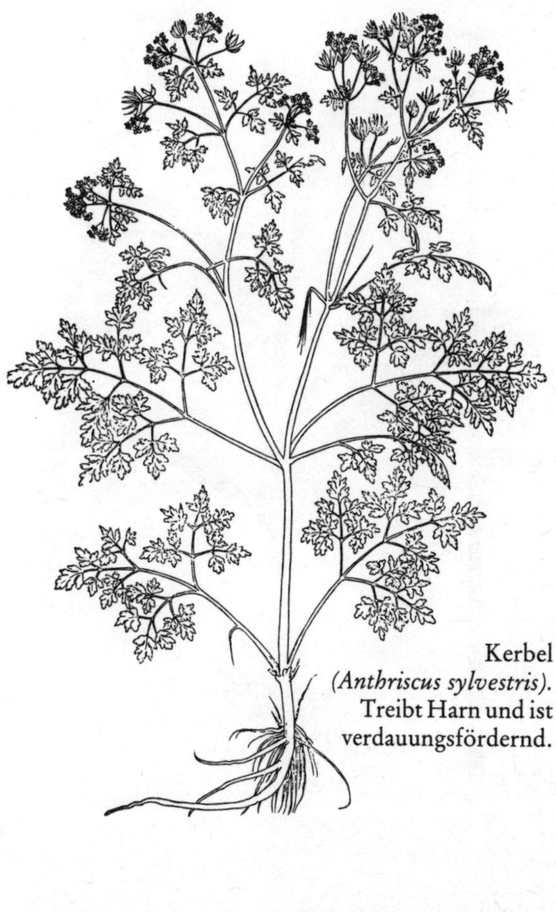

Kerbel
(Anthriscus sylvestris).
Treibt Harn und ist verdauungsfördernd.

Kümmel

(Carum carvi), ein zweijähriges Doldengewächs, ist mit Anis, Fenchel, Dill artverwandt. Er ist in ganz Europa zu Hause, man kann ihn gelegentlich wildwachsend auf Wiesen finden. Er wird in spezialisierten Gartenbaubetrieben gezüchtet. Verwendung finden ausschließlich die Samen. Hauptinhaltsstoffe sind ätherisches Öl, fettiges Öl, Terpene und Proteine. Seine medizinische Wirkung richtet sich auf die Verdauung. *Kümmel* wirkt blähungslindernd und krampflösend bei rumorendem Bauch. Stillende Mütter erzielen durch *Kümmel* eine bessere Milchförderung.

Möglicherweise ist *Kümmel* das älteste Gewürz überhaupt: *Kümmelsamen* wurden bei der Ausgrabung steinzeitlicher Pfahlbauten entdeckt. Als Würzmittel bestens geeignet zu allen Kohlsorten, zu Hammel- und Schweinebraten, Kartoffeln in jeder Form und in Käsezubereitungen. Seine sparsame Verwendung in der Küche und beim Backen *(Kümmelbrot)* erklärt sich wohl damit, daß die spitzen Samen fast immer zwischen den Zähnen hängenbleiben. Dem läßt sich abhelfen: *Kümmel* kann mit der *Kümmelmühle* zermahlen werden. Zermahlener *Kümmel* verliert dann allerdings bald seinen Geschmack und sollte deshalb nicht lange aufbewahrt werden.

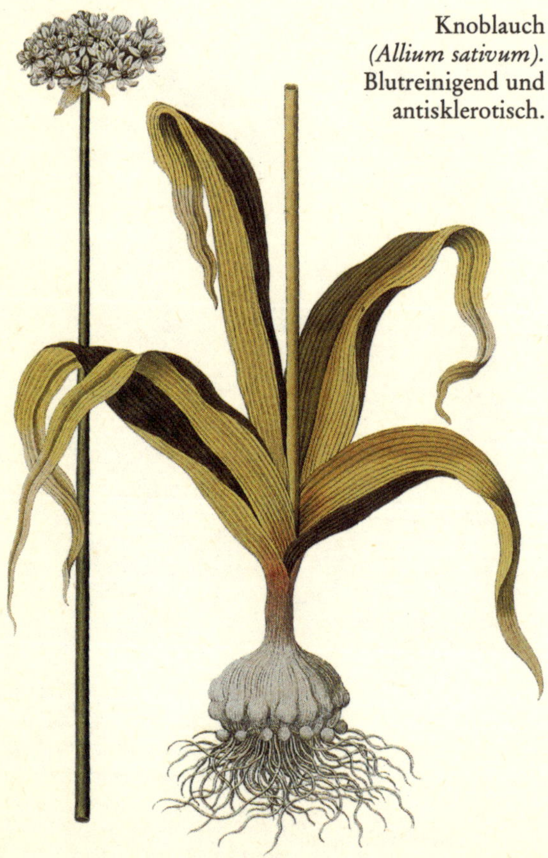

Knoblauch *(Allium sativum)*. Blutreinigend und antisklerotisch.

Liebstöckel

(Levisticum officinale), auch Maggikraut genannt. Die mehrjährige Doldenpflanze hat ihre Urheimat in Persien, wächst aber auch bei uns winterfest in jedem Garten. Eine einzige Staude, die mit ihren sellerieähnlichen Blättern noch dazu hübsch aussieht, deckt den ganzen Sommer über den Haushaltsbedarf. Verwendet werden die Blätter, die schon beim Zerreiben zwischen den Fingern einen maggiartigen Geruch haben. Hauptinhaltsstoffe sind ätherisches Öl, Glykoside, Ameisen-, Gerb-, Zitronen- und Apfelsäure, Harz, Fruchtzucker und Pektin. In der Naturheilkunde wird die Droge zum Harntreiben und Abführen verwendet. Harnwegsentzündungen werden günstig beeinflußt, periodische Störungen ebenso. Die Glykoside haben eine herzkräftigende Wirkung.

In der Küche „ersetzt" *Liebstöckel* das ganze Suppengrün. Die Verwendung fertiger Würzsoßen wird durch das Kraut überflüssig. Feingehackt gibt man *Liebstöckel* vor allem in Suppen und Soßen, aber auch zu Braten und Hackfleisch. In kleinen Gaben eignet sich das frische Kraut auch zu Salaten und Käsezubereitungen. Die reifen Samen der Dolde können als Einmachgewürz für Essiggemüse und zum Würzen von Pilzgerichten benutzt werden.

Lorbeer

(Lauris nobilis) wächst als Strauch oder Baum mit immergrünen, lederartigen Blättern. Er ist überall am Mittelmeer zu Hause, braucht warmes Seeklima. Der *Lorbeerbaum* läßt sich zwar als Zimmerpflanze halten, braucht aber viel Licht und im Winter nur mäßige Wärme. Verwendet werden in der Küche ausschließlich die Blätter, in der Heilkunde vor allem die schwarzen öligen Beeren. Wichtigste Inhaltsstoffe sind festes, kristallinisches Fett, fettiges und ätherisches Öl, Glykoside und Bitterstoffe. In der Medizin wird das Öl zu Salben und Einreibungen bei Rheuma und Hautkrankheiten verwendet. Die Naturheilkunde spricht dem *Lorbeer* außerdem günstige Einflüsse bei Grippe, Husten, Bronchitis zu. *Lorbeer* regt den Appetit an.

Lorbeerblätter werden in unserer deutschen Küche allerdings viel zu sparsam allen Schmorbraten, Suppen und Gemüsegerichten beigegeben – verdoppeln Sie Ihre übliche Menge. Das Gewürz eignet sich auch zu jeder Marinade, z. B. zum Einlegen von Heringen, Sauerbraten, zur Bereitung von Sülzen. Gemahlenes *Lorbeerpulver* ist viel intensiver, daher muß es sparsam, mit der Messerspitze verwendet werden.

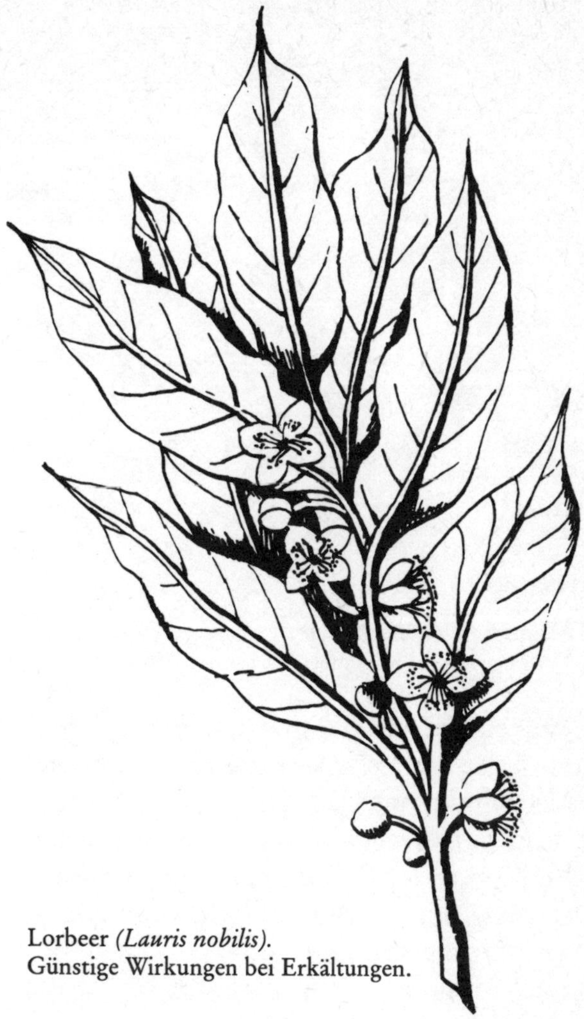

Lorbeer *(Lauris nobilis)*.
Günstige Wirkungen bei Erkältungen.

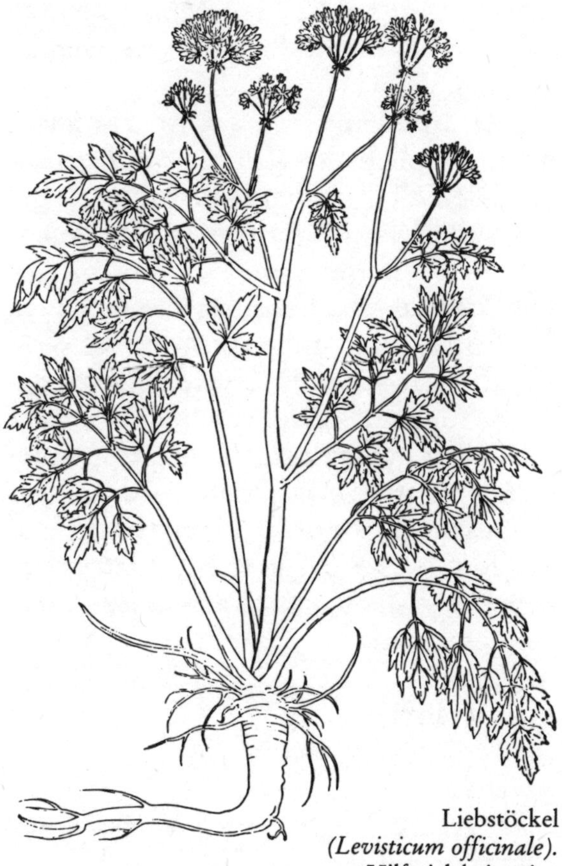

Liebstöckel
(Levisticum officinale).
Hilfreich bei periodischen Störungen.

Majoran

(Majorana hortensis) ist ein meist einjähriges Kraut mit stark astigen Stengeln und kleinen Blättern und Blüten. Seine Heimat ist der Mittelmeerraum, wo es wildwachsend, heute aber überwiegend angebaut, als *Oregano* (Origanum majorana) bezeichnet wird. *Oregano* und *Majoran* schmecken nicht vollkommen gleich. *Majoran* hat den typischen Geschmack, wie man ihn aus einfacher Leberwurst kennt – im Volksmund wird das Gewürz deshalb auch *Leberwurstkraut* genannt. *Oregano* hat zusätzliche Geschmackskomponenten, die es als

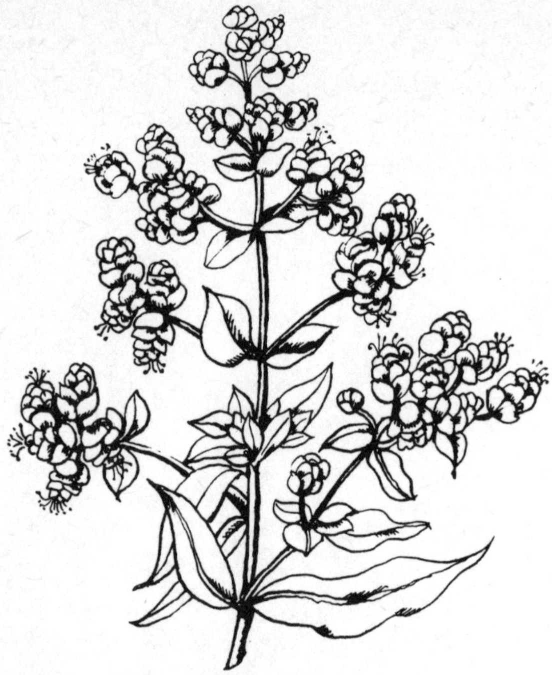

Majoran *(Majorana hortensis)*.
Beruhigend und krampflösend für den Magen.

Würzmittel reicher machen. Beide Arten enthalten ätherisches Öl und Gerbstoffe. Verwendet werden Blätter und Blüten. *Majoran/Oregano* wird in der Naturheilkunde als Mittel zur besseren Verdauung eingesetzt. Es wirkt beruhigend und krampflösend im Magen-Darm-Bereich. Günstige Einflüsse übt es auf die Atemwege aus, besonders bei Katarrhen.

Das getrocknete Kraut paßt grundsätzlich in jedes Gericht, kann seines kräftigen Aromas wegen aber nicht immer eingesetzt werden – es würde „alles gleichmachen". Es paßt wunderbar zu Fleisch, auch zu Kurzgebratenem, zu Bratkartoffeln, in Hackfleisch, Fleischpasteten, Knödel, zu Hülsenfrüchten, in aufgebratene Blut- und Leberwurst und in Salate. Ob man dem „deutschen" *Majoran* oder dem „wilden" *Oregano* den Vorzug geben will, muß nach eigenem Geschmack entschieden werden.

Melisse

(Melissa officinalis), auch Zitronenkraut, Herzkraut, Frauenwohl, Mutterkraut genannt. Aus den Volksbezeichnungen geht bereits hervor, daß es sich um eine sehr vielseitige Heilpflanze handelt. Sie stammt aus dem Mittelmeerraum, wird heute auf riesigen Feldern angebaut. In heimischen Gärten übersteht *Melisse* nur selten den Winter, gedeiht aber als einjährige Pflanze sehr gut an sonnigen Plätzen. Verwendet werden die Blätter. Sie enthalten ätherisches Öl, Gerbstoffe, Harz, Schleim, Bitterstoff, Enzyme und frisch auch Vitamine. In der Heilkunde wird die *Melisse* als schweiß- und windetreibendes Universalmittel *(Melissengeist)* in alkoholischer Lösung eingesetzt. Magen- und Darmkoliken klingen ab, Erkältungen werden gebessert. *Melisse* wirkt herzkräftigend, dämpft Migräne, bessert Appetit und senkt sanft den Blutdruck. Die Droge hat behutsam ausgleichenden Effekt: Sehr müde Menschen können durchaus munterer werden, während sehr aufgekratzte Leute beruhigende Wirkung empfinden. Pfarrer Kneipp empfiehlt warme *Melissenbäder* zur Beruhigung vor dem Schlafengehen. Außer dem *Melissengeist* kann die Heilpflanze auch zu zahlreichen Gesundheitstees verwendet werden.

Der *Melissengeschmack* ist sehr angenehm, ähnlich der Zitrone. *Melissentee* wird deshalb in vielen Haushalten als gesundes, erfrischendes Getränk im Wechsel mit Pfefferminztee, Malventee, Apfelblütentee getrunken, im Sommer auch als Eistee. Fast unbekannt ist die Verwendung frischer *Melissenblätter* zu Salaten, Suppen, Soßen, Fisch, Pilzen, Reis – zu allem, wozu man auch Zitrone verwenden kann. Das Kraut wird niemals mitgekocht, sondern kleingehackt auf das fertige Gericht gestreut oder untergemischt. Milchgetränke nehmen Zitronengeschmack an, ohne zu gerinnen. *Melissenbowle* ist ein erfrischendes Sommergetränk.

Muskat

(Myristica fragans, auch Muskat moschata) ist auf den Molukkeninseln Amboina und Banda, außerdem auf Borneo,

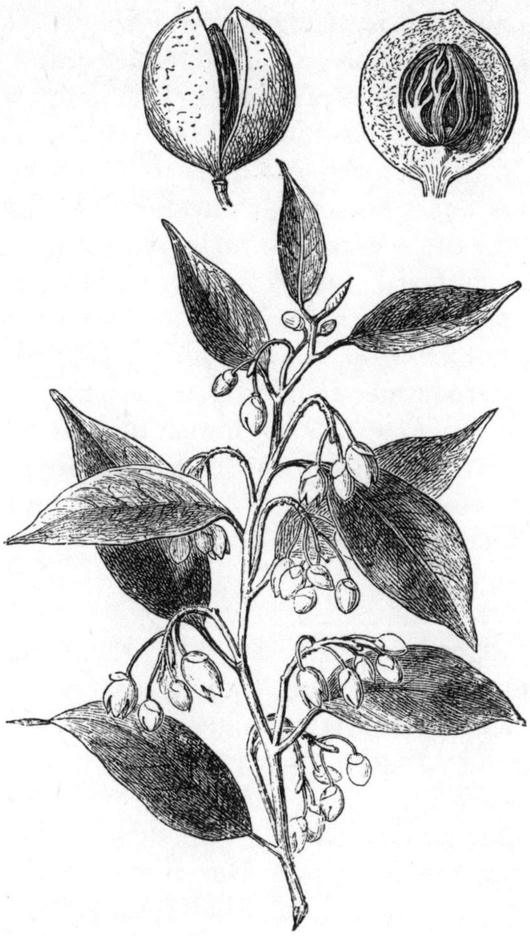

Muskat *(Myristica fragans)*.
Gegen nervöse Verdauungsstörungen und Blähbauch.

Java, Sumatra, in Indien und Brasilien zu Hause und wird von dort importiert. Die *Muskatfrucht* des Baumes wird in reifem Zustand geerntet, der Kern ausgeschält und getrocknet, dann zum Schutz gegen Schimmel und Insekten in Kalkmilch getaucht. Die *Muskatnuß* ist eine wertvolle Droge und wird sowohl in der Medizin als auch in der Tierheilkunde verwendet. *Muskat* hilft bei Verdauungsstörungen, vor allem bei Aufstoßen und Blähungen, Trommelbauch, Darmkoliken, nervösen Magenbeschwerden. Die Naturheilkunde kennt außerdem *Muskatumschläge* und Kräuterkissen als Auflage bei Erkältungskrankheiten und Atemwegsbeschwerden. Wirksam sind die ätherischen Öle der *Muskatnuß* sowie Stärke, Dextrin, Gerbsäure, fettes Öl und *Muskatsäure*.

Muskat gehört in die Béchamelsoße, paßt zu Blumen- und Rosenkohl, Spinat, in Gemüsetöpfe, Rahmsuppen, in Käsefondue, Muschelgerichte, zu Braten, Wurst und Pasteten. Die frisch geriebene Nuß ist kräftiger als fertig gemahlenes *Muskatpulver*.

Nelken

(Szygium aromaticum), auch *Gewürznelken* genannt, stammen keineswegs von einer Nelkenart, sondern vom bis zu 10 m hohen *Nelkenbaum*, der auf den malaiischen Inseln zu Hause ist, heute überwiegend auf ostafrikanischen Inseln (Sansibar, Pemba) angebaut wird. Geerntet und getrocknet werden die noch nicht entfalteten Blütenknospen. Sie enthalten ein ätherisches Öl, das appetitanregend und verdauungsfördernd wirkt. In China werden heute noch *Gewürznelken* gegen Zahnschmerzen gekaut. Chinesen und Römer nahmen *Nelken* stundenlang in den Mund, um einen angenehmen Atem zu haben.

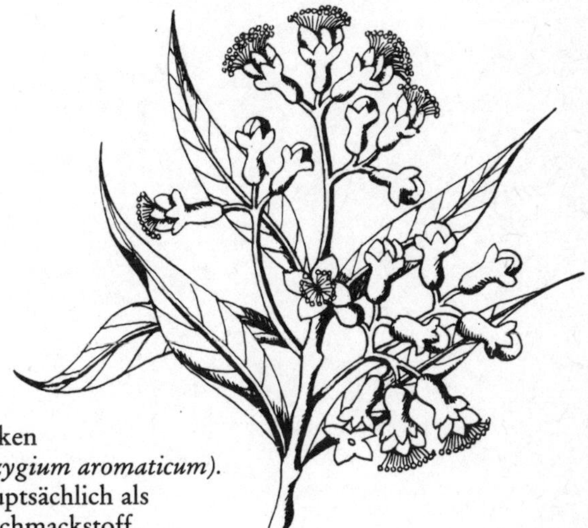

Nelken
(Syzygium aromaticum).
Hauptsächlich als
Geschmackstoff,
auch appetitanregend.

Nelken kann man in kleiner Menge fast jedem Gericht zugeben. In Rotkohl, zu Karpfen, Wildgerichten, Kompotten, süß-sauer eingelegten oder eingemachten Kürbissen, Gurken, Pflaumen, Kirschen und in Marinaden sind *Nelken* unentbehrlich. Bratäpfel sollen mit *Nelken* gespickt werden, bevor man sie im Ofenrohr bräunt.

Petersilie

(Petroselinum sativum). Verschiedene Arten mit krausen oder glatten Blättern, mit ausgeprägter Gemüsewurzel oder feinem Wurzelwerk, gedeihen nach der Frühjahrsaussaat hierzulande in jedem Garten, obwohl die Heimat der *Petersilie* in Südeuropa liegt. Verwertet werden vor allem Kraut und möhrenähnliche Wurzel, in der Medizin auch die Samen. *Petersilie* enthält ätherisches Öl, Schleim, Mineralstoffe, ein Glykosid und die Vitamine B1 und B2. *Petersilie* wirkt harntreibend. Die Samen enthalten Apiol, das zu Nierenreizungen, Magen- und Darmentzündungen, Leberschädigung und Kreislaufstörungen führen kann. Auch in Blättern und Wurzeln ist eine geringe Apioldosis enthalten, sie bleibt aber unschädlich, wenngleich chronisch Nierenkranke *Petersilienwurzel* nicht massenhaft als Gemüse essen und das Kraut nur sparsam verwenden sollten.

In der deutschen Küche ist *Petersilie* eines der wenigen Gewürzkräuter, das relativ oft, wenn auch meist sparsam gebraucht wird. Der Anwendungsbereich ist bekannt. Frisches oder getrocknetes *Petersilienkraut* soll man nie mitkochen, sondern immer dem fertigen Gericht beimischen. *Petersilie* kann man im Garten ziehen oder davon in der Saison preiswert einen größeren Vorrat kaufen und in kleinen Portionen einfrieren.

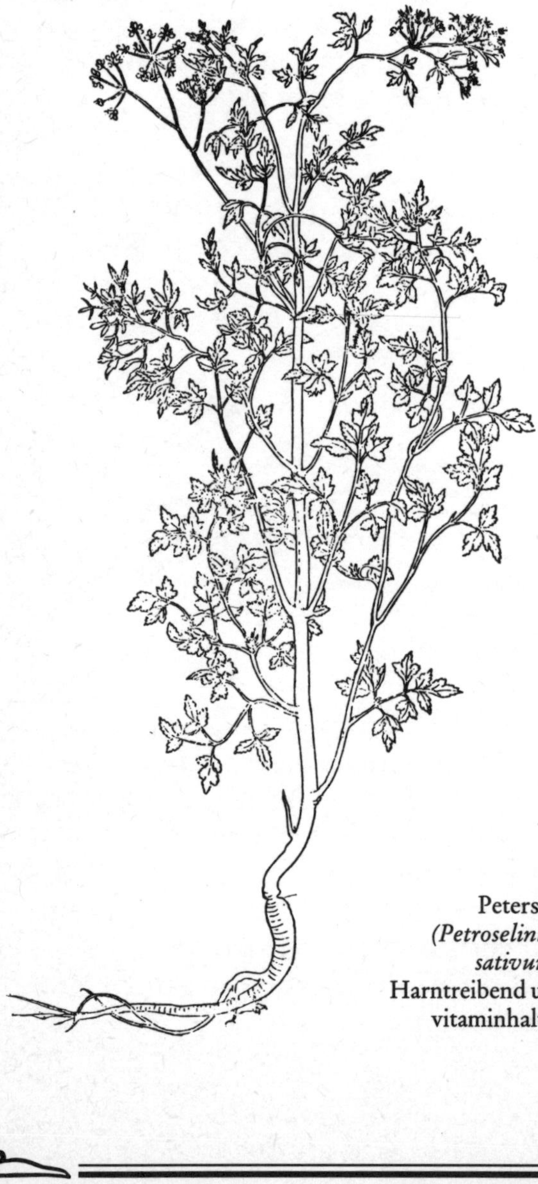

Petersilie *(Petroselinum sativum)*. Harntreibend und vitaminhaltig.

Pfeffer

(Piper nigrum) ist eine rankende Strauchpflanze aus Indien, die heute überwiegend im tropischen Asien und in Brasilien angebaut wird. Die Früchte des ganzjährig blühenden *Pfeffers* hängen als ährenähnliche Dolden von den beblätterten Stielen herab. Der echte *Pfeffer* hat anfangs grüne, später rote und schließlich schwarze Samen. Im grünen Zustand geerntete Früchte werden in Salzlake oder Essig eingelegt, behalten ihre Farbe, bleiben weich und zerkaubar. Überwiegend werden die *Pfefferkörner* im roten Zustand gepflückt und getrocknet und nehmen dabei erst ihre schwarze bzw. braunschwarze Färbung an. Für den weißen *Pfeffer* werden die ausgereiften Beeren gepflückt, kurz vergoren, in Meerwasser geweicht und an der Sonne getrocknet. Danach läßt sich die Schale leicht abstreifen, nur der weiße Samen bleibt übrig. Schwarzer *Pfeffer* ist würziger, weißer *Pfeffer* milder – viele sagen „feiner“. Wichtigster Inhaltsstoff ist ein scharfes Harz. Außerdem enthält *Pfeffer* ätherisches Öl und Piperin (ein Alkaloid), das in kleiner Menge appetitanregend, verdauungsfördernd wirkt und die Herztätigkeit anregt. Zu reichliche *Pfeffermengen* schädigen die Magenschleimhaut und belasten den Kreislauf.

Die Anwendung in der Küche ist weitgehend bekannt. Grüner *Pfeffer* eignet sich vor allem zu Kurzgebratenem, zu *Pfeffersoße*, edlem Wild und Geflügel und edlen Salaten. Weißer *Pfeffer* sollte vorzugsweise zu allem „weißen" Fleisch benutzt werden, schwarzer *Pfeffer* zu dunklem Fleisch und Marinaden. Doch die Verwendung bleibt Ansichtssache.

Pfefferminze

(Mentha piperita), vielfach auch nur *Minze* genannt. Das Kraut stammt offenbar aus England, wurde aber schon vor Christi Geburt in aller Welt angebaut. Die gezüchteten *Minzen* sind steril, verbreiten sich durch ober- und unterirdische Ausläufer. Die mehrjährige Pflanze gedeiht in jedem Garten, Anbau durch Teilung kräftiger Pflanzen. Verwendet werden die Blätter. Sie enthalten Menthol (ein ätherisches Öl) sowie Gerb- und Bitterstoffe. Neben der Kamille ist *Pfefferminze* die meistgebrauchte Arzneipflanze. Das gewonnene *Pfefferminzöl* wird industriell zu Mundwasser, Zahnpasta, Hustenmedizin, Bonbons etc. verarbeitet. Die medizinischen Wirkungen der *Minze* sind sanft, aber außerordentlich vielseitig. Die Droge ist harn- und schweißtreibend, stärkt Herz- und Nervenkraft, belebt den Magen, regt Appetit an, fördert die Verdauung, beseitigt Blähungen und Aufstoßen, ist krampflösend und schmerzstillend, beeinflußt den Leberstoffwechsel und die Gallensaftbildung und kann der Austreibung von Gallengrieß dienen. *Pfefferminzöl* wird auch äußerlich zu Einreibungen bei örtlichen Schmerzen, Muskelkater, Neuralgien, Kopfschmerzen, Erkältungskrankheiten und Juckreiz verwendet.

In der deutschen Küche ist *Pfefferminze* fast ausschließlich als gesundes, erfrischendes Teegetränk bekannt. Die Gewürzpflanze eignet sich aber frisch oder getrocknet auch in weißer Soße zu gekochtem Fleisch, zu Hammelbraten,

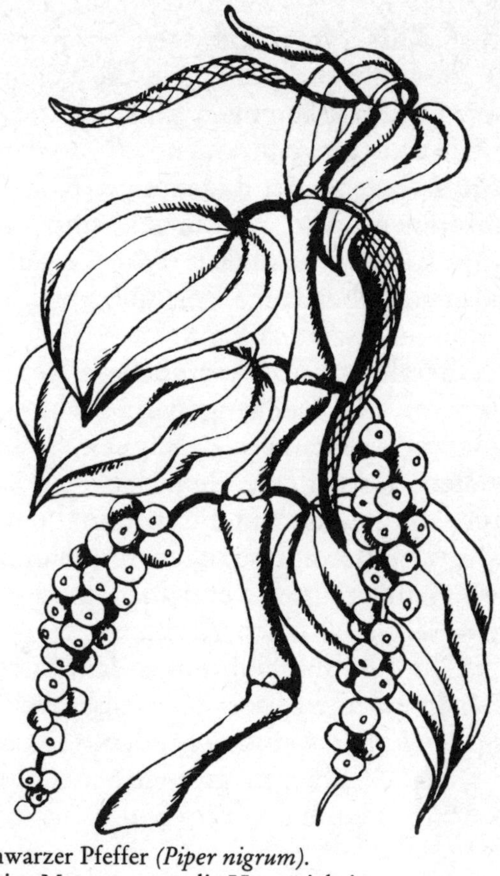

Schwarzer Pfeffer *(Piper nigrum)*.
Kleine Mengen regen die Herztätigkeit an.

gedünsteten Erbsen, Kohl, Möhren oder Porree. Frische *Minze* macht Tomatensaft, Obst- und Gemüsesalate besonders frisch. Das Kraut sollte jedoch nicht monatelang täglich oder in riesigen Mengen verwendet werden.

Rosmarin

(Rosmarinus officinale), oft auch unter seinem südländischen Namen *Romero* bekannt. Er ist rund ums Mittelmeer zu Hause, wächst dort wild, wird auch als Gartenpflanze gezüchtet, die an geschützter Stelle und etwas abgedeckt den Winter überstehen kann. Verwendet werden die spitzen, fast tannenähnlichen, immergrünen Blätter und die kleinen blauen Blüten. Inhaltsstoffe sind ätherisches Öl, Terpene, Gerb- und Bitterstoff, Harz. Die Verwendung des *Rosmarins* in der Naturheilkunde ist sehr vielseitig. Die Droge reguliert beschleunigten Puls, steigert Herzkraft und Durchblutung, ist harntreibend und führt Wasseransammlungen im Körper ab. Sie kräftigt den Magen, die Verdauung, bessert Blähungen und Aufstoßen und wirkt schweißtreibend. *Rosmarinöl* wird als belebender Badezusatz (Kneipp) empfohlen. Alle Wirkungen sind sehr sanft, so daß *Rosmarin* z. B. in Teezubereitungen über lange Zeit unbedenklich genommen werden kann.

Überall, wo *Rosmarin* beheimatet ist, wird es als Küchengewürz sehr geschätzt. Man kann es zu Suppen, Soßen, Salaten, Kartoffeln, Gemüsen, gekochtem wie gebratenem Fisch und Fleisch benutzen. Besonders angenehm schmekken Grillgerichte, wenn man kurz vor dem Servieren einen *Rosmarinzweig* in die Glut gibt und abbrennen läßt oder – so man nur die Blätter oder zerstoßenen *Rosmarin* hat – etwas von dem Gewürz auf das Grillfleisch gibt und über der Glut noch einmal kurz wendet.

Salbei

(Salvia officinalis) ist ein ausdauernder Halbstrauch mit graugrünen lanzettartigen, filzig behaarten Blättern. Er ist in den Mittelmeerländern zu Hause und war schon vor Christi Geburt als Heil- und Würzpflanze bekannt. Heute wird *Salbei* auf Plantagen angebaut. Verwendet werden die Blätter. Seine wichtigsten Wirkstoffe sind ätherisches Öl, Gerbstoff, Stärke, gummiartiges Harz, Bitterstoff, Nicotinsäure, Proteine. Medizinische Wirkungen: Entzündungshemmend, antibakteriell, leber- und nierenkräftigend (nicht bei akuten Nierenleiden – Reizungsrisiko!). Vorzüglich geeignet gegen Magen- und Darmkatarrh als auch Erkältungskrankheiten. In der alten Volksmedizin gilt *Salbei* außerdem als „lebensverlängerndes Kräftigungsmittel". Die Droge ist schweißregulierend, Nachtschweiß wird gebessert. *Salbei* ist Bestandteil vieler Teezubereitungen und kann auch pur getrunken werden. So wird er auch zum Gurgeln benutzt. Im Tee ist *Salbei*geschmack nicht besonders angenehm.

Daraus haben deutsche Hausfrauen den falschen Schluß gezogen und ihn niemals in der Küche verwendet. Aber eine *Salbeisoße* schmeckt zu zartem Kalb- und Hühnerfleisch, gekocht oder gebraten, ausgezeichnet. Hammelbraten wird mit *Salbeiblättern* gespickt. Zusammen mit Pfefferminze, Oregano, Basilikum oder Petersilie paßt der *Salbei* zu Fisch, Hackfleisch, Kräuterbutter und Käsezubereitungen. An die richtige Menge kann man sich ganz leicht herantasten, bis das würzige, leicht bitterliche Aroma den Gaumen erreicht. Zwei bis drei Blättchen genügen für den Anfang.

Schnittlauch

(Allium schoenoprasum) ist ein Zwiebelgewächs, das zur Gattung der Liliengewächse gehört. Er ist in Europa, Asien

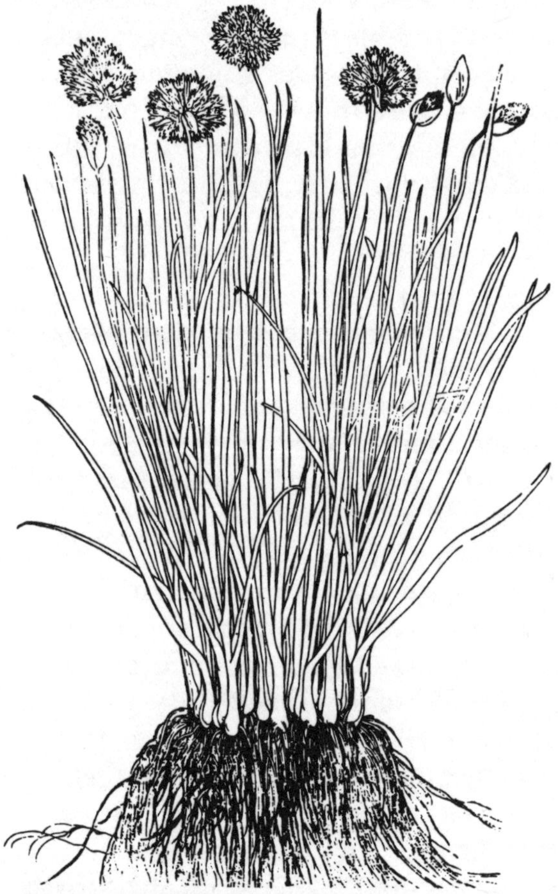

Schnittlauch *(Allium schoenoprasum)*. Verdauungsfördernd, appetitanregend, blutdrucksenkend.

und Nordamerika beheimatet, wächst vielerorts wild und gedeiht in jedem Garten, sogar in Balkonkästen. Verwendet werden die röhrenförmigen Stengelchen. Inhaltsstoffe sind die Vitamine B2, Carotin und C, ein ätherisches Öl, sowie zahlreiche Mineralstoffe. *Schnittlauch* wirkt appetitanregend, verdauungsfördern und ganz sanft blutdrucksenkend. In der Medizin spielt die Pflanze jedoch keine Rolle. Die Verwendung in der Küche ist bekannt.

Thymian

(Thymus vulgaris) ist ein mehrjähriges holziges Kraut, das in Italien, Südfrankreich, Spanien und Portugal zu Hause ist und dort wild wächst. In deutschen Gärten ist es einjährig. Für Heil- und Küchenzwecke wird es auf Feldern angebaut. Verwendet werden seine kleinen Blättchen und Blüten. Die wichtigsten Inhaltsstoffe sind ätherisches Öl, Gerb- und Bitterstoffe sowie Harz. In der Volksmedizin wird die Droge nach Krankheit, Überarbeitung, im Vorfeld von Infektionen zur allgemeinen Stärkung der Abwehrkräfte gegeben. Das Kraut wirkt gegen Atmungsallergien und hilft oft bei Heuschnupfen und Asthma sowie allergischen Hauterscheinungen. *Thymian* gilt als Anregungsmittel für geistige Arbeit. Rheumatiker empfinden Besserung ihrer Beschwerden nach einem *Thymian-Vollbad* (zwei Hände voll *Thymian* kurz aufkochen und dem Wannenbad zugeben). Die Bitterstoffe bewirken außerdem leichteren Stuhlgang.

In der Küche kann *Thymian* frisch und getrocknet verwendet werden. Er paßt zu Soßen, Suppen und Braten, zu Wild und Geflügel, zu Hülsenfrüchten, Salat und Käsezubereitungen.

Wacholder

(Juniperus communis). Der *Wacholderstrauch* aus der Familie der Zypressen ist in zahlreichen Abarten in ganz Europa beheimatet – wir kennen ihn aus der Lüneburger Heide. Er gedeiht in vielen Gärten als Zier- und Heckenpflanze. In der Küche werden ausschließlich die kleinen blauschwarzen Beeren verwendet. Die Medizin kann auch das Kraut, das Holz, den Saft gebrauchen. Wirksame Substanzen sind ätherisches Öl, Terpene, Bitterstoff, Gerbstoff, Harz und mehrere Mineralstoffe. *Wacholder* ist wassertreibend bei leichter Herzschwäche, rheumatischen Beschwerden und Nierenstörungen. Appetitlosigkeit, Sodbrennen, Gasbildung in Magen und Darm, Aufstoßen und Blähungen werden gebessert. Die Droge hat belebende Wirkung auf Leber- und Gallentätigkeit, fördert die Durchblutung und kräftigt das Nervensystem. Bei akuten Nierenentzündungen soll Arznei aus *Wacholderbeeren* nicht genommen werden. Zerstoßene *Wacholderbeeren* sind Bestandteil zahlreicher Teezubereitungen. Das kräftigste Mittel ist *Wacholderextrakt*. In *Wacholderschnäpsen* dienen die Beeren lediglich als Geschmacksstoff.

Küchenverwendung: Zusammen mit allen Gewürzen eigener Wahl, zu allen Braten – Schwein, Rind, Hammel, Wild, Geflügel, Fisch, zu allen Marinaden, Kohlgerichten, Gemüsesuppen.

Waldmeister

(Asperula odorata) wächst in ganz Europa wild, man findet es am häufigsten in Buchengehölzen, die nicht zu dicht stehen dürfen. *Waldmeisterstauden* gedeihen auch im Garten, die dünnen Stengelchen mit den lanzettartigen Blättchen, die wie kleine Quirle angeordnet sind, übersieht man leicht, aber die Blüten duften sehr gut, und wenn die Pflanze abwelkt, verbreitet der Duftstoff Cumarin ein frisches, heuartiges Aroma. Die Bestandteile der Pflanze sind Cumarin, ein Glykosid, Bitter- und Gerbstoffe. Die Bayerischen Hofapotheker verwendeten das Cumarin des *Waldmeisters* als Aromastoff und zu Heilzwecken,

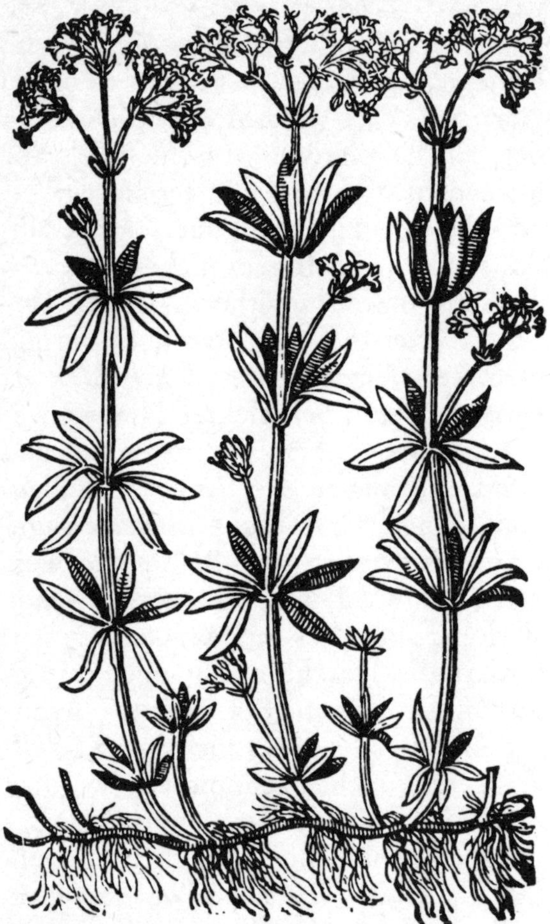

Waldmeister *(Asperula odorata).*
In winzigen Portiönchen stoffwechselaktiv.

denn es wirkt in kleiner Dosis verdauungs- und stoffwechselfördernd, auch krampflösend und beruhigend. In den letzten Jahren ist die *Waldmeisterdroge* in Verruf geraten, weil man im Cumarin krebserregende Faktoren erkannt hat. Neuerdings gibt es aber Veröffentlichungen, die besagen, daß gelegentlicher, mäßiger Gebrauch des *Waldmeisters* keine gesundheitlichen Risiken birgt.

Für die Küche ist das *Waldmeisterkraut* nur frisch zu gebrauchen – man bekommt es nur im Mai und Juni. Man kann für die übrige Jahreszeit auch ein paar Büschel einfrieren. Zur *Waldmeisterbowle* verwendet man 2–3 Stengel pro Liter Weißwein, die man 2 bis 3 Stunden ziehen läßt. Für *Waldmeistergelee* oder *Waldmeisterpudding* werden die Stengel ebenfalls zuerst in Wein oder Wasser geweicht, danach wird die Flüssigkeit aufgekocht – aber niemals das Kraut mitkochen, niemals kleinhacken! Angenehm und erfrischend schmecken in der warmen Jahreszeit auch Apfel- und Traubensaft, die mit *Waldmeister* aromatisiert sind.

Zimtrinde

(Cinnamomum ceylanicum), ein ursprünglich in Ceylon beheimateter, bis zu 10 Meter hoher Baum mit immergrünen Blättern, dessen Rinde geschält wird. Heute werden *Zimtsträucher* in Plantagen gezüchtet, die feinste Rinde ergeben etwa drei- bis vierjährige Zweige. Die gereinigte Rinde wird an der Sonne getrocknet und rollt sich dabei ganz von selbst zu den bekannten *Zimtröllchen* ein. Wichtigste Inhaltsstoffe: Ätherisches Öl, Pflanzenzucker, Gerbstoff, Harz. *Zimt* gilt als magenstärkend und verdauungsfördernd. *Zimtöl* wurde schon in der Bayerischen Hofapotheke in Magenmedizin verarbeitet.

Als Gewürz werden Stangen oder Pulver benutzt. Es gibt Kompotten, eingewecktem Obst, Gebäck, *Zimtplätzchen*, Milchsuppen, Milchreis einen angenehmen Geschmack.

Und hier noch ein Originalrezept für eingelegte Salzgurken:

Salzgurken, eingelegt

Das Originalrezept lautet: „Mitte August werden die Gurken gut gewaschen und nachgespült und werden in steinerne Häfen eingelegt und mit 5 % Kochsalzlösung eingelegt, mit einem Holzbrettchen bedeckt, welches mit Holzspänen eingestreut wird. – Die Gurken sind bei einer Wärme von 20 Grad Reaumur (Anm.: Die Reaumur-Skala hatte nur 80 Teilstriche statt 100, nach Celsiusgraden ist es also immer 20 Prozent wärmer.) schon nach drei Tagen durchgegoren. Cave (Anm.: Vorsicht)! Bei 20 Grad im Kammerl müssen die Gurken im Keller gären! Bei 15 Grad Re dauert es ein paar

Tage länger. Nach 3 Tagen werden einige Gurken zur Probe herausgenommen. – Die Gurken dürfen nicht so lange gären, bis sie weich werden. Nach der Milchsäuregärung nimmt man die Gurken heraus, wäscht sie gut, schüttet das Gärungswasser weg und legt die Gurken in einen kochsalzhaltigen dünnen Essig mit Dill und Estragon ein zur Aufbewahrung."

Längst vergessene Würzpflanzen, die die Hofapotheker noch kannten

Gänseblümchen

(Bellis perennis), die frischen Blättchen und Blütenknospen enthalten entzündungshemmende und auswurffördernde Substanzen. Sie spielen heute als Heilpflanze keine Rolle mehr. Sehr hübsch wirken sie aber als Tellergarnituren, die man mitessen kann. Ebenso sehen sie in lockeren Blattsalaten gut aus und schmecken auch so.

Lavendel

(Lavendula officinalis), in der Naturmedizin als Beruhigungsmittel bei Schlaflosigkeit, Migräne, Magen- und Darmkrämpfen, Bronchitis, Keuchhusten, versuchsweise auch bei Asthma eingesetzt. Der harntreibenden Eigenschaft wegen auch geeignet gegen Rheuma. Als Würzpflanze können frische *Lavendelblüten* in Salate und Suppen gegeben werden.

Löwenzahn

(Taraxacum officinale), Medizinwirkungen: Anregung der Gallenblase, daher stuhlfördernd; harntreibend und deshalb geeignet gegen Rheuma, Gicht, leichte Ödeme. Vitamin- und mineralstoffreich, wegen hohen Eisengehalts blutbildend. Günstige Auswirkungen auf Leberstoffwechsel und Haut. In der französischen Küche werden junge *Löwenzahnblätter* als besonders edler Salat geschätzt – auch in Mischung mit anderen Blattsalaten. In Frage kommen aber nur die Frühlingsblätter, später werden sie zu hart und zu bitter.

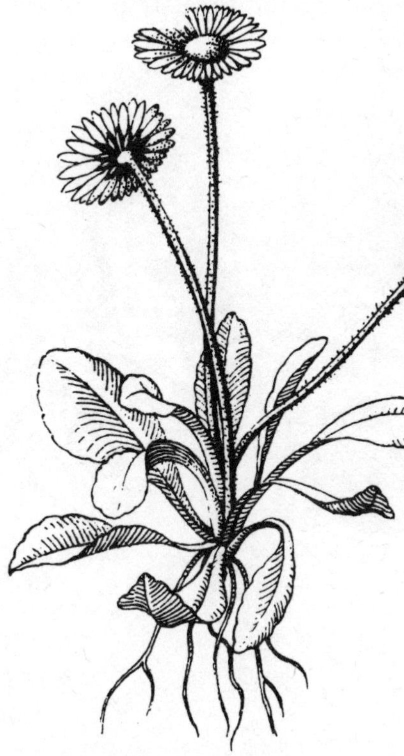

Gänseblümchen *(Bellis perennis)*:
Teller- und Salatgarnituren zum Mitessen.

Schafgarbe

(Achillea millefolium), im Verdauungstrakt krampflösend, kreislaufanregend, lindert Hustenreiz und wirkt antibakteriell. Ganz junge Blätter werden in kleiner Menge zu Salaten, Suppen, Soßen gegeben.

Spitzwegerich

(Plantago lanceolata), auch *Heilwegerich* genannt. In der Naturheilkunde bei Katarrh, Appetitlosigkeit, Blähungen, leichten Koliken im Verdauungswege, Blasenbeschwerden verwendet. Auch eine blutreinigende (ausleitende) Wirkung wird ihm zugeschrieben. In der Küche geeignet als Beigabe zu Suppen und Soßen, zu gleichen Teilen mit Spinat gemischt, kurz gebrüht und kleingehackt als Eierkuchenfülle.

Veilchen

(Viola odorata), wirksam gegen Verschleimungen der Luftwege, Katarrh, Bronchitis, Krampfhusten. *Veilchenblätter* lindern Keuchhusten, senken ganz sanft das Fieber. *Veilchentee* ist geeignet zum Gurgeln bei Angina und anderen Halsentzündungen. Die jungen *Veilchenblätter* passen in Frühlingssuppen, ein paar Blüten können Salaten beigegeben werden. Appetitlich für den Tisch: *Veilchen-Essig* – einfach ein paar Blüten in den Essig geben.

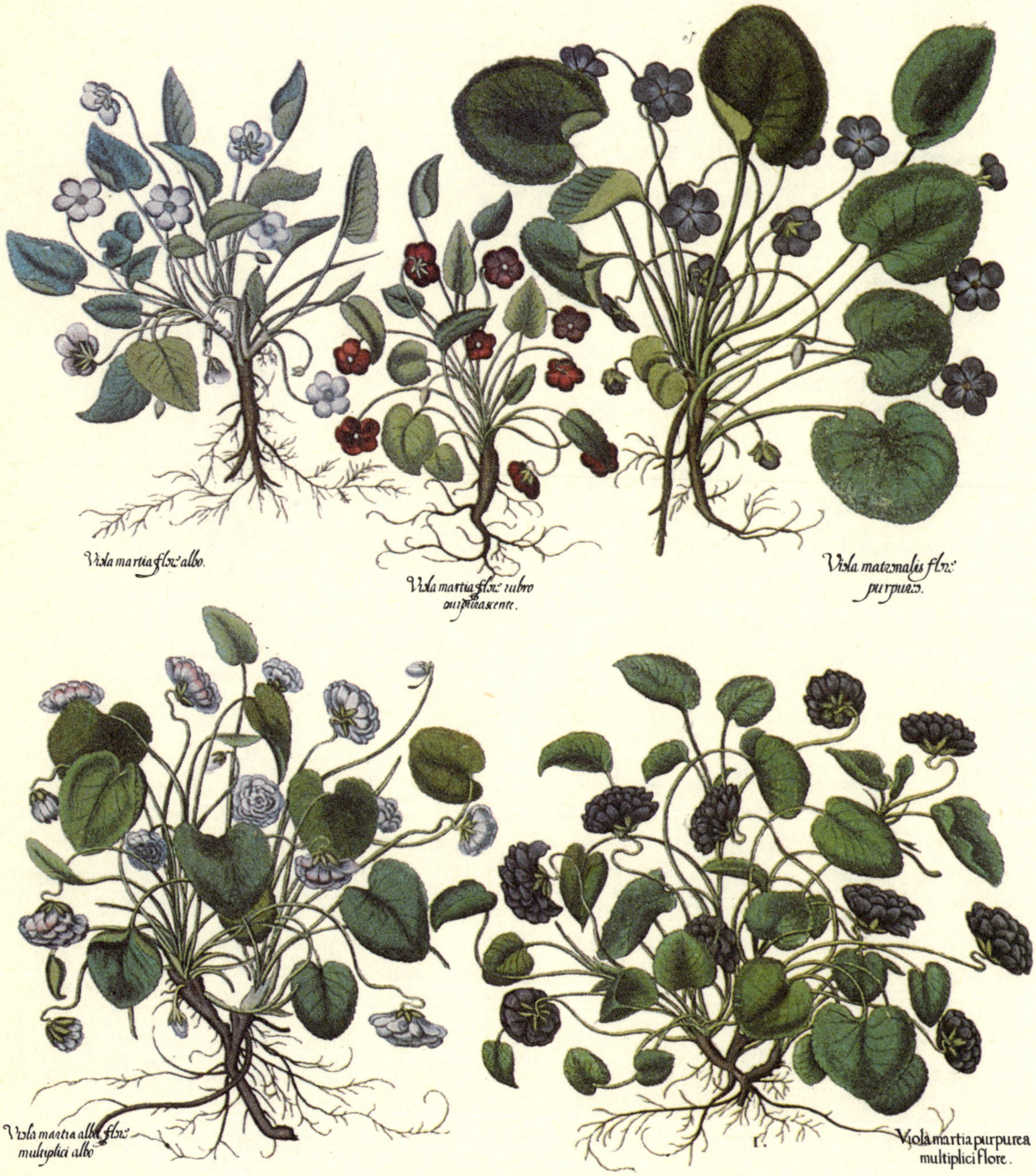

Verschiedene Veilchenarten.
Blätter, Blüten und Kraut gab es früher in Apotheken. In älterer Literatur ist zu lesen, daß sie auch gegen Gicht und Rheuma angewendet wurden. In Bädern und Umschlägen zur Heilung chronischer Ekzeme verwendet.

Delikateß-Kräuteressig aus der Hofapotheke

Die Franzosen sind Meister in der Zubereitung von Kräuteressig. Erst in den letzten beiden Jahrzehnten findet man in deutschen Feinkostgeschäften Kräuteressig – im Verhältnis zum Aufwand wer-

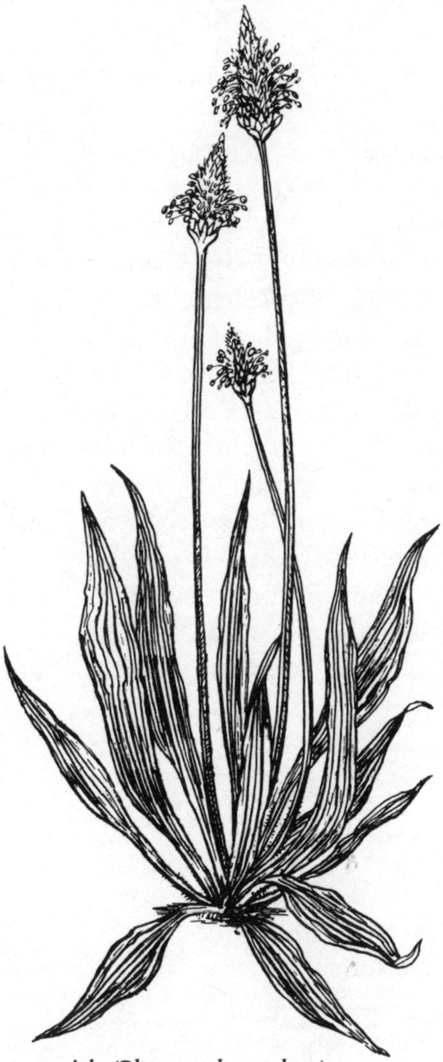

Spitzwegerich *(Plantago lanceolata)*.
Krampf- und schmerzlösend.

den horrende Preise verlangt. Erstaunlich, daß in der Bayerischen Hofapotheke schon im vergangenen Jahrhundert mehrere Sorten Kräuteressig hergestellt wurden – allerdings in Mengen, aus denen sich schließen läßt, daß nur die Hofküche damit versorgt wurde. Angaben in der Originalmenge, wie sie in der Hofapotheke verwendet wurde. Die Mengenumrechnung auf ¾ Liter heute üblicher Essigflaschen steht in Klammern.

Gewürzessig

Man nehme auf
10 l (0,75 l) Weinessig
10 g (0,75 g) Ingwerstückchen
10 g (0,75 g) Nelken
10 g (0,75 g) Koriander
10 g (0,75 g) Piment (Nelkenpfeffer)
10 g (0,75 g) schwarze Senfsamen
1 Zitrone, in Scheiben geschnitten (eine dünne Scheibe),
läßt alles in dem Essig 10 bis 12 Tage stehen und seihe (durch einen Kaffeefilter) ab.

Rheinischer Kräuteressig

Man nehme auf
12 Liter (0,75 l) Weinessig
210 g (17,5 g) Estragon
210 g (17,5 g) Waldmeister
70 g (6 g) Borretsch
30 g (2,5 g) Krausminze,
läßt alles in dem Essig 24 Stunden ziehen, gießt ab und drückt sanft aus.

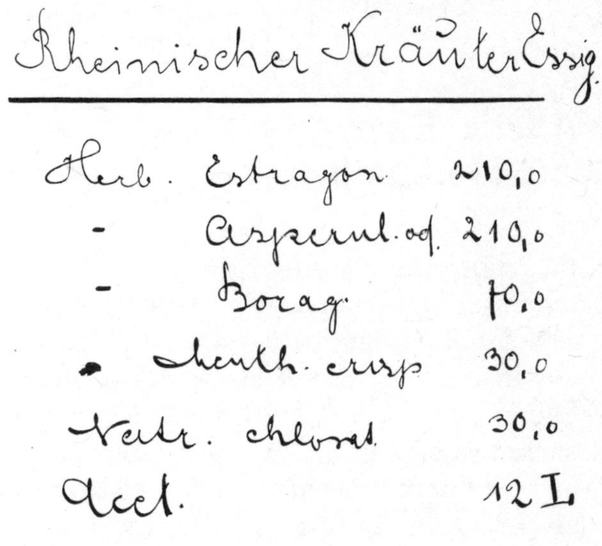

Rheinischer KräuterEssig

Herb. Estragon 210,0
- Asperul. od. 210,0
- Borag. 70.0
- Menth. crisp 30,0
Natr. chlorat. 30,0
Acet. 12 L.

Man läßt 24 Stunden kalt ausziehen, gießt ab u. drückt gelinde aus.

Rheinischer Kräuteressig – die Originalrezeptur aus den Manualen der Bayerischen Hofapotheke.

Französischer Kräuteressig

Man nehme auf
10 l (0,75 l) Weinessig
200 g (15 g) Estragon
200 g (15 g) Basilikum
200 g (15 g) Melisse
200 g (15 g) Lorbeerblätter,
läßt alles in dem Essig 1 Woche stehen, gießt ab und drückt sanft aus.

Pikanter Essig

Man nehme auf
5 l (0,75 l) Weinessig
200 g (30 g) Estragon
5 Zwiebeln (1 kleine Zwiebel)
5 Stück Chili, zerstoßen (1 kleine Chilischote),
läßt alles 10 bis 12 Tage ziehen, seiht (durch einen Kaffeefilter) ab und drückt sanft aus.

Estragonessig

Man nehme auf
10 l (0,75 l) Weinessig
1000 g (75 g) Estragon,
läßt es 2 Wochen stehen, gießt ab und drückt aus.

Allerlei Eiscremes à la Hofapotheke

Es gehörte zu den Pflichten der Bayerischen Hofapotheker, für den König und sein Tischgefolge ebenso wie zu großen Gesellschaften Speiseeis herzustellen. Die Frage, warum dazu nicht der Küchenmeister zuständig war, läßt sich nicht eindeutig beantworten, weil Aufzeichnungen darüber fehlen. Es kann sein, daß es in der Küche einfach zu warm für die Eisbereitung war. Es gab weder Kühlschrank noch Gefriertruhe, lediglich einen Eiskeller, in dem das aus den Bergen herbeigebrachte Gletschereis einige Zeit hielt und empfindliche Lebensmittel kühlte.

Die Apotheker bereiteten das Gefrorene in einem 2-Liter-Gefrierapparat, in dessen äußere Hülle zerstoßenes Kristalleis eingefüllt wurde. Im Innern befand sich der Topf, der mit der zu gefrierenden Sahnecreme gefüllt wurde. Das Ganze wurde mit einem dicken Holzdeckel verschlossen, um möglichst wenig Kälte entweichen zu lassen. Von Zeit zu Zeit wurde die gefrierende Masse mit einer Kurbelvorrichtung kräftig verrührt, bis sie die erwünschte Konsistenz hatte.

Es ist nicht schwierig, mit Hilfe eines Tiefkühlschrankes und eines Mixers die Eisrezepte der Hofapotheke nachzumachen. Sie bereiten die Creme nach der alten Originalvorschrift, stellen sie dann zum Anfrieren in das Tiefkühlfach und verrühren mit dem elektrischen Schneebesen die Masse ein- oder mehrmals, bis sie so schön schaumig und cremig geworden ist, wie das in früheren Zeiten garantiert nicht möglich war. Danach halten sich die Sahne-Eis-Zubereitungen in der Tiefkühlung mehrere Wochen. Lediglich die wäßrigen Fruchteise müssen gleich nach der Zubereitung gegessen werden – in der Tiefkühlung werden sie bald steinhart.

Die ersten 4 Rezepte sind in den Manualen als *„Philadelphia-Eis-Cremes"* notiert:

Vanille-Eiscreme

1 l Sahne
225 g Zucker
1 kleine Vanilleschote, ersatzweise
2 Eßlöffel Vanille-Essenz

„Man setze die Hälfte der Sahne in einem doppelten Kessel (zweiwandiger Kessel, dessen äußerer Hohlraum mit Wasser gefüllt wurde, damit empfindliches Kochgut nicht anbrennen konnte) auf das Feuer, gebe den Zucker zu, spalte die Schote entzwei, kratze sorgfältig die Samen heraus und gebe sie zu der heißen Sahne, werfe dann die Schote hinein, rühre bis der Zucker vollkommen aufgelöst ist, entferne die Bohne, nehme die Sahne vom Feuer und wenn kalt, füge den Rest der ungekochten Sahne hinzu und lasse die Mischung gefrieren.“ (Originaltext)

Schokoladen-Eiscreme

1 l Sahne
115 g süße Schokolade (Kochschokolade)
¼ Teelöffel Zimtpulver
¼ Teelöffel Vanille
225 g Zucker

„Man setze die Hälfte der Sahne, die Schokolade, Zucker und Zimt zum Sieden auf, rühre und schlage sie gleichmäßig, seihe, so lange es heiß, durch feinen Muslin (Tuch), gebe den Rest der Sahne und die Vanille hinzu, lasse abkühlen und gefrieren.“ (Originaltext)

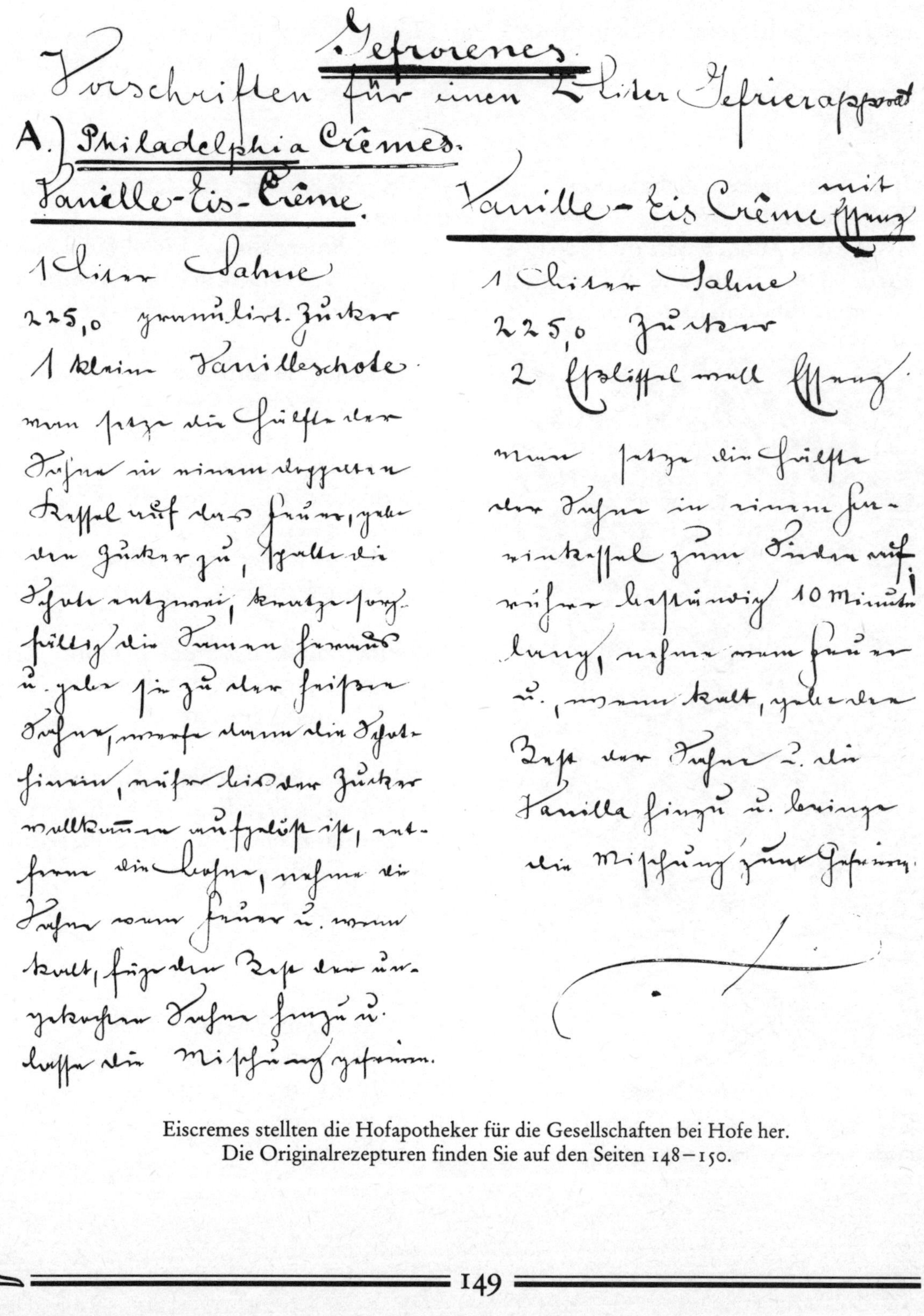

Gefrorenes
Vorschriften für einen 2 Liter Gefrierapparat
A.) Philadelphia Crêmes.

Vanille-Eis-Crême.
1 Liter Sahne
225,0 granulirt. Zucker
1 klein Vanilleschote.
man setze die Hälfte der Sahne in einem doppelten Kessel auf das Feuer, gebe den Zucker zu, spalte die Schote entzwei, kratze sorgfältig die Samen heraus u. gebe sie zu der heißen Sahne, werfe dann die Schote hinein, rühre bis der Zucker vollkommen aufgelöst ist, entferne die Bohne, nehme die Sahne vom Feuer u. wenn kalt, füge den Rest der ungekochten Sahne hinzu u. lasse die Mischung gefrieren.

Vanille-Eis Crême mit Essenz
1 Liter Sahne
225,0 Zucker
2 Esslöffel voll Essenz.
man setze die Hälfte der Sahne in einem Porzellankessel zum Sieden auf, rühre beständig 10 Minuten lang, nehme vom Feuer u., wenn kalt, gebe den Rest der Sahne u. die Vanilla hinzu u. bringe die Mischung zum Gefrieren.

Eiscremes stellten die Hofapotheker für die Gesellschaften bei Hofe her.
Die Originalrezepturen finden Sie auf den Seiten 148–150.

Kaffee-Eiscreme
1 l Sahne
225 g Zuckerpulver (Puderzucker)
115 g Mocca oder 85 g Javakaffee

„Der Kaffee muß grob gemahlen sein, man gebe ihn in einen Kessel mit ½ l heißer Sahne, lasse ihn 10 Minuten erweichen, seihe ihn dann durch feinen Muslin (Tuch) und presse ihn stark, um die Kraft herauszubekommen, gebe den Zucker hinzu, rühre, bis er aufgelöst ist, füge den übrigen ½ l Sahne bei und wenn erkaltet, lasse gefrieren." (Originaltext)

Zitronen-Eiscreme
1 l Sahne
250 g Zucker
Saft und abgeriebene Schale von
2 Zitronen und 1 Orange

„Mische den Zucker, Saft und Schalen der Zitronen und Orange zusammen und stelle es eine Stunde an kalten Ort. Brühe die Sahne in einem Kessel und stelle zum Auskühlen beiseite. Wenn kalt, lasse teilweise gefrieren und gebe dann den Saft mit dem aufgelösten Zucker hinzu, drehe ein paar Minuten lang die Kurbel rasch und lasse später das Eis reifen." (Originaltext). Zusatzerklärung: Der Orangen-Zitronen-Saft darf wirklich erst zugegeben werden, wenn die Sahne schon ziemlich gefroren ist, sonst gerinnt sie!

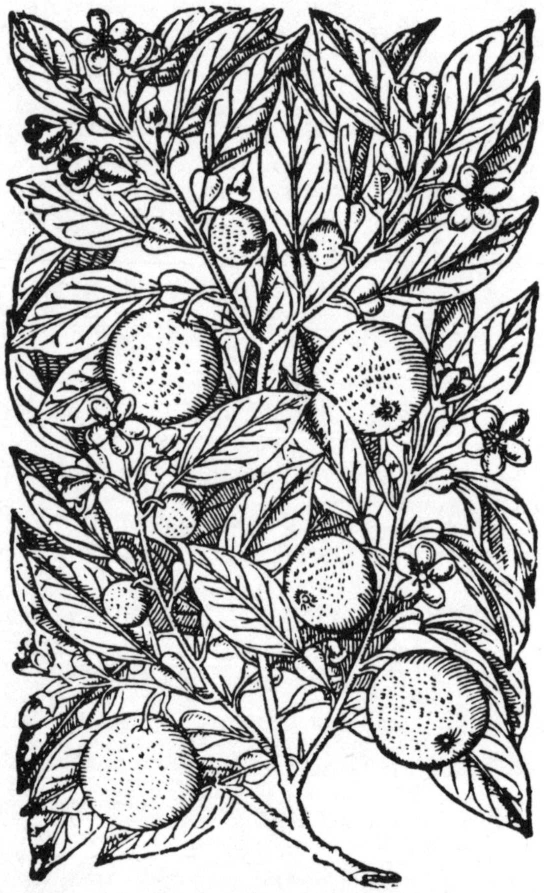

Pomeranze *(Citrus aurantium)*, auch Bitter-Orange. Das ätherische Öl wirkt nervenberuhigend.

Die „Philadelphia-Eis-Cremes" wurden gelegentlich noch weiter verfeinert. Die Hofapotheker bezeichneten sie dann als

Neapolitanische Eis-Cremes. Originaltext:

„Die *Philadelphia-Eis-Cremes* können zu *Neapolitanischen Cremes* gemacht werden durch Zugabe von
6 Eiern
340 g Zucker auf jeden Liter Sahne.

Schlage das Eigelb und den Zucker zusammen, bis es sehr leicht ist. Das Eiweiß schlage man zu einem steifen Schaum und rühre denselben zum Eigelbzucker. Gebe die nach dem jeweiligen Rezept zubereitete Sahne in einen Kessel zum Erhitzen, füge Eier und Zukker hinzu und rühre und koche, bis die Mischung dick zu werden beginnt. Nehme vom Feuer, seihe durch und lasse die kalte Mischung gefrieren."

Als weitere Speiseeis-Variante stellten die Hofapotheker Fruchteis ohne Sahne her. Sie nannten diese Art Zubereitung *„Wasser-Gefrorenes"*.

Zitronen-Eis
4 Zitronen
1 Orange
¼ l Orangen-Zitronen-Gelee
Schalen von 3 Zitronen
Schalen von 1 Orange
365 g Zucker
1 l Wasser

Wasser-Gefrorenes.

Der Zucker muß mit dem Wasser gekocht werden. Man nimmt 1/4 L frische Gelée auf 1 Liter versüßt. Wasser.

Citronen Wass. Gefroren.

Frct. Aurant. Nr I
Frct. Citr. Nr IV
Aqu. 1000,0
Saccar 365,0

Die Schalen von 3 Citronen u. 1 Orange werden mit gekocht.

Pfirsich Gefrorenes.

1/2 Lit. [illegible] Pfirsiche
1 Citrone
115 gr. Zucker
1/2 Liter Wasser
(die Pfirsiche werden durch ein Sieb geschlagen)

Tutti-Frutti Gefroren.

450,0 candirte französ. Früchte
1 L Wasser.
365,0 Zucker
III Citronen
IV Orangen
125,0 Xeres

Die Früchte werden fein zerschnitten u. 1 Stunde in Xeres einge-weicht. II Citr. schalen u. I Orangeschale werden mit dem Zucker gekocht 5 Min. lang. Man rührt in das Gefrorene die Früchte hinein u. läßt nochmals gefrieren.

Die Fruchteis-Zubereitungen der Königlich-Bayerischen Hofapotheker waren recht exklusiv und haben mit heutigem „Wassereis" nichts gemeinsam. Probieren Sie mal das Tutti-Frutti-Eis, in der Zubereitungsart, wie sie auf Seite 152 beschreiben wird.

Das durch ein Sieb gedrückte Fruchtfleisch der Zitronen und Orange, der Orangen-Zitronen-Gelee, die Schalen der 3 Zitronen und Orange und der Zukker werden im Wasser aufgekocht. Man läßt erkalten und gefrieren und verrührt das Fruchteis während des Gefriervorganges mehrmals, bis die Konsistenz leicht und schaumig ist. Dieses Eis muß umgehend auf den Tisch.

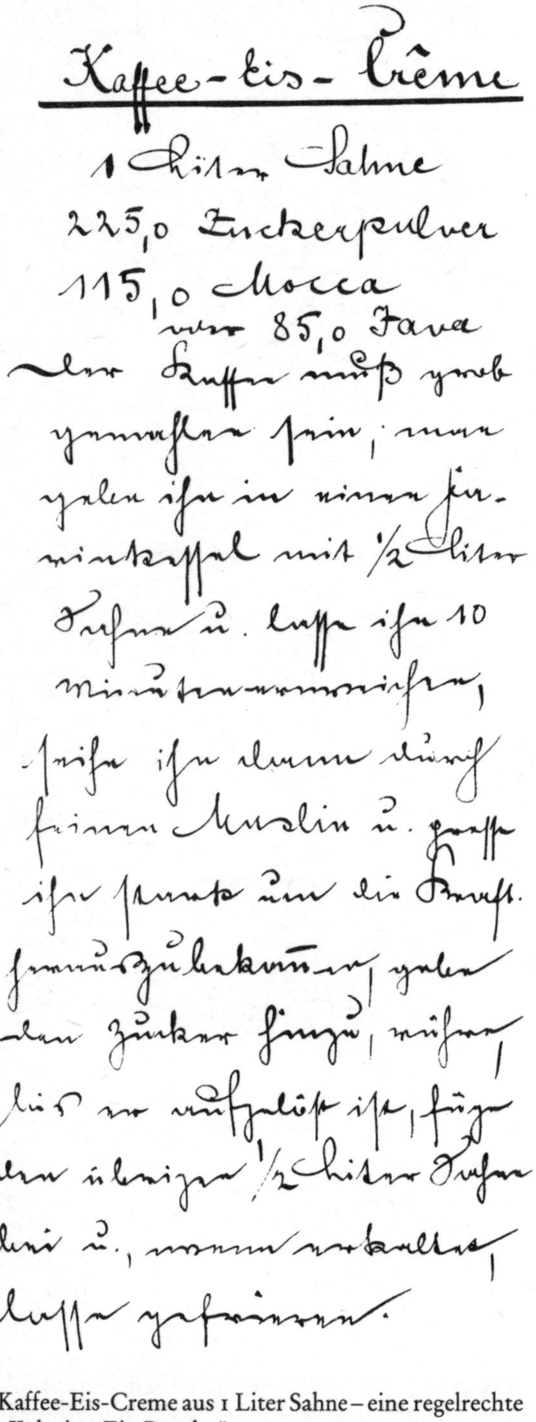

Kaffee-Eis-Creme aus 1 Liter Sahne – eine regelrechte „Kalorien-Eis-Bombe".
Die gedruckte Rezeptur finden Sie auf Seite 150.

Pfirsich-Eis

1 gr. Dose Pfirsiche
1 Zitrone
¼ l Pfirsichgelee
115 g Zucker
½ l Wasser

Durch ein Sieb gedrückte Pfirsiche und Pfirsichsaft (insgesamt ½ l), das Pfirsichgelee, das gerührte Fruchtfleisch der Zitrone und den Zucker zusammen mit dem Wasser kurz aufkochen. Nach dem Erkalten läßt man gefrieren und verrührt die Masse während des Gefrierens mehrmals, bis die gewünschte lockere Konsistenz erreicht ist. Dieses Eis muß sofort gegessen werden.

Tutti-Frutti-Eis

450 g kandierte Früchte
½ l Sherry
3 Zitronen
4 Orangen
Schalen von 2 Zitronen
Schalen von 1 Orange
365 g Zucker
¼ l Orangen-Zitronen-Gelee
1 l Wasser

Zunächst werden die kandierten Früchte ganz fein zerschnitten und 1 Stunde in ¼ l Sherry eingeweicht. Währenddessen werden die 3 Zitronen und 4 Orangen durch ein Sieb passiert. Die Schalen von den 2 Zitronen und der Orange, der Zucker, das Orangen-Zitronen-Gelee und das Fruchtmus werden dann mit dem Wasser kurz aufgekocht. Nach dem Erkalten gibt man den restlichen ¼ l Sherry zu und läßt unter mehrmaligem Rühren die Masse gefrieren. Zuletzt läßt man die kleingeschnittenen Früchte über einem Sieb abtropfen, gibt sie dem Gefrorenen hinzu, verrührt kräftig und läßt nochmals gefrieren. Dieses Eis ist zum sofortigen Verzehr bestimmt, sobald die gewünschte Konsistenz erreicht ist.

5. KAPITEL

Die Königlich-Bayerische Leib- und Hofapotheke als Drogerie

Die Bayerischen Hofapotheker produzierten ebenso gekonnt Duftwässer, Badezusätze, Schönheitscremes, Haarwasch- und -färbemittel, Möbelpolitur, Fleckenwasser, Schuhwichse, Schaben- und Wanzenmittel.

Kein Mensch weiß mehr, warum sie das alles tun mußten. Gewinnstreben war es sicher nicht – die Hofapotheke blieb ja immer ein Zuschußgeschäft des Hofes. Und die Hofapotheker waren zwar angesehene, aber keine wohlhabenden Leute.

Wohl beklagte Professor Pettenkofer in einem Brief an seine Frau: „Es ist schwer, arm zu sein", er wolle sich aber bemühen, mit dem wenigen Handgeld auszukommen, das er auf seine Reise nach Nürnberg mitgenommen hatte, wo er unter Einsatz des Lebens nach den Ursachen einer der vielen Cholera-Epidemien suchte – ohne Honorar, versteht sich.

Und das bei einem Gehalt von 58 Gulden im Monat, für die man sich nicht mehr leisten konnte, als heute für 500

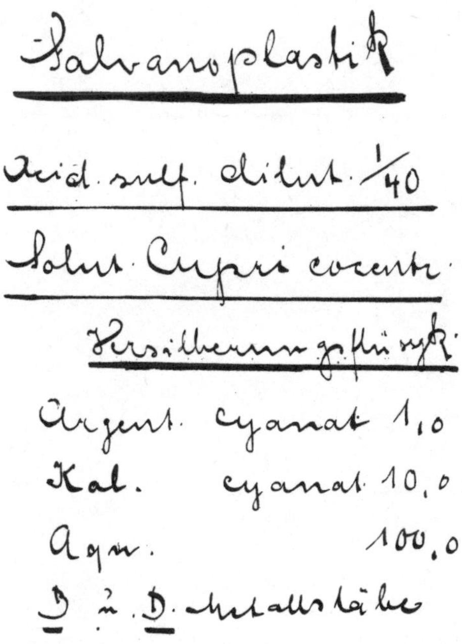

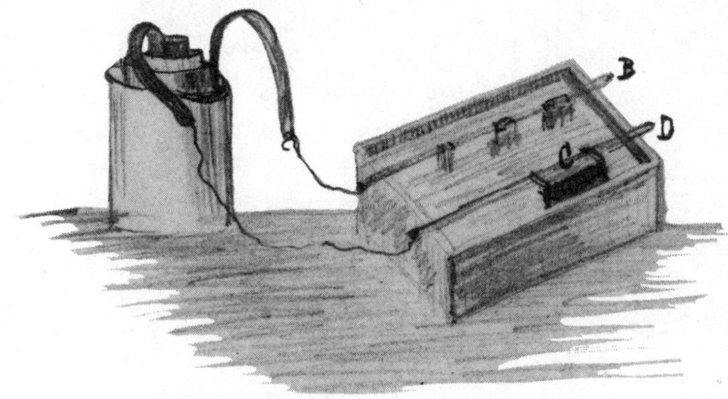

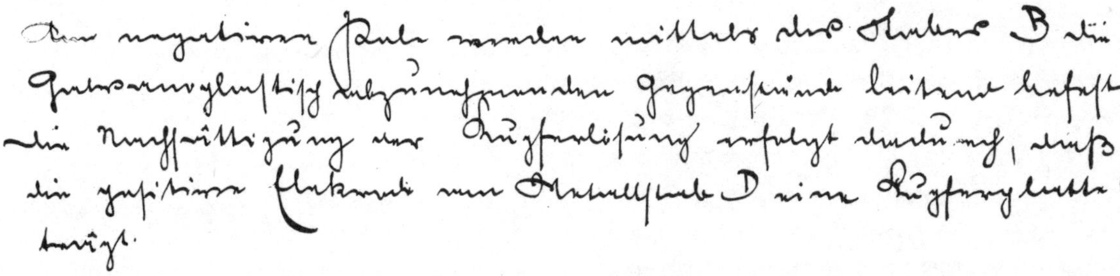

Handschriftliche Notizen und Zeichnungen der alten Hofapotheker zur Versilberung. Vieles spricht dafür, daß sie auch noch königlichen Hausrat reparieren mußten.

Mark. Auf den Posten als Münzscheider im Münzamt für 166 Gulden im Monat hatte er dafür verzichtet.

In späteren Jahren hatte er freie Wohnung in der obersten Etage über der Apotheke, aber die Pettenkofers mußten sich 122 steile Stufen hinaufquälen. Um nicht ständig auf und ab zu klettern, ließ Max von Pettenkofer ein Sprechrohr bauen, durch das er seine Anweisungen gab. Um 6 Uhr früh stand der unermüdliche Arbeiter auf, um 7 Uhr fanden die ersten Vorlesungen an der Universität statt. Gegen Mittag kam der Professor zurück, widmete sich der Apotheke und arbeitete an seinen Forschungen üblicherweise bis nachts um 3 Uhr im Schein der Petroleumlampe. Er kam glücklicherweise mit dem wenigen Schlaf aus, ohne sich gesundheitlich zu ruinieren.

Um die Energiebilanz des menschlichen Körpers messen zu können, erbat er sich von König Maximilian II. einen „Respirationsapparat" in Form eines völlig abgedichteten Zimmers. Die Majestät bewilligte ihm 10 000 Gulden, und er setzte sich selbst als Versuchsperson hinein. Außerdem fuhr Pettenkofer immer wieder mit der Kutsche zum Viehhof, um die Bauarbeiten zu überwachen, denn die Gebäude wurden nach seinen Plänen und Gesichtspunkten der Hygiene gestaltet. Er schrieb Bücher und Berichte. Längst war er eine Berühmtheit. Vergebens lockte ihn Bismarck ans Reichsgesundheitsamt in Berlin. Vergebens rief ihn Österreichs Kaiser Franz Joseph an die Wiener Universität. Der Bayernkönig ließ Pettenkofer „sein" Hygiene-Institut bauen.

Schuhwichse oder Wanzenmittel mixte Pettenkofer allerdings nicht selbst. Das besorgten die Apothekerlehrlinge unter der Anleitung des Ersten Apothekergehilfen, des Provisors. Aber geniert hat es den gelehrten Pettenkofer gar nicht, was da alles in seiner berühmten Apotheke zu haben war. Denn es wurden ja damit dringende Bedürfnisse er-

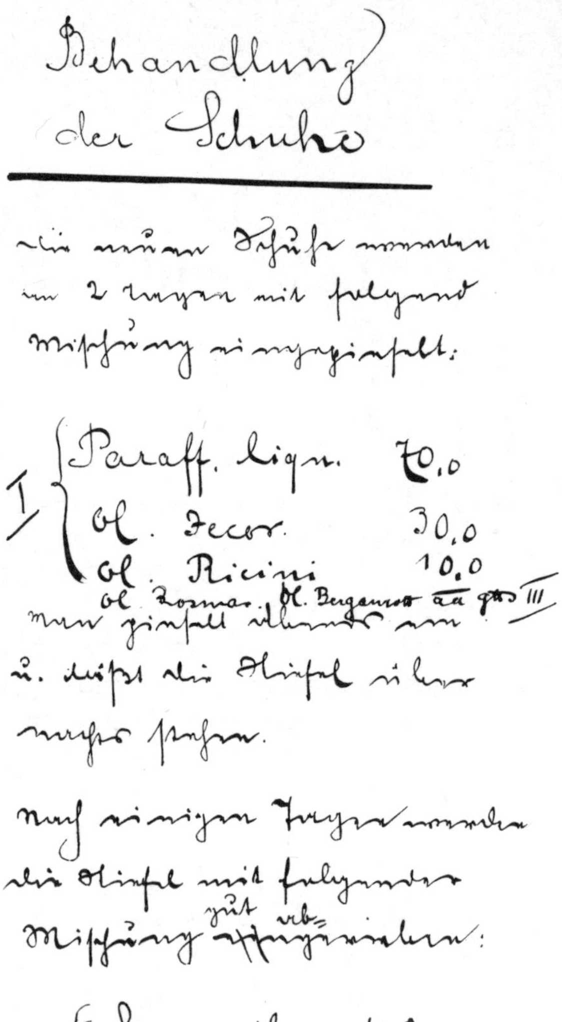
Behandlung der Schuhe

Die neuen Schuhe werden in 2 Tagen mit folgender Mischung eingepinselt:

I { Paraff. liqu. 70,0
Ol. Jecor. 30,0
Ol. Ricini 10,0
Ol. Rosmar. Ol. Bergamott āā gtts III }

man pinselt überall an u. läßt die Stiefel über Nacht stehen.

Nach einigen Tagen werden die Stiefel mit folgender Mischung gut verrieben:

II { Sev. ovil. 40,0
Ol. Jecor.
Paraff. liqu. āā. 10,0 }

Nach einigen Tagen können die Schuhe gewichst werden

Von Zeit zu Zeit wird die Wichse abgewaschen u. die Schuhe werden mit Mischung II wieder eingerieben u. später gewichst. –

Anweisungen zur Schuhpflege:
Tips für die Kundschaft und das Hofpersonal.

füllt, etwa mit dem Schaben- und Wanzenmittel „für Seine Königliche Hoheit Ludwig II." (handschriftlich notiert), mit der Bartwichse für die Herren des Hofes oder mit Duftwässern für die Damen der Gesellschaft. Parfümerien und Drogerien, in denen die Damen hätten kaufen können, gab es damals noch nicht in Hülle und Fülle.

Mittel für die Schönheit

Eau de Cologne – zum Waschen und zu Bädern

Folgendes ist zu mischen:
800 ccm gereinigter Spiritus
200 ccm destilliertes Wasser
1,3 g Lavendelöl
5,0 g Bergamotteöl
5,0 g Rosmarinöl
3,0 g Zitronenöl
0,1 g Neroliöl (Pomeranzenöl)
0,2 g Ammonium causticum

(Die Literflasche kostete bei einer Apothekenrevision vom 10. 7. 1907: 2,40 Mark)

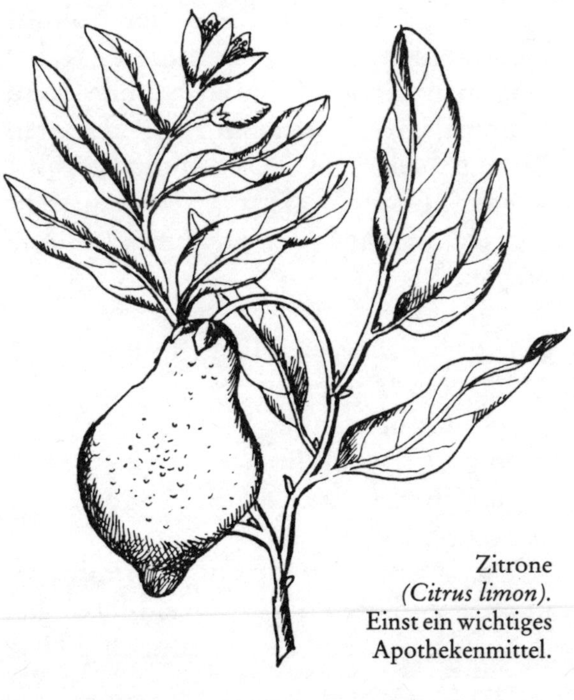

Zitrone
(Citrus limon).
Einst ein wichtiges Apothekenmittel.

Duftwasser – zum tropfenweisen Gebrauch auf der Haut

Folgendes ist zu mischen:
110 g gereinigter Spiritus
3,2 g Bergamotteöl
1,6 g Zitronenöl
2 g Pelargonienöl
0,5 g Moschustinktur

Esprit de Rose – zum tropfenweisen Gebrauch auf der Haut

Folgendes ist zu mischen:
110 g gereinigter Spiritus
1 g Pelargonienöl
1 g Rosenöl
1 bis 2 Tropfen Moschustinktur

Rosen-Parfüm

Folgendes ist zu mischen:
80 g gereinigter Spiritus
8 g Rosenöl
2 g Ambra-Extrakt

Ambra-Parfüm

Folgendes ist zu mischen:
80 g gereinigter Spiritus
8 g Ambra-Extrakt
2 g Rosenöl

Frühlingsblumen-Parfüm

Folgendes ist zu mischen:
80 g gereinigter Spiritus
2 g Rosenöl
10 g Veilchenwurzel zerrieben (d. i. die Wurzel der Iris-Schwertlilie)
2 g Akazienöl
2 g Ambra-Extrakt
1 g Bergamotteöl

Man lasse die Veilchenwurzel 1 Woche in der Mixtur mazerieren und filtere dann ab.

Kölnisch Wasser – für die Haut

Folgendes ist zu mischen:
100 g gereinigter Spiritus
15 Tropfen Bergamotteöl
15 Tropfen Zitronenöl
6 Tropfen Neroli-(Pomeranzen-)öl
4 Tropfen Moschustinktur

Aromatisches Bad

Man gebe 50 g Mandelkleie in ein Säckchen und lege es in die Wanne, bevor das Wasser eingelassen wird. Während des Einlaufens gebe man ein kleines Schnapsglas voll Duftöl dazu, das zu gleichen Teilen aus Lavendelöl, Rosmarinöl und Thymianöl besteht.

Duftendes Hautgel

2 Blatt Gelatine
12 g Glyzerin
Geranienessenz
Wasser

Man löse 2 Blatt Gelatine in 85 g Wasser, koche auf, lasse bis an die Geliergrenze abkühlen und gebe dann tropfenweise das Glycerin und einige Tropfen Geranienessenz (bzw. eines Duftöls oder Parfüms eigener Wahl) dazu. Man verrühre, bis ein glattes Gel entsteht.

Amerikanische Hautcreme

180 g Lanolin
120 g Glycerin
knapp 1/8 l destilliertes Wasser
Rosenöl

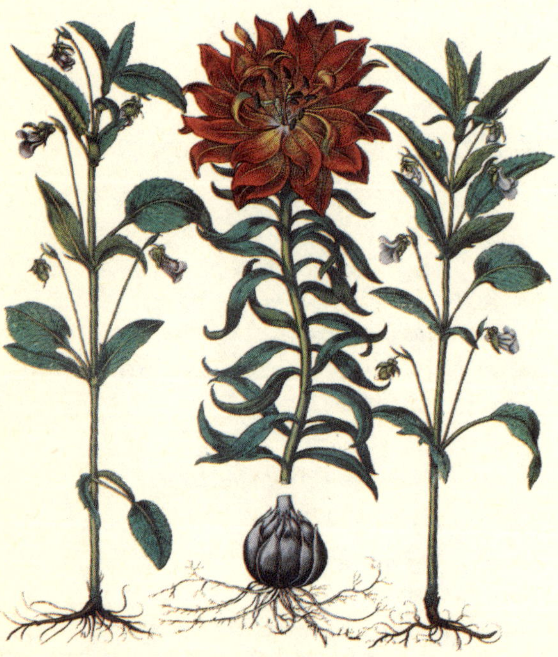

Veilchen *(Viola)* und Lilie *(Lilium)*

Man mische das Lanolin mit dem Glycerin und 120 g destilliertem Wasser und gebe einige Tropfen Rosenöl (oder eines anderen Duftöls eigener Wahl) dazu. Die Masse wird verrührt, bis eine glatte Creme entsteht.

Mandel-Pasta – für die Hände „nach einer feinen Pariser Specialität"

100 g Glycerin
90 g Mandelkleie (pulverisiert)
2,5 g Lilienextrakt

Das Glycerin und die pulverisierte Mandelkleie werden mit dem Lilienextrakt (bzw. einigen Tropfen Duftöl nach eigener Wahl) verrührt, bis sie eine gleichmäßige Pasta ergeben, die sowohl der Reinigung wie der Pflege der Hände dient. Man reibt die Pasta ein, läßt einige Minuten einwirken und wäscht mit Warmwasser ab.

Lanolin-Creme

320 g Paraffinöl (liquidum)
48 g Lanolin
200 g destilliertes Wasser
Vanille-Aroma
Waldmeister-Aroma
Rosenöl

Paraffinöl, Lanolin und destilliertes Wasser erhitzen (nicht kochen), dann abkühlen lassen und während der Abkühlung immer wieder verrühren. Dabei gibt man einige Tropfen Vanille- und Waldmeister-Aroma und 10 Tropfen Rosenöl zu. Die Masse muß gerührt werden, bis eine glatte Creme entsteht (ein elektrischer Mixer eignet sich vorzüglich).

Gurkenmilch – zur Hautpflege

800 ccm Wasser
50 g Quillaiarinde
20 g Orangenblüten
20 g Borax
250 g Gurke

Das Wasser und die Quillaiarinde aufkochen und über die Orangenblüten gießen. Den Absud ca. 30 Minuten ziehen lassen, abfiltern und den Borax dazugeben. Dann wird die zerschnittene grüne Gurke (ganze Frucht mit der Schale) kurz aufgekocht, durch ein Sieb gepreßt und untergemischt. Die Masse wird zur pflegenden Hautreinigung auf Gesicht und Hände gegeben. Man läßt sie antrocknen und wäscht mit lauwarmem Wasser nach.

Wiesenduft – zur Verbesserung der Zimmeratmosphäre

½ l Spiritus
¼ l Wasser
200 g Veilchenwurzel
Waldmeister-Aroma
Bergamotteöl
Neroliöl (Pomeranzenöl)
15 g Zitronellkrautöl
(ersatzweise Zitronenöl)

Spiritus, Wasser und Veilchenwurzel (Wurzel der Schwertlilie) 1 Woche lang in verschlossener Flasche mazerieren lassen, anschließend abfiltern. Dann gibt man einige Tropfen Waldmeister-Aroma und Bergamotteöl, das Neroliöl und das Zitronellkrautöl zu. Einige Tropfen davon erzeugen einen anhaltenden, angenehmen Zimmerduft.

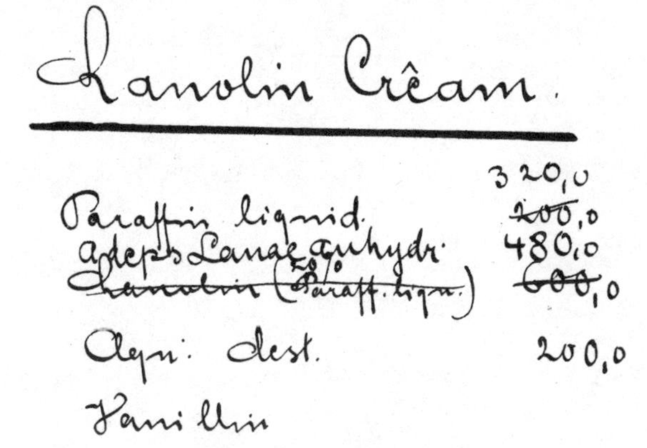

Lanolin-Creme anno 1865: Im Sommer nahm man festes Paraffin, im Winter hingegen Paraffinöl, um eine angenehme Konsistenz zu erzielen.

Rasiercreme à la Hofapotheke

27 g Stearin
3 g Pottasche
120 g Wasser
4,5 g Stärke

Die Hälfte des Wassers wird mit der Stärke aufgekocht. Die Pottasche wird in der anderen Hälfte des Wassers gelöst und durch mäßiges Erwärmen mit dem verflüssigten Stearin vermengt. Die beiden Hälften werden noch warm vermischt. Während des Mischens rührt man einige Tropfen Lavendelöl, Geranienöl und Bergamotteöl unter.

Rosa Schminkpuder für Damen

40 g Talcumpuder
4 g Spiritus
1 g Ammonium causticum
0,5 g Carminrotpulver
Rosenöl
Bergamotteöl
Moschustinktur

Talcum, Spiritus, Ammonium causticum und Carminrotpulver werden vermischt, dann läßt man das Ganze 24 Stunden an der Luft trocknen, gibt alles in einen Mörser, fügt je 1 Tropfen Rosenöl, Bergamotteöl und Moschustinktur zu, verreibt mit dem Stößel, bis der Puder ganz mehlig und locker ist.

Sommersprossen-Wasser

100 g Wasser
10 g Rosenblüten
10 g Orangenblüten
15 g Glycerin
6 g Zucker
6 g Kalium carbonicum
2 g Kalium chloricum
1,5 g Borax

Zunächst wird das Wasser zum Kochen gebracht und über die Rosenblüten und Orangenblüten gegeben. Der Aufguß wird nach ca. 10 Minuten abgegossen, die Blüten werden gut ausgedrückt. Die gefilterte Flüssigkeit mischt man nun mit dem Glycerin, Zucker, Kalium carbonicum, Kalium chloricum und Borax und schüttelt so lange, bis sich alle Zutaten aufgelöst haben. Anwendung: allabendlich die sommersprossigen Hautpartien damit einreiben.

Riechkissen – für Wäscheschrank und Handtaschen

In feinen Häusern waren Riechkissen im vergangenen Jahrhundert äußerst wichtig. Die Hofapotheke lieferte dazu nicht nur die erforderlichen Duftstoffzutaten, sondern auch die Gebrauchsanleitung, wie die Kissen zu fertigen seien.

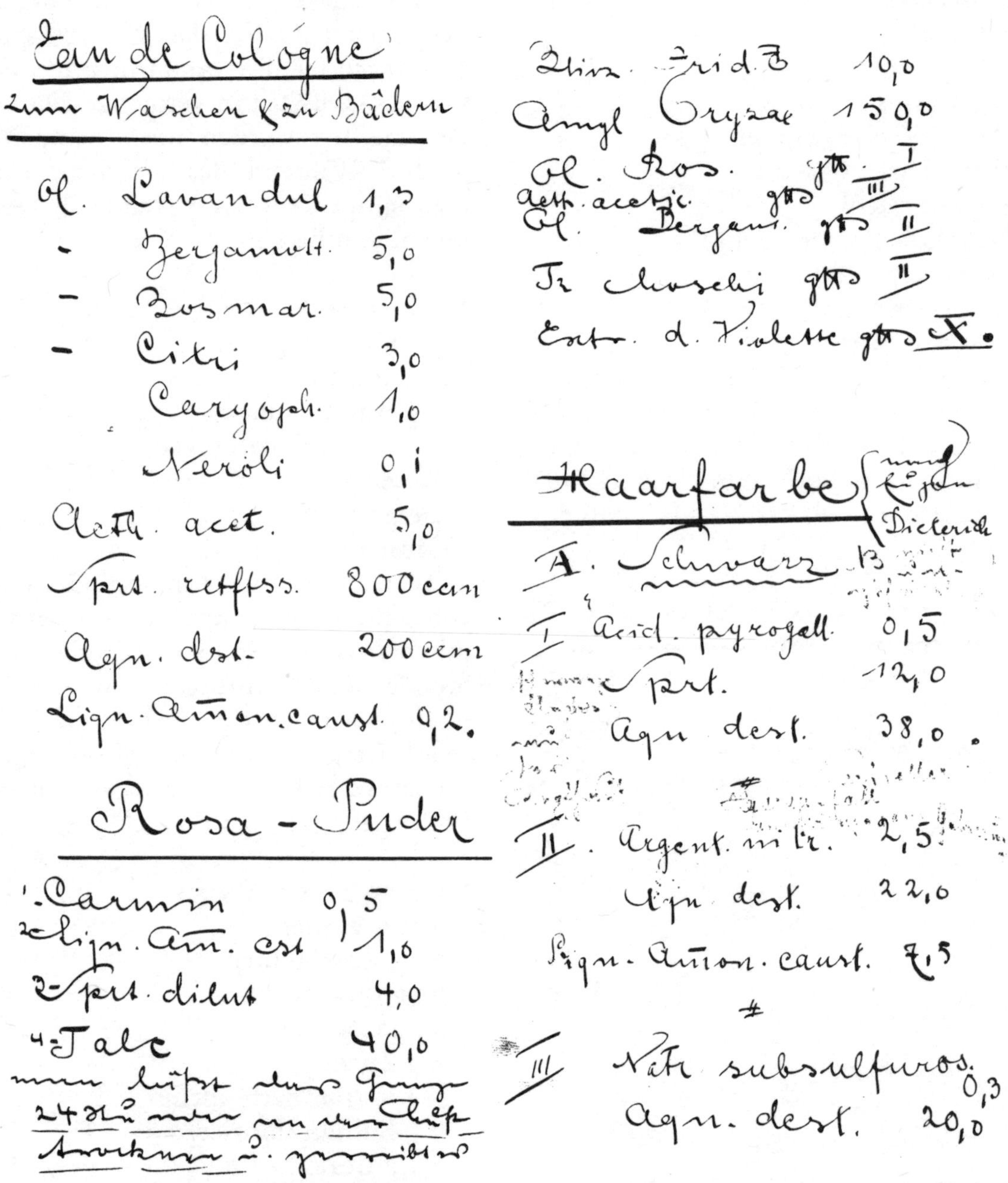
Eau de Cologne
zum Waschen & zu Bädern
Ol. Lavandul 1,3
- Bergamott. 5,0
- Rosmar. 5,0
- Citri 3,0
Caryoph. 1,0
Neroli 0,1
Aeth. acet. 5,0
Sprt. rctfss. 800 ccm
Aqu. dest. 200 ccm
Liqu. Ammon. caust. 0,2.

Rosa-Puder
1. Carmin 0,5
2. Liqu. Am. cst 1,0
3. Sprt. dilut 4,0
4. Talc 40,0

Rhiz. Irid. F 10,0
Amyl Oryzae 150,0
Ol. Ros. gtts I
Aeth. acetic. gtts III
Ol. Bergam. gtts II
Tr. Moschi gtts II
Extr. d. Violette gtts X.

Haarfarbe (Dieterich)
A. Schwarz
I Acid. pyrogall. 0,5
Sprt. 12,0
Aqu. dest. 38,0.
II. Argent. nitr. 2,5
Aqu. dest. 22,0
Liqu. Ammon. caust. 7,5
III Natr. subsulfuros. 0,3
Aqu. dest. 20,0

Schönheit aus der Hofapotheke. Rezepturen dazu auf Seiten 155-161. „Nicht ungefährlich", notierte ein Apotheker nachträglich zu dem schwarzen Haarfärbemittel, „schwarze Flecken auf der Kopfhaut und partieller Haarausfall bei längerem Gebrauch". Noch 1953 wurde in Leipzig eine Dissertation geschrieben mit dem Thema „Haarausfall und Tod durch Gebrauch von Haarfärbemitteln".

Die handgeschriebene Originalrezeptur finden Sie auf Seite 160 als Faksimile. Da es für jüngere Leser schwierig ist, die alte deutsche Schreibschrift zu entziffern, folgt hier die „Übersetzung“:

„Feines Handschuhleder schneidet man in länglich-viereckige Stücke, so groß wie ungefähr das Riechkissen werden soll und legt dieselben in ein Parfüm, bestehend aus:

25 g Bergamotteöl
20 g Neroliöl (Pomeranzenöl)
40 g Schwertlilienöl
20 g Tolutbalsam (harziger Duftstoff des brasilianischen Tolutbaumes)
2 g Cumarin (Waldmeister-Duftstoff)

In diesem Parfüm bleiben die Lederstückchen in einem verschlossenen Glas 3 Tage liegen. Sie werden dann über eine Schnur gehängt und bei gewöhnlicher Temperatur getrocknet. Alsdann werden die rauhen Seiten der Lederstückchen mit dickflüssigem Gummi arabicum bestrichen und mit feinpulverisierter Veilchenwurzel dick bestreut, um dann wieder getrocknet zu werden. Inzwischen mischt man

1 g Moschuspulver
und 1 g Zibethpulver (Drüsensekret der sibirischen Zibethkatze)

mit etwas Gummi arabicum zu einer salbenartigen Masse. Diese Masse wird mit einem breiten Messer auf beiden Seiten der Lederstückchen gleichmäßig aufgestrichen. Nun werden je zwei Lederstückchen mit ihren rauhen Seiten zusammengeklebt, getrocknet, mit Watte umgeben und mit Stoff überzogen.“

Bartwichse – für „ungarische“ Bärte

30 g Gummi arabicum
25 g weißes Wachs
10 g Glycerin
10 g spanisches Seifenpulver
Bergamotteöl
Zitronenöl
Korianderöl
25 g destilliertes Wasser

Gummi arabicum, weißes Wachs, Glycerin, spanisches Seifenpulver und das destillierte Wasser werden unter Erwärmung mit Ocker, Umbra oder Ruß – je nach Haarfarbe – eingefärbt und verrieben. Während die Bartwichse allmählich fest wird, gibt man 2 Tropfen Bergamotteöl und je 1 Tropfen Zitronenöl und Korianderöl dazu.

Franzbranntwein – zum Einreiben

½ l Weingeist-Alkohol
¼ l destilliertes Wasser
7,5 g Kampfer-Tinktur (Urtinktur)
5 g Pinienöl

Alles wird gemischt. Damit kann man sich einreiben oder um schmerzende Gliedmaßen Umschläge machen. Franzbranntwein wird noch heute in Apotheken hergestellt.

Haarpflegewasser

1 l Wasser
3 EL frische Birkenblätter

Das Wasser kochen und über die kleingehackten Birkenblätter gießen.

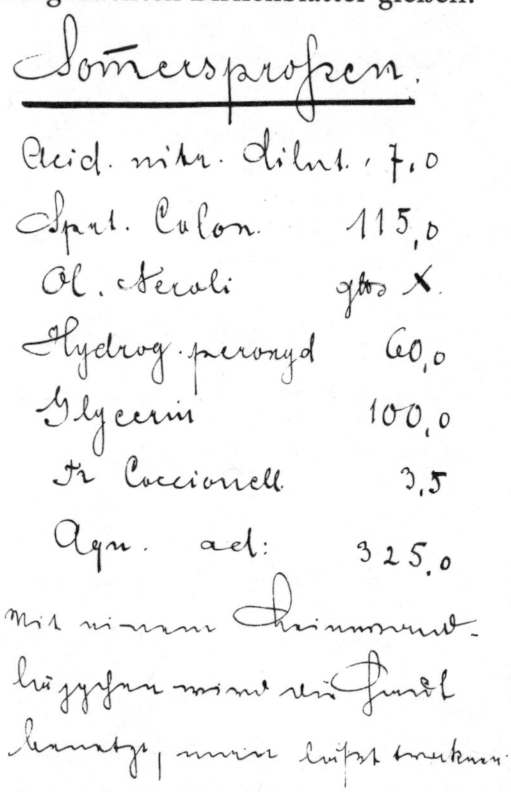
Sommersprossen.
Acid. nitr. dilut. 7,0
Spirt. Colon. 115,0
Ol. Neroli gtts X.
Hydrog. peroxyd 60,0
Glycerin 100,0
Tr. Coccionell. 3,5
Aqu. dest. 325,0

Sommersprossen waren nicht „in“. Ein weiteres sanfteres Bleichmittel finden Sie auf Seite 157.

Nach 15 Minuten abschütten und das Haar mit dem Birkenwasser nach der Wäsche spülen. Man erzielt dadurch glänzende, weiche Haare. Achtung: Blonde Haare bekommen einen bräunlichen Schimmer!

Haarwuchsbelebend, Haarausfall und Schuppenbildung stoppend wirkt folgender Aufguß:

1 l Wasser
3 EL frische Brennesselblätter

Das Wasser kochen und über die

Riechkissen.

Feines Handschuhleder schneidet man in länglich viereckige Stücke, so groß wie ungef. das Riechkissen werden soll u. legt dieselben in ein Parfum, bestehend aus:

Ol. Bergamott	25,0
– Neroli	20,0
Ol. Amygd. am. aeth. (ver.)	1.0
Ol. Iridis	40.0
Bals. Tolut.	20.0
Cumarin	2.0

In diesem Parfum bleiben die Lederstückchen in einem verschlossenen Glas 3 Tage liegen. Sie werden dann über eine Schnur gehängt u. bei gewöhnl. Temperatur getrocknet. Alsdann werden die rauhen Seiten der Lederstückchen mit dickflüssigem Gummi arabic. bestrich. u. mit feingepulverter Veilchenwurzel dick bestreut um dann wieder getrocknet zu werden.

Inzwischen mischt man

Moschus pulv.
Zibeth āā 2,0

mit etwas Gummi Arab. zu einer salbenartigen Masse. Diese Masse wird mit einem breiten Messer auf beiden Seiten der Lederstückchen gleichmäßig aufgestrichen. Nun werden je zwei Lederstückchen mit ihren rauhen Seiten zusammengeklebt, getrocknet, mit Watte umgeben und mit Stoff überzogen.

So viel Arbeit machten sich früher die Damen für Riechkissen, die sie zwischen die Wäsche und in die Handtaschen legten. Und die Hofapotheker gaben dazu die – kostenlosen – Gebrauchsanweisungen.

kleingehackten Brennesselblätter gießen. Nach 15 Minuten abschütten und das Haar in der Lösung spülen. Achtung: Blonde Haare bekommen bräunlichen Schimmer!

Blondes Haar bekommt seidigen Glanz durch folgenden Aufguß:
1 l Wasser
3 EL Kamillenblüten
Das Wasser kochen und über die Kamillenblüten schütten, 15 Minuten ziehen lassen, abgießen und Sud zum Nachspülen benutzen.

Trockenes, brüchiges Haar wird weich und glänzend, wenn man folgenden Aufguß verwendet:
1 l Wasser
1 TL Borax
Wasser erwärmen und Borax darin auflösen. Damit nachspülen.

Durch zu häufiges Haarwaschen entfettetes Haar wird wieder elastisch und glänzend, indem man vor der Haarwäsche folgende Mischung aufträgt:
Olivenöl
Erdnußöl
Zu gleichen Teilen beide Öle mischen und auf den Kopf einmassieren und 20 bis 30 Minuten wirken lassen. Danach Haarwäsche wie üblich.

Alte Apothekertips für Küche und Haushalt

In modernen Hobbyläden, Drogerien und Haushaltswarengeschäften gibt es im Grunde alles, was der Mensch für den Haushalt braucht. So gesehen, hätten die alten Rezepturen aus der Königlich-Bayerischen Leib- und Hofapotheke ihre Bedeutung verloren. Wenn da nicht die meist happigen Preise wären! Wer Geld sparen will und noch dazu Spaß am Selbermachen hat, wird in den folgenden Haushalts-Tips manches finden, das auch heute noch seinen Zweck erfüllt.

Aus den zahlreichen Rezepturen wurden nur diejenigen ausgewählt, die risikolos machbar sind. Verzichtet wurde auf zahlreiche Rezepturen für Waschmittel, Haarfärbe- und Haarpflegemittel, weil nicht nur die Selbstherstellung bei verkehrter Dosierung riskant wäre, sondern vor allem auch, weil Substanzen verwendet wurden, gegen die heutzutage medizinische Bedenken bestehen.

Etwas zum Schmunzeln ist auch dabei: Nicht nur beim „gemeinen Volke", auch am Hofe wurden die Menschen im vergangenen Jahrhundert noch von

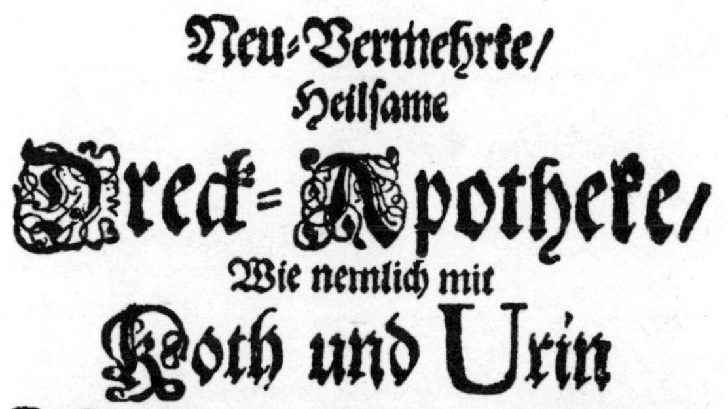
Neu-Vermehrte/
Heilsame
Dreck-Apotheke/
Wie nemlich mit
Koth und Urin
Fast alle/ ja auch die schwerste/
gifftigste Kranckheiten/ und bezauberte
Schaden vom Haupt biß zun Füssen/
inn- und äusserlich/ glücklich
curiret worden;
Durch und durch mit allerhand curieu-
sen/ so nütz- als ergetzlichen
Historien und Anmerckungen/
Auch andern
Feinen Denckwürdigkeiten/
Abermals bewährt und nun zum dritten mal
um ein merckliches vermehrt/ und verbessert
Von
Kristian Frantz Paullini.
Franckfurt am Mayn/
In Verlegung Friedrich Knochens/
Druckts Peter Begereiß 1699.

Im 17. Jahrhundert blühte der Aberglaube. In der „Heilsamen Dreckapotheke" wurden Kot, Harn und Dreck allen Ernstes als Heilmittel angeboten.

Schaben und Wanzen geplagt, quälten sich mit Kopf- und Kleiderläusen. Bei Gesellschaften freuten sie sich über bescheidene Zaubertricks und Bengalisches Feuer. Auch für diese alltäglichen Leiden und Freuden hatten die Hofapotheker zu sorgen und die entsprechenden Mittel dagegen oder dafür zu bereiten. Sie werden keine Mühe haben, praktikable Haushaltstips von Rezepturen zu unterscheiden, die in den Bereich der Nostalgie gehören.

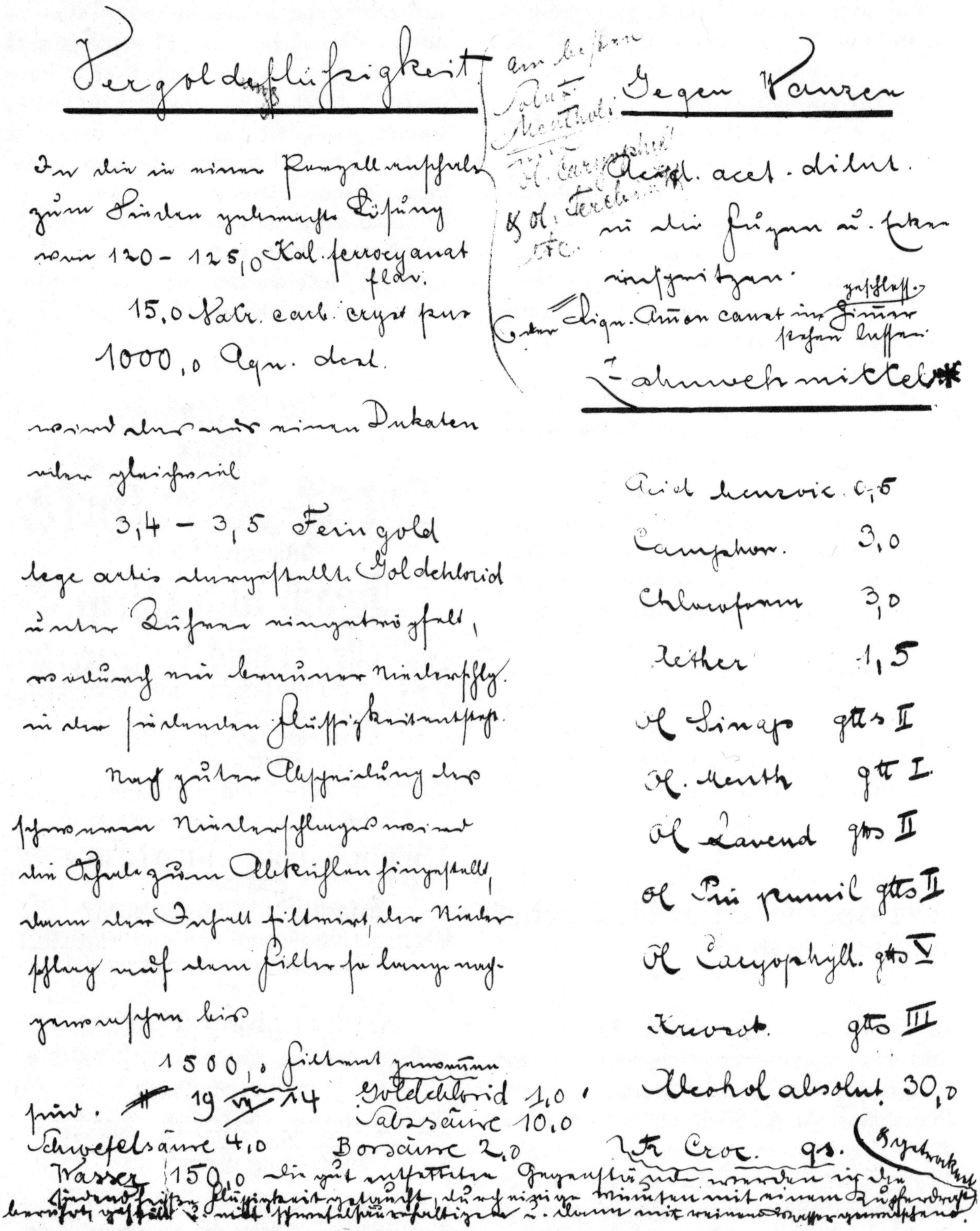
Vergoldeflüssigkeit

120 – 125,0 Kal. ferrocyanat flav.

15,0 Natr. carb. cryst pur

1000,0 Aqu. dest.

Dukaten

3,4 – 3,5 Feingold

lege artis … Goldchlorid

1500,0

19 VII 14 Goldchlorid 1,0

Salzsäure 10,0

Schwefelsäure 4,0 Borsäure 2,0

Wasser 150,0

Gegen Wanzen

Acid. acet. dilut.

Zahnwehmittel

Acid benzoic.	0,5
Camphor.	3,0
Chloroform	3,0
Aether	1,5
Ol. Sinaps	gtts II
Ol. Menth	gtt I
Ol. Lavend	gtts II
Ol. Pin pumil	gtts II
Ol. Caryophyll.	gtts V
Kreosot.	gtts III
Alcohol absolut.	30,0
Croc.	qs.

Wie aus einem Gold-Dukaten flüssiges Goldchlorid und daraus eine Vergoldeflüssigkeit (z. B. für Bilderrahmen) entsteht, zeigt diese Rezeptur.

Abbeizen von Farben

Nehmen Sie je 100 g Natriumhydroxyd (Ätznatron) auf je 1 l Wasser, tragen Sie die Lauge vorsichtig mit einem alten Pinsel auf die abzubeizende Farbe auf und lassen einwirken, bis sich die Farbe mit Wasser abwaschen oder mit einem Spachtel ablösen läßt. Geben Sie Obacht: die Flüssigkeit ist (wie moderne Abbeizpasten auch) stark ätzend! Ziehen Sie Arbeitskleidung an, tragen Sie Gummihandschuhe, schützen Sie Fußboden und Möbel mit einer Plastikfolie und/oder mehreren Lagen Zeitungspapier!

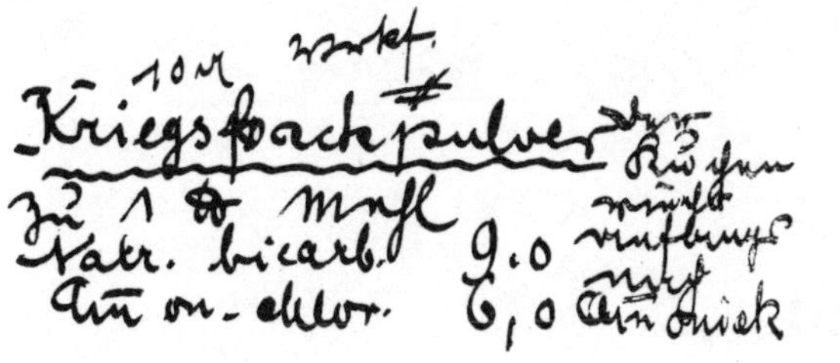

Ausguß-Reinigung

Abflüsse werden wieder frei, indem man 1 gehäuften Eßlöffel Natriumhydroxyd (Ätznatron) hineinstreut und wenige Tropfen Wasser nachlaufen läßt. Bis zu 1 Stunde einwirken lassen, dann kräftig nachspülen, eventuell mit der Gummimanschette nachstoßen.

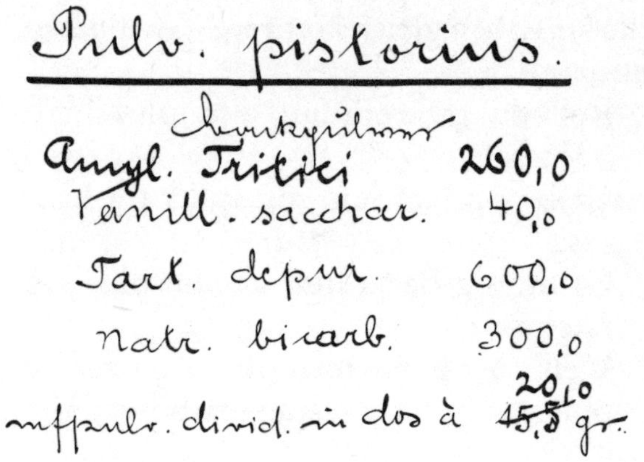

Achtung: Für Plastikabflüsse nicht geeignet!

Backpulver

Holen Sie sich aus der Apotheke
90 g Cremor tartari (Weinstein)
25 g Natriumpyrophosphat
40 g Natriumbicarbonat (Bullrich-Salz)
vermischen die Menge mit 20 g Vanille-Zucker und packen die Backpulvermenge in Briefchen zu 15 bis 20 g ab (jeweils ausreichend für 500 g Mehl).

Bengalisches Feuer

Muß bei Hofgesellschaften im Kerzenschein ein beliebtes „Tischfeuerwerk" gewesen sein. Denn die Hofapo-

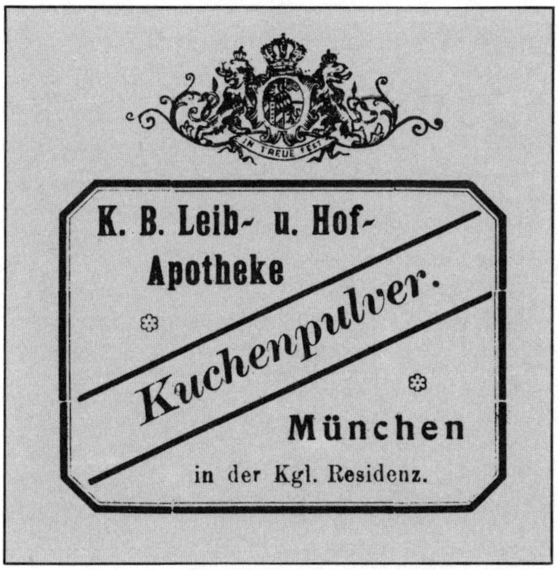

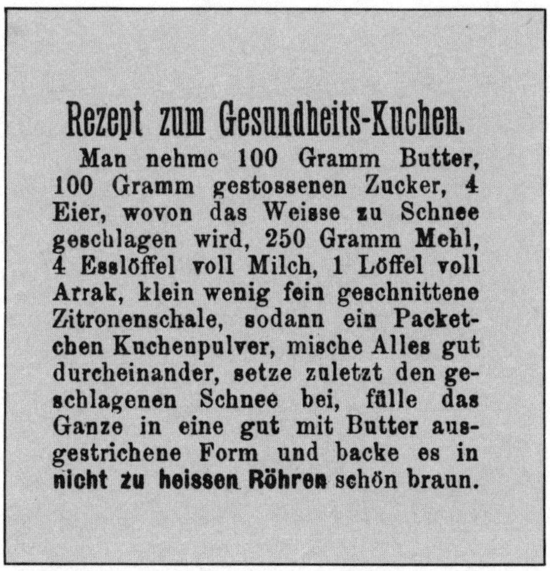

Rezept zum Gesundheits-Kuchen.

Man nehme 100 Gramm Butter, 100 Gramm gestossenen Zucker, 4 Eier, wovon das Weisse zu Schnee geschlagen wird, 250 Gramm Mehl, 4 Esslöffel voll Milch, 1 Löffel voll Arrak, klein wenig fein geschnittene Zitronenschale, sodann ein Packetchen Kuchenpulver, mische Alles gut durcheinander, setze zuletzt den geschlagenen Schnee bei, fülle das Ganze in eine gut mit Butter ausgestrichene Form und backe es in **nicht zu heissen Röhren** schön braun.

Kuchenpulver mit Rezept zum Gesundheitskuchen..., die Hofapotheker waren Mädchen für alles.
In München hieß es: „Der Pettenkofer wird's schon machen."

theker haben gleich mehrere Rezepturen notiert.

Rot: 72 g Strontium nitr. plus 15 g Laccase
Gelb: 4 g Natrium nitr. plus 1 g Laccase
Grün: 5 g Baryt muriaticum plus 1 g Laccase
Weiß: 6 g Baryt nitr. plus 1 g Laccase plus 2 ½ % Magnesium carbonicum
Blau: 60 g Kalium chloricum plus 16 g Schwefel plus 12 g Kalium carbonicum plus 12 g Aluminium

Dazu findet sich die Notiz: „Warten, bis es brennt, dann Kalium chloricum zugeben.“ Die Nachahmung der nicht ungefährlichen Spielerei in kleinen, niedrigen Räumen unserer heutigen Wohnungen kann nicht empfohlen werden!

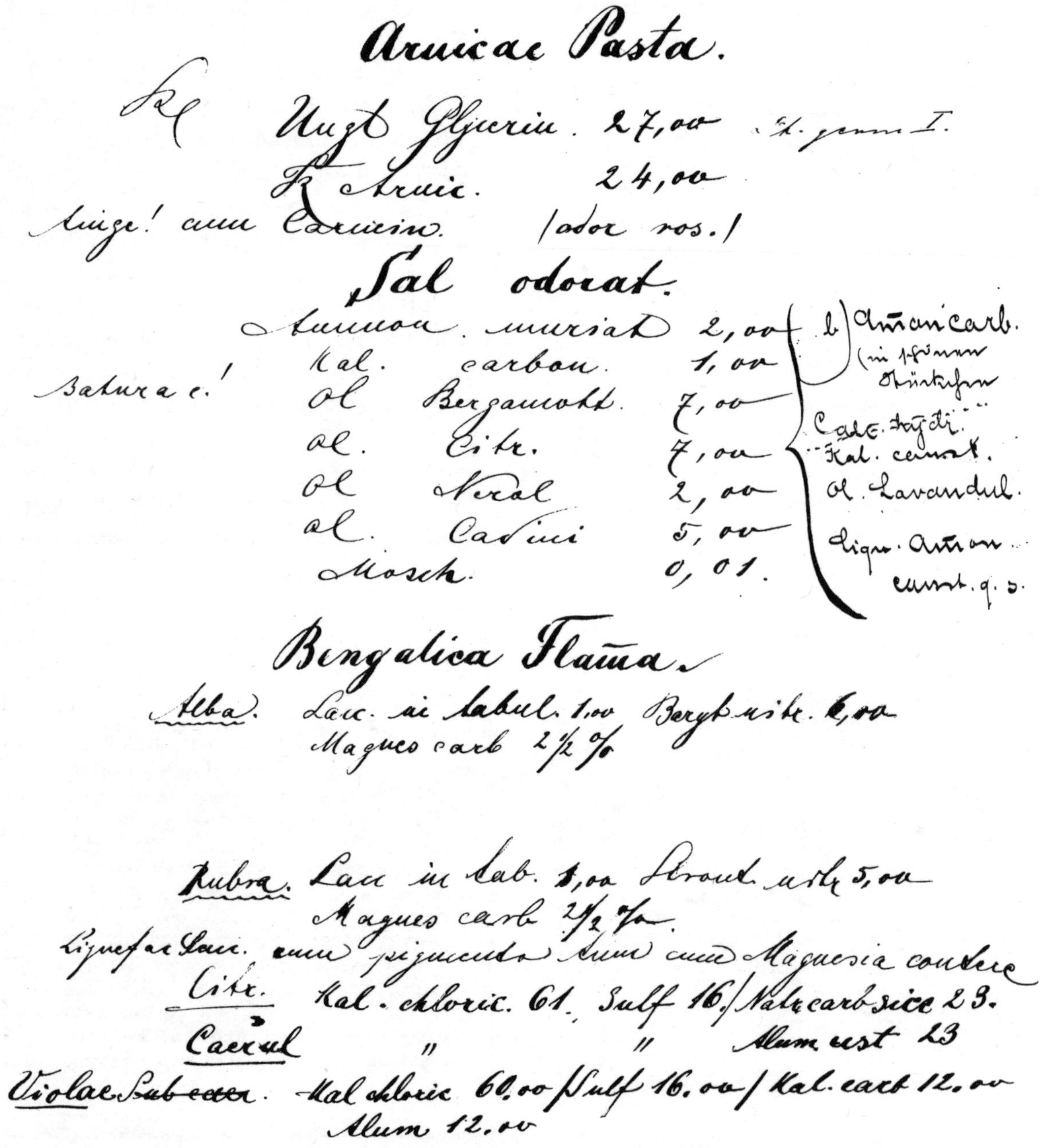

Bengalische Feuer, ein beliebtes „Tischfeuerwerk“ noch um die Jahrhundertwende, in alten Rezepturen der Bayerischen Hofapotheke.

Blattlausmittel

200 g zerriebenes Quassiaholz und 300 g Grüne Seife (Schmierseife) werden in 2 l Wasser 24 Stunden eingeweicht, dann ½ Stunde gekocht, abgegossen und auf 10 l verdünnt. Nach zwei Minuten kann mit dem Schlauch nachgespült werden, da bei langer Einwirkung empfindliche Blätter Schaden leiden können.

Das Quassiaholz, im vorigen Jahrhundert ein vielbenutztes Magenbittermittel und heute noch in der Homöopathie als Leberdroge hochgeschätzt, wirkt auch als *Fliegengift*: Man gibt in einen Untersetzer etwas Wasser, einen Teelöffel Zucker und einen Eßlöffel Quassia und stellt den Untersatz auf das Fensterbrett.

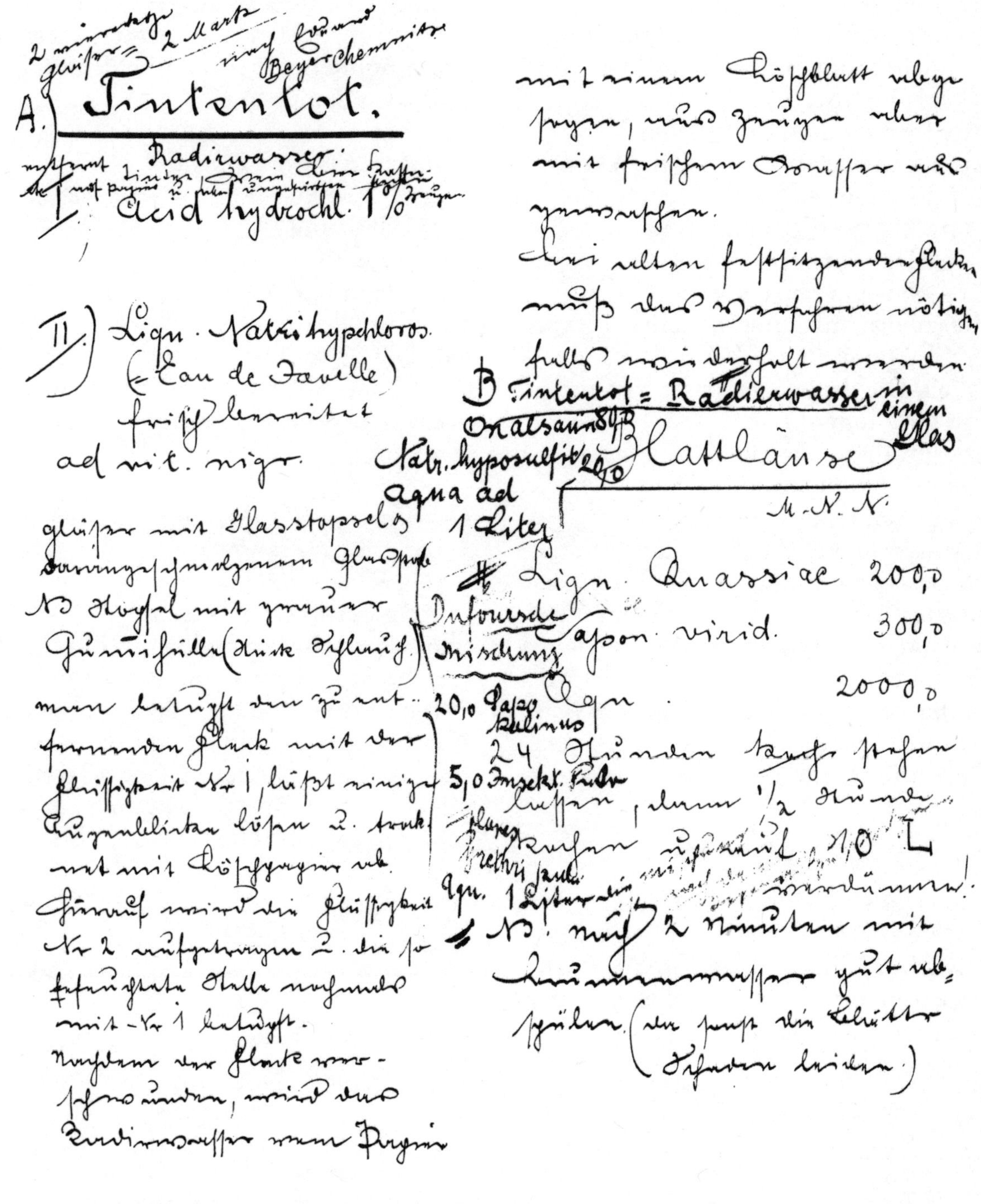

Blattlausmittel für den Garten, nach Art der Hofapotheke, heute wieder hochaktuell, weil ungiftig!

Blumendünger für Topfpflanzen

Holen Sie sich aus der Apotheke die folgenden Zutaten:

40 g Ammonium nitricum
20 g Ammonium phosphoricum
5 g Ammonium chloratum
6 g Calcium sulfuricum
25 g Kalium nitricum
4 g Ferrum sulfuricum

Vermischen Sie die Bestandteile gut und lösen jeweils 1 g in 1 l Wasser. Die Pflanzen sollen zwei- bis dreimal wöchentlich damit begossen werden. Ein weiteres Rezept:

30 g Ammonium sulfuricum
30 g Natrium chloratum (Kochsalz)
15 g Kalium nitricum
15 g Magnesium sulfuricum
4 g Magnesium phosphoricum
6 g Natrium phosphoricum

Dazu die Anleitung: Man löse 1 g von der Mischung in 1 l Wasser und gieße täglich. Die dritte, einfachste Rezeptur:

30 g Kalium nitricum
30 g Kalium phosphoricum
10 g Ammonium sulfuricum
35 g Ammonium nitricum

Anwendung: Mit Ammonium nitricum beschleunigt man das Wachstum der ganzen Pflanze, ohne Ammonium nitricum nur die Blütenbildung! Zwei- bis dreimal wöchentlich mit 1 g von der Mischung pro Liter Wasser zu begießen. Die Litermenge soll jeweils auf 10 bis 12 Blumentöpfe mittlerer Größe verteilt werden.

Bohnerflüssigkeiten für Fußböden

1. Ceresin (d. i. ein gereinigtes Erdwachs aus hochmolekularen Kohlenwasserstoffen, in Apotheken oder Drogerien zu haben)
   400 g Terpentinöl
   50 g Benzin oder Petroleum
2. 600 g Ceresin
   300 g Kienöl
   100 g Leinöl
   70 g Benzin oder Petroleum
3. 15 g Ceresin
   150 g Paraffinöl
   800 g Kienöl
4. 130 g Ceresin
   250 g Terpentinöl
   50 g Stearin
   40 g Paraffinöl

Zubereitung und Anwendung: Die festen Bestandteile werden behutsam erwärmt, dann vom Feuer genommen. Dann werden die flüssigen Bestandteile untergerührt. Man tränkt einen Lappen in der Bohnermasse und reibt den Holzfußboden damit ein.

Bohnermasse für Linoleum

30 g Ceresin
35 g Pinienöl
35 g Leinöl

Zubereitung und Anwendung wie oben. In allen Fällen ist Vorsicht geboten: Die Bohnermassen enthalten feuergefährliche Substanzen! Kein Umgang mit offenem Feuer, Feuerzeug oder Zigaretten!

Desinfektionsflüssigkeit v. Pettenkofer

100 g Karbolsäure
50 g Eisensulfat
150 g destilliertes Wasser

sind zu vermischen und in geschlossener Flasche aufzubewahren. Zum Desinfizieren von Böden, WC, Wannen, Waschbecken genügt ein kräftiger Spritzer pro Liter Wasser. Wenige Tropfen können auch zum Handwaschwasser zugegeben werden. Der Geruch wird ver-

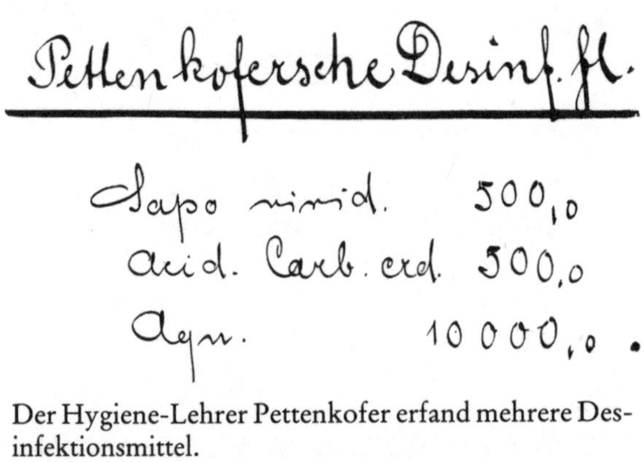

Der Hygiene-Lehrer Pettenkofer erfand mehrere Desinfektionsmittel.

bessert durch Zugabe von etwas Kölnisch Wasser.

Desinfektionsflüssigkeiten verwendet man, wenn Familienmitglieder z.B. Kinderkrankheiten, Durchfallerkrankungen oder Hepatitis durchmachen. Obwohl etliche dieser Erkrankungen nicht durch Bakterien (gegen die Desinfektionslösungen wirksam sind), sondern durch Viren (gegen die auch heutige Desinfektionsmittel weitgehend unwirksam sind) verursacht werden, sind desinfizierende Maßnahmen sinnvoll, weil damit die Erreger teilweise vernichtet werden.

Weitere Desinfektionsmittel der Hofapotheke vor der Jahrhundertwende: Formalinlösung, Lysol und Chinosol. Letzteres wurde besonders bei Diphtherie verwendet.

Entglänzungsmittel

Für glänzend gewordene Hosen, Anzüge, Kostüme, insbesondere für alle Kammgarnstoffe. Bürsten Sie über das gesamte Kleidungsstück eine Lauge aus folgenden Zutaten:

25 g Ammonium chloratum
25 g Natrium chloratum (Kochsalz)
50 g Wasser

Einfachfenster (auch Autofenster)

Vor Beschlag und Eisbildung zu schützen. Mischen Sie 25 g Glycerin mit ½ l Brennspiritus. Verwendung: Mittels eines Fensterleders wird die innere Fläche des Fensters damit abgerieben.

Holzbeizen aus der Hofapotheke

1. Braune Holzbeize läßt sich sehr einfach aus 10 g „Kasseler Braun" (wasserlösliches Farbpulver aus der Drogerie), 40 g Wasser und 10 g Soda bereiten. Die Zutaten werden mit dem Wasser kurz aufgekocht.
2. Tiefbraun wird Nußholz, indem man es mit doppelchromsaurer Kalilösung einstreicht. Die richtige Verdünnung muß zuvor an einem Holzstück ausprobiert werden.
3. Rötliche Farbtöne erzielen Sie mit einer Mischung von 1 g Cochenille (karminroter, wasserlöslicher Pulverfarbstoff, heute chemisch hergestellt, früher aus der Scharlachschildlaus), 1 g Weinstein und 160 g Wasser. Die Zutaten werden kurz aufgekocht und durch ein Sieb gegossen. Danach kann man einige Tropfen Zinnauflösung zusetzen.
4. Blauen Farbschimmer erhalten Hölzer, indem man sie zunächst mit wassergelöstem Kupfervitriol dick einpinselt und nach dem Trocknen mit einer Blauholz-Abkochung heiß nachstreicht.
5. Gelbtöne erzielen Sie durch Anstrich des Holzes mit einer Alaunlösung. Nach dem Trocknen wird mit Gelbholzabkochung gefärbt.
6. Grüne Holzbeize stellten die Hofapotheker aus 8 Teilen reinem Essig, 1 Teil Grünspan und 1 Teil Weinstein her. Die Feststoffe lösen sich binnen einiger Stunden.

Gebrauchsanweisung: „Die Beizen werden mittels Schwamm oder Pinsel aufgetragen, nach dem Trocknen wird das Holz wieder geschliffen und wenn nötig nochmals gebeizt und schließlich mit Leinöl getränkt. Man kann auch dem Leinöl Beize zusetzen. Jetzt erst wird poliert."

Firnis

Zum Schutz offenporiger Hölzer an Fenstern und Türen verkauften die Hofapotheker die Mischung: 1 l Leinöl (vergällt), 1 l Terpentin, 10 g Siccativ. Zum Anstrich farbiger Hölzer wurden jeweils 90 g terpentinlösliche Farbpulver pro Zweilitermischung zugegeben.

Lack

Zum Auffrischen von Möbeln: Alte Lackschicht ganz leicht anschleifen, dann mit der folgenden Mischung streichen:

10 g Colophoniumpulver in
82 g Benzin lösen, dann mischen mit
5 g Palmöl
1,5 g Mirbanöl (künstliches Bittermandelöl, auch zur Herstellung von Seifen verwendet) und
1,5 g Pfefferminzöl

Sehr dünn mit feinborstigem Pinsel auftragen, trocknet relativ rasch. Vorsicht: Sehr feuergefährlich!

Schutzlack

für Aquarelle, die nicht unter Glas gerahmt werden sollen. Fragen Sie in der Apotheke oder im Künstlerfarbengeschäft nach folgenden Zutaten:

20 g Sandarrak-Harz
10 g Mastixharz
6 g Lärchen-Terpentin.

Das Ganze wird in 60 g Brennspiritus gelöst – das dauert einige Tage. Dann

Fleckenwasser

Sprt. aether. 40,0
Liqu. Ammon caust. 20,0.

Fleckenwasser v. f. per Pharm. Gtt IV

II { Aether 50,0
Ol. Terebinth. 15,0
Carboneumtetrachlorat. 885,0

I { Liqu. Amm. caust. dpl. 42,0
Acid. oleinic. 3,0
Sprt. 5,0.
fiat solutio

Mitigal - Epicarin
Haarwasser

Epicarin 2,0
Mitigal 2,0
3,35 Aether. 10,0
Resorcin 3,0
Chloralhydrat 8,0 2,0
Sprt. dilut ad 200,0

Haarmittel v. Frau Dr. Fichtner
3 mittel

Gegen fetten Grundboden

Ausflockende Haarspiritus

I { Sulfoform 1,0 1x
Chloroform 16,0 wöchentlich
Glycerin 4,0 einzumassieren
Alcohol absol ad 50,0.

II Haarpuder

Sulfidal 3,0
Amyl. Oryzae 17,0
Ol. Lavandul gtts X
und einpudern.

III Haarspiritus

Acid. salicyl 2,0
Tinct. Capsici 5,0
Sprt. dilut. ad 100,0
und einspiritualen.

Ein ganzes Arsenal von Fleckenwassern hatten die Hofapotheker parat, für jede Art von Flecken ein anderes. Einige sind zum Nachahmen empfohlen. Denn ein perfektes „Allerwelts"-Fleckenmittel gibt es auch heute noch nicht.

gießen Sie alles durch ein feines Haarsieb und streichen das Aquarell ein. Wichtig: Jeweils nur einen Strich neben den andern setzen, nicht hin und her pinseln, sonst kann sich die Aquarellfarbe lösen! Nach dem Trocknen ist ein zweiter Anstrich ohne weiteres möglich. Vorsicht – der Lack ist feuergefährlich.

Fleckenwasser

Es gibt auch heute noch kein wirkliches Universal-Fleckenmittel, das alle Sorten Flecken beseitigt, ob Tinte, Blut, Kaffee, Obst, Ölfarben, Rost oder Teer, von allen Geweben, und dabei Farben und Muster schont und keine Ränder macht. Aber mit den Fleckenmitteln ist es wie mit der Arznei: Die mit der stärksten Wirkung verursachen auch unerwünschte Nebenwirkungen. Die ehrlichsten Fleckenmittel sind in unserer Zeit eine Reihe von Spezialreinigern, man muß sie gleich als ganze Serie kaufen, um gewappnet zu sein, und das ist ein teurer Spaß.

Die Rezepturen der Hofapotheker, die ja zugleich erfahrene Chemiker waren, hatten in den meisten Fällen Erfolg. Wenn Sie im Fall der Fälle nach der folgenden Fleckenliste vorgehen, werden Sie (fast) immer Ihre Fleckenprobleme lösen:

Bierflecken
Auf Kleidung, Wäsche, Tischtüchern:
Brennspiritus und Wasser zu gleichen Teilen.

Blutflecken
Auf Kleidung und in Wäsche:
In Warmwasser weichen, dann mit intensiver Seifen- oder Waschmittellauge auswaschen.

Brandflecken
Durch Bügeln oder heiße Ofenrohre leicht angesengte Kleidung):
3%iges Wasserstoffsuperoxyd und Salmiakgeist zu gleichen Teilen mit Wattebausch betupfen, mit Wasser nachwaschen.

Eierflecken
Auf Kleidung und Tischdecken:
Nicht verschmieren, sondern trocknen lassen, dann abbürsten. Reste mit 3%igem Wasserstoffsuperoxyd und Salmiakgeist zu gleichen Teilen kräftig durchreiben, mit Wasser nachwaschen.

Farbflecken
Von Ölfarben, Holzbeizen, auch unbekannter Herkunft, ein Spezialmittel der Hofapotheker (1889: Flasche mit 100 g 30 Pfg.):
100 g Carboneumtetrachlorat, 10 g Feuerzeugbenzin, 2 g Terpentin, 5 g Ammonium causticum (flüssig) und einige Tropfen Brennspiritus. Verschütteln und in verschlossener Flasche aufbewahren.

Fettflecken
Ölflecken aller Art, auch verschmutzte („von Wagenschmiere"):
90 g Benzin (Feuerzeugbenzin), 6 g Wasser, 4 g Alkohol (statt Alkohol und Wasser ersatzweise 10 g Kornschnaps), 1 g Saponin und 1 g Mirbanöl. In verschlossener Flasche aufbewahren. Vor Gebrauch schütteln.

Grasflecken
Auf Kleidung:
In intensiver Seifenlauge weichen und immer wieder reiben, bei weißer Wäsche darf etwas Bleiche zugesetzt werden.

Jodflecken
Auch Jodersatz-, Ichthyol-und andere dunkle Arzneimittelflecken:

Wenn Ihnen solch Malheur widerfährt, gehen Sie in die Apotheke und lassen Sie sich 25 g Natriumthiosulfat geben. Flecken damit auf saugfähiger Unterlage ausreiben, anschließend das ganze Kleidungsstück waschen.

Harzflecken

Auch Talg-, Pech- und Wachsflecken:

Diese werden mit Spiritus, Terpentin oder Benzin beseitigt. Spezialrezept der Hofapotheke: 100 g Alkohol, 5 g Benzin, 35 g Salmiakgeist.

Kaffeeflecken

Auf Kleidung und Tischwäsche:

Frische Kaffeeflecken lassen sich meist mit intensiver Seifen- oder Waschmittellauge entfernen. Alte Flecken in Warmwasser weichen, mit Glycerin betupfen und mit lauem Seifenwasser nachwaschen.

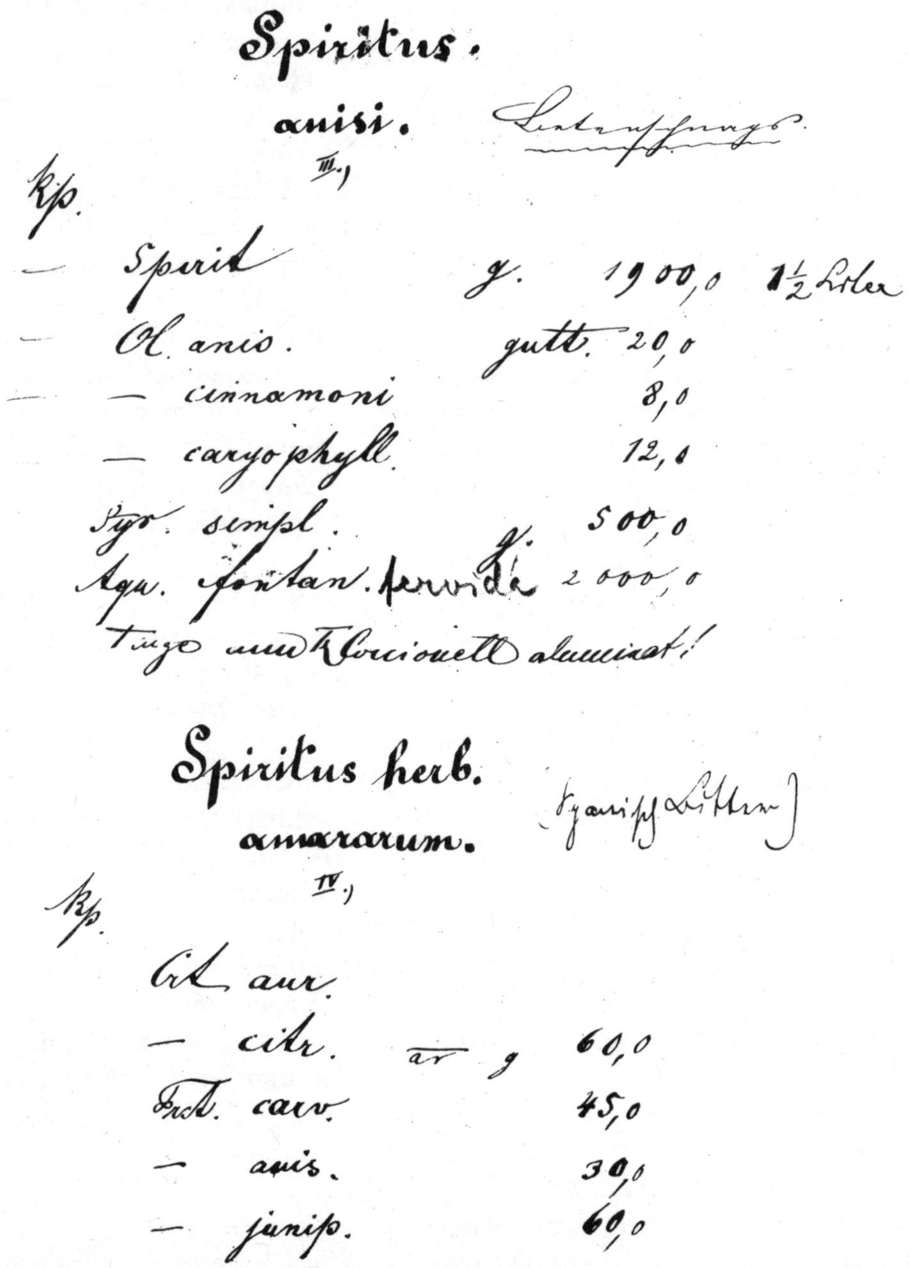

Spiritus.
anisi. (Botenschnaps)
III.)
Rp.
— Spirit g. 1900,0 1½ Liter
— Ol. anis. gutt. 20,0
— — cinnamoni 8,0
— — caryophyll. 12,0
Syr. simpl. 500,0
Aqu. fontan. fervida 2000,0

Spiritus herb. amararum. (Schwedischer Bitter)
IV.)
Rp.
Cort. aur.
— citr. āā g 60,0
Fruct. carv. 45,0
— anis. 30,0
— junip. 60,0

Der „Botenschnaps“ der Hofapotheke. Die Rezeptur finden Sie im Klartext auf Seite 126.

Kakaoflecken
Auf Kleidung und Tischwäsche:
Frische Kakaoflecken in Waschmittellauge einweichen, mit Glycerin betupfen, mit Spiritus nachwaschen, danach noch mal mit Waschmittel behandeln.

Kalkflecken
Und andere Laugenflecken (z. B. Entwickler- und Fixierflüssigkeiten):
So schnell wie möglich mit reichlich Haushaltsessig einweichen, auswaschen und dann mit klarem Wasser nachspülen.

Milchflecken
Auf Kleidung und Tischwäsche:
Salmiakgeist, Glycerin und Wasser zu gleichen Teilen. Auf saugfähiger Unterlage dick einreiben, mit Klarwasser spülen.

Rd. angel g 15,0
Hrb. Menth cr. 60,0
maccera per horas XII cum Spirit dil. 1 l (Aqua 6 Liter)
et aqu. suff. fiat destill l. X. Cui adde
R. comp. e
Tct. aur. immat g 240,0
— cinnam 30,0
Spir. l. 1
et Sacch. alb. 1250,0
solv. in
Aq. l. 1.
et Sacch. tost. 100,0
Tum. lqu. conquassat. filtra.

NB si vis colorem intensior. R Spir. kali. remanent: et R spirit. Aqua extrahe!

Pulv. dentifricius albus.

R.
Camphor g. 2,5
Magnes. carb. – 60,0
Calc. carb. pur – 60,0
Ol. menth pip. gutt 12,0.

Zahnpulver zum kräftigen Bürsten gegen Zahnstein:
60 g Magnesiumcarbonat, 60 g Calciumcarbonat, 2,5 g Kampfer, 12 Tropfen Pfefferminzöl.

Obstflecken

a) Auf Kleidung, Wäsche, Teppichen, Polstermöbeln:

Holen Sie sich auf Vorrat ein kleines Fläschchen gereinigte Zitronensäure. Flecken so frisch wie möglich mit der auf 10 % verdünnten Zitronensäure einreiben, mit Wasser nachwaschen.

b) Intensive Obstflecken auf Weißwäsche (Achtung, nicht für Buntwäsche benutzen!):

Chlorbleichlauge mit der dreifachen Menge Wasser vermischen, Flecken betupfen, reichlich nachspülen. Chlorbleiche nicht einatmen, wirkt ätzend!

c) Obstflecken von Blaubeeren, Brombeeren, schwarzen Johannisbeeren und schwarzen Kirschsorten:

Zuerst mit Natriumthiosulfat betupfen, einwirken lassen, mit 10%iger Zitronensäure nachreiben, mit reichlich Seifenwasser nachwaschen. Farbige Stoffe können dabei Bleichflecken bekommen. Dann ist zu überlegen, ob man das ganze Wäschestück anschließend mit Wäschebleiche behandelt.

Rostflecken

Besonders hartnäckig, auch mit modernen Fleckenmitteln kaum zu entfernen:

Verläßliches Mittel der Hofapotheker: 5 g Kaliumbioxalat (Kleesalz) auf 50 g Wasser und 5 g Glycerin. Kräftig reiben, reichlich mit Klarwasser nachspülen.

Rotweinflecken

Entweder wie Rezeptur für die Obstflecken oder, insbesondere auf Teppich und Polstermöbeln, sofort dick mit Salz einstreuen, dann abbürsten und mit lauem Wasser nachreiben. Wenn kein befriedigendes Ergebnis erzielt wurde, nochmals mit 10%iger Zitronensäure nacharbeiten, dann wieder mit Klarwasser säubern.

Schimmel- und Stockflecken

Zitronensäure aus der Apotheke mit Wasser auf 5 % verdünnt. Danach das ganze Wäschestück mit Wäscheweiß durchwaschen. Starke Schimmelflekken gehen erst nach mehreren Wäschen raus.

Schokoladenflecken

Auf Kleidung, Tischwäsche, Polstern, Teppichen:

Diese reibt man zuerst mit einer Seifen- oder Waschmittellösung ein und behandelt anschließend mit 5 g Weinstein, 5 g Alaun (aus der Apotheke), die man in 100 ccm Wasser auflöst. Mit lauwarmem Wasser nachspülen.

Schuhcremeflecken

Mit Terpentin reinigen. Hemden, Blusen danach in Seifenlauge einweichen und normal nachwaschen.

Schweißränder

Unter Achseln und an Kragen:

Rezept der Hofapotheke: 20 g Quillajarinde und 20 g Seifenwurzel in 1 l Wasser aufkochen, ziehen lassen, abgießen, mit 50 g Salmiak und 50 g Borax vermischen und damit alle dicken Stoffe kräftig mittels einer Bürste bearbeiten. Leichte und feine Stoffe mit Wattebausch reiben oder eintupfen. Mit Klarwasser nacharbeiten.

Säureflecken

So schnell wie möglich zuerst in reichlich Wasser durchspülen, dann mit Salmiakwasser (50 g pro Liter Wasser) neutralisieren, mit lauwarmem Wasser nachspülen.

Teerflecken

In der Kleidung, auf dem Teppich:

Die reinigte man früher mit Tetrachlorkohlenstoff, kurz „Tetra“ genannt. Als Fleckenwasser heute verboten, weil gesundheitsschädlich. Statt dessen wird Trichlorethylen (gibt es in der Apotheke) verwendet. Auch diese Substanz darf nicht eingeatmet werden.

Tintenflecken
Auf Kleidung oder Tischwäsche und Teppich:
10%ige Zitronensäure oder 5%iges Kaliumbioxalat (Kleesalz) in Wasserlösung. Danach erst mit Glycerin, dann mit Klarwasser kräftig nachspülen.

Wachsflecken
Egal wo und auf welchen Geweben:
Wachs zunächst erhärten lassen, dann so viel wie möglich abbröckeln. Dann wird saugfähiges Löschpapier über den Wachsfleck gelegt (bei dünnen Stoffen auch drunter!) und ausgebügelt. Bei farbigem Wachs zurückbleibende Farbflecken mit Benzin oder Spiritus nachbehandeln.

Goldputzmittel
Feines Magnesiumoxyd-Pulver, mit einer Messerspitze geschlämmtem Englisch-Rot-Pulver. Man nimmt etwas von dem Pulver auf einen sehr weichen Lappen und putzt die Goldsachen damit. Auf das Englisch-Rot kann man verzichten. Bei früherem Rotgold bekam der Schmuck durch den Zusatz einen besonders feinen Schimmer. Das heutige Gelbgold bedarf dieser Färbung nicht.

Handschweiß
Er galt schon immer als lästig, auch als peinlich. Fußschweiß ebenfalls. Die Hofapotheker hatten dagegen das folgende Mittel:
7,5 g Borax
7,5 g Acetylsalicylsäure (Aspirintabletten!)
5 g Borwasser
30 g Glycerin
30 g Alkohol
Vor Gebrauch schütteln. „Täglich dreimal einzureiben", heißt es in dem Rezeptbuch der Hofapotheke. Einmalige Einreibung der Hände (morgens) bzw. der Füße (abends) dürfte ebenfalls ausreichen. Unter den Achseln sollte das Mittel keinesfalls verwendet werden!

Hienfong-Essenz
Diese Essenz gehörte damals zu den Allheilmitteln. Vor dem Zweiten Weltkrieg war das kleine Fläschchen mit Hienfong-Tropfen die Hausapotheke aller älteren Leute in Stadt und Land. Man träufelte sich einige Tropfen auf Zucker bei Übelkeit, Völlegefühl, Halsweh, Bronchitis, Heiserkeit, Verstopfung, Durchfall, Ohnmachtsneigung. Man tupfte einen Hienfong-Tropfen unter die Nase bei Erkältungen, an die Schläfen bei Kopfweh und Migräne. Man rieb sich Hals und Schultern ein bei Verspannungen, die Waden bei Muskelkater, die ganze Stirn bei Alkoholkater und massierte damit schmerzende Gelenke bei Rheuma und Gicht. Nicht zu vergessen, daß man Hienfong auch als Riechfläschchen zur Erfrischung und bei Atemnot nahm und selbstverständlich damit gurgelte und Kopfdampfbäder bei Schnupfen, Grippe und Atemwegsbeschwerden damit machte.

Tatsächlich kann die folgende Rezeptur der alten Bayerischen Hofapotheke bei allen genannten Beschwerden Er-

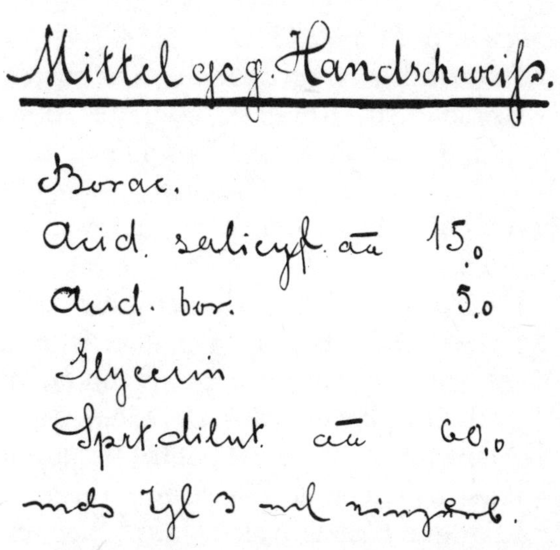

Notiz der Hofapotheker zu nebenstehendem Rezept.

leichterung verschaffen. In manchen Apotheken gibt es Hienfong-Essenz auch noch heute. Das Originalrezept:

8 g Krauseminzöl (Mentha crispa)
12 g Pfefferminzöl (Mentha piperita)
1 g Lavendelöl
1 g Rosmarinöl
1 g Salbeiöl
1 g Fenchelöl
1 Anisöl
40 g Kampfer
700 g Weingeist
300 g destilliertes Wasser

Die Menge reicht für die ganze Familie – jahrelang! Fragen Sie in Ihrer Apotheke, ob man Ihnen die Rezeptur zubereiten will.

Imprägnieren

Von Stoffen, Regenmänteln, Schirmen usw. Essigsaure Tonerde 1:10, die es auch heute noch in jeder Apotheke zu kaufen gibt, war das „Mittel der Wahl", um Stoffe zu imprägnieren. Gewaschene oder gereinigte Regenmäntel, regendurchlässig gewordene Schirme werden mit einem Schwamm dick eingerieben. Unempfindliche Stoffe könne man nach dem Trocknen noch einmal zusätzlich mit Weißer Seife 1:20 (Seifenflocken) in Wasser einschwämmen, rieten die Hofapotheker.

Läusemittel

Fast sind sie vergessen, diese winzigen Ungeheuer in Kleidern oder auf dem Kopfe, die erwachsene Menschen an den Rand des Wahnsinns treiben konnten. Doch ab und zu tauchen sie auch wieder heute auf.

Die Königlich-Bayerischen Leib- und Hofapotheker hatten sich seitenlang Mittel gegen Läuse notiert. Denn beim einfachen Volke hielt sich das Ungeziefer als Stammgast auf. An den Hof brachten Wachsoldaten und Dienstboten Läuse mit. In den Galauniformen und Abendroben der höchsten Herrschaften nisteten sie auch häufig genug. Einige Rezepturen und Ratschläge aus dieser Zeit:

1. Naphthalin (aus Steinkohlenteer gewonnener Kohlenwasserstoff, der auch als Motten- und Desinfektionsmittel verwendet wird) „in kleine Leinensäckchen zu stecken und an der inneren Uniform, an den beiden Beinen und an der Brust anzunähen".
2. 200 g weißes Boluspulver (Tonerdesilikat) mit 720 g Talcumpuder, 50 g Magnesiumpulver, 30 g Kresol vermischen, 30 Tropfen Eucalyptusöl untermischen. Ergibt ein „Pulver gegen Kleiderläuse, täglich in die Schuhe zu streuen".
3. Naphthalin, Talcumpuder, Menthol und Eucalyptusöl als Puder „in die Unterwäsche vor dem Tragen einzustreuen".
4. Terpentinöl oder Pinienöl mit Spiritus zu gleichen Teilen sollte man vorsorglich mit dem Zerstäuber auf die Kleider geben, um gegen Läuse geschützt zu sein. Auch Anisöl und Fenchelöl, zu gleichen Teilen mit Spiritus vermischt, galten als Schutzmittel.
5. „Essigäther zum Einreiben des Kopfes benutzen und Gummibadehaube anziehen", lautet ein weiterer Tip gegen Kopfläuse. Für intimere Stellen gab es eine 20%ige Pinienölsalbe, die mit Bergamotte- oder Eucalyptusöl angereichert wurde.
6. „Gegen die Eierablage waschen mit 3%iger Kresolseifenlösung", wahlweise „abreiben mittels Watte", die mit Ätherspiritus, Terpentin, Menthol und Eucalyptus getränkt ist. Petroleum, Äther, Spiritus zu gleichen Teilen gemischt und einige Tropfen Kümmelöl untergemischt: Diese Mischung galt ebenfalls als sicheres Mittel gegen Körperläuse und Nissen.

Sonderlich genierlich war man in der „Läusefrage" nicht, denn die penetrant riechenden, die Haut malträtierenden, aber gegen das Ungeziefer wirksamen Mittel konnte man meilenweit gegen den Wind riechen. Immerhin: Nach dem 2. Weltkrieg halfen sich die durch Kriegswirren verlausten Berliner mit Petroleum-Einreibungen und holten sich dabei üble Verbrennungen der Haut.

Marmor polieren

Originaltext: „Der Marmor wird mit einem Stoffballen polirt – wie man Holz polirt – mittels eines Pulvers:

1 Teil Kaliumoxalat
2 Teile Zinnasche

unter Zugabe von einigen Tropfen Wasser."

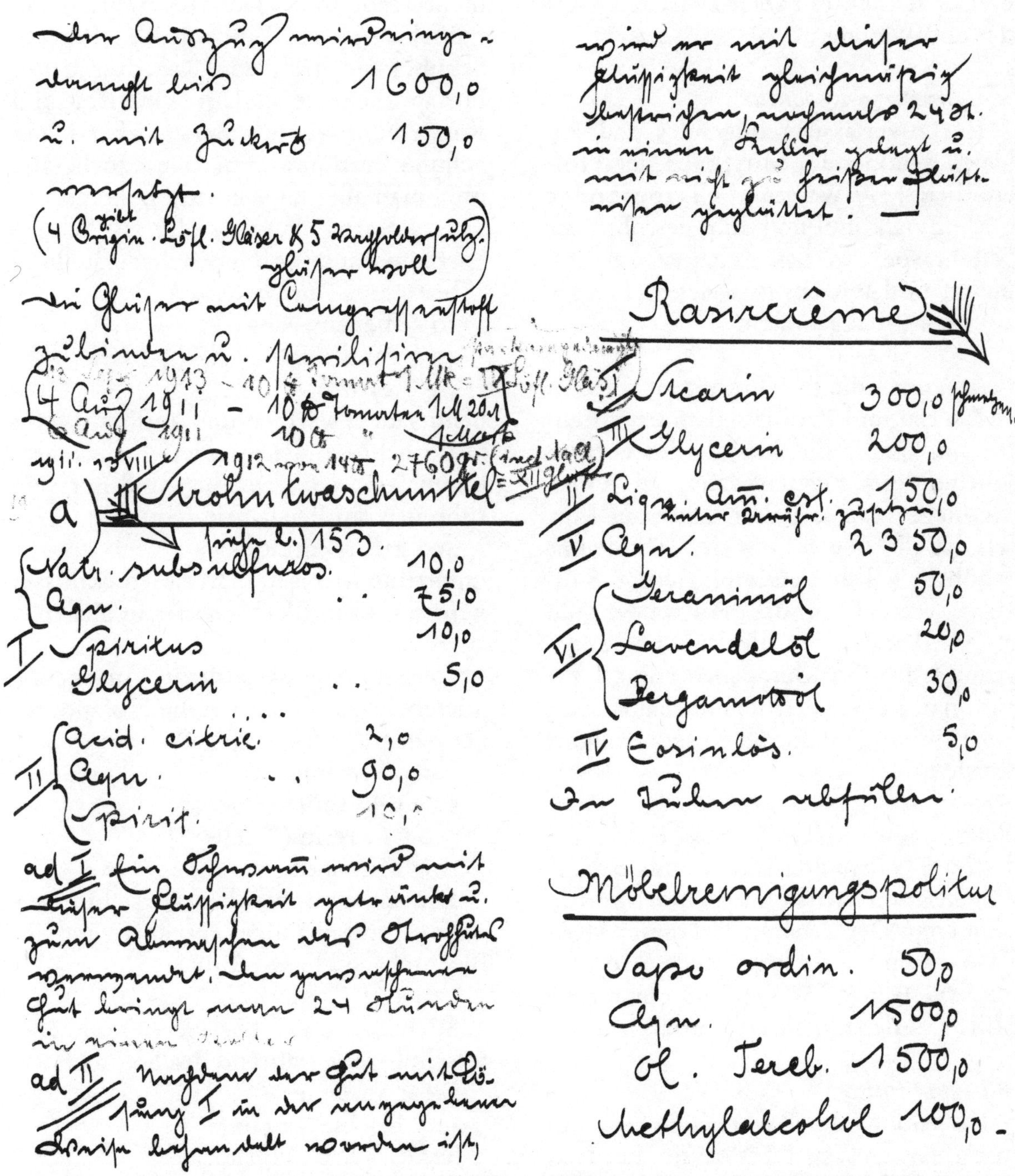

Wer braucht heute noch ein Strohhut-Waschmittel! Die Manuale der Hofapotheke enthalten über 2000 Rezepturen. Was davon heute noch Gültigkeit oder Kuriositätenwert besitzt, wurde in diesem Buch zusammengestellt.

Marmorkonservierer

Auf 1 l gereinigtes Benzin werden 60 g Ceresin vermischt. Schützt die Marmorplatte vor Flecken.

Mottenspiritus

In 1 l Brennspiritus werden 100 g Naphthalin gelöst. Das Mittel wird in Schränken und auf Teppichen mit der Handspritze zerstäubt. Auch legt man bereits getränktes Papier zwischen Kleider und Wäsche.

Möbelreinigungspolitur

Ein zuverlässig reinigendes und zugleich schonendes Mittel aus der Hofapotheke: ½ l Wasser, ½ l Terpentin, 30 g Methylalkohol und 20 g gewöhnliche Seifenraspel werden miteinander vermengt und mit einem weichen Lappen auf die Möbel gebracht.

Petroleum – die Leuchtkraft zu erhöhen

Kerzen und Petroleumlampen erhellten nur mäßig die Abende des vorigen Jahrhunderts. Pettenkofer, der unermüdliche Nachtarbeiter, hatte ein Mittel, das die Leuchtkraft des Petroleums erhöhte: 1 Teil Cetaceum (fettige Substanz vom Kopf des Pottwales) und 2 Teile Paraffin wurden zusammengeschmolzen. Ein Klümpchen von ca. 1 g gab man in den Petroleumbehälter. Mit jeder Füllung mußte der Zusatz erneuert werden.

Reinigungsmittel für Strohhüte

100 g Natriumthiosulfat und 10 g Zitronensäure werden miteinander kräftig vermengt. Den zehnten Teil dieser Menge löst man zur Reinigung von Strohhüten jeweils in ¼ l Wasser und bürstet die Hüte mit der Flüssigkeit durch.

Silberputzmittel

Falls Sohn oder Tochter sich für Chemie interessieren, können sie aus Natrium und Schwefel ein Pulver herstellen mit der Formel NaS_2O_3. 25 g davon werden in 75 g Wasser gelöst und ergeben ein wirkungsvolles, schonendes Mittel zur Entfernung der Oxydschicht bei Silber. Die Gegenstände werden nach der Reinigung mit Wasser abgespült bzw. nachgewischt, getrocknet und mit feinem Magnesiumoxydpulver poliert.

Schuhcreme

Wer den neuen Schuhpflegemitteln nicht recht über den Weg traut, kann mühelos gleich eine große Portion Schuhcreme nach den Rezepturen der Hofapotheke herstellen: Winterfest und wasserdicht werden die so behandelten Schuhe bestimmt. Für den Hochglanz muß man allerdings kräftig polieren.

34 g Karnaubawachs (ein zur Schuhcreme- und Bohnerwachsherstellung benutztes Palmwachs)
50 g Bienenwachs
40 g Paraffinfett (fest)
5 g Stearin

behutsam erwärmen und auflösen. Jetzt fettlösliches Farbpulver (schwarz, braun, gelb etc.) zugeben und gut verrühren. Vom Feuer nehmen und

400 g Terpentinöl

unterrühren, bis die Masse dickflüssig wird. Dann in Blechschachteln gießen.

Garantiert wasserdicht machende Stiefelwichse verkauften die Hofapotheker nach dem folgenden Rezept:

700 g Vaseline
50 g Olivenöl
250 g Ceresin (Wachs)
10 g Mirbanöl

Die Zutaten werden vorsichtig erwärmt, miteinander verrührt und in Blechschachteln abgefüllt.

Stiefelöl zum Konservieren von Winterschuhwerk während des Sommers:

140 g Vaseline
45 g Fischlebertran
(ersatzweise Olivenöl)
30 g Rizinusöl
10 Tropfen Lavendelöl

Die Vaseline wird durch vorsichtiges Erwärmen verflüssigt und mit den Ölen kräftig verrührt. Das Lederwerk wird nach einer Einreibung mit dem Stiefelöl während des Sommers nicht brüchig.

Tinte, unsichtbar

90 g Wasser werden mit 10 g Cobaltchlorat und 2 g Glycerin vermischt. Die Tinte wird erst durch Erwärmung des Briefbogens sichtbar.

Wanzen- und Schabenmittel

Wir haben es schriftlich: Ein Schaben- und Wanzenmittel „für Königliche Hoheit Prinz Ludwig". (Faksimile Seite 178) Alle litten unter den „Haustieren", die des Nachts kamen, aus allen Ritzen

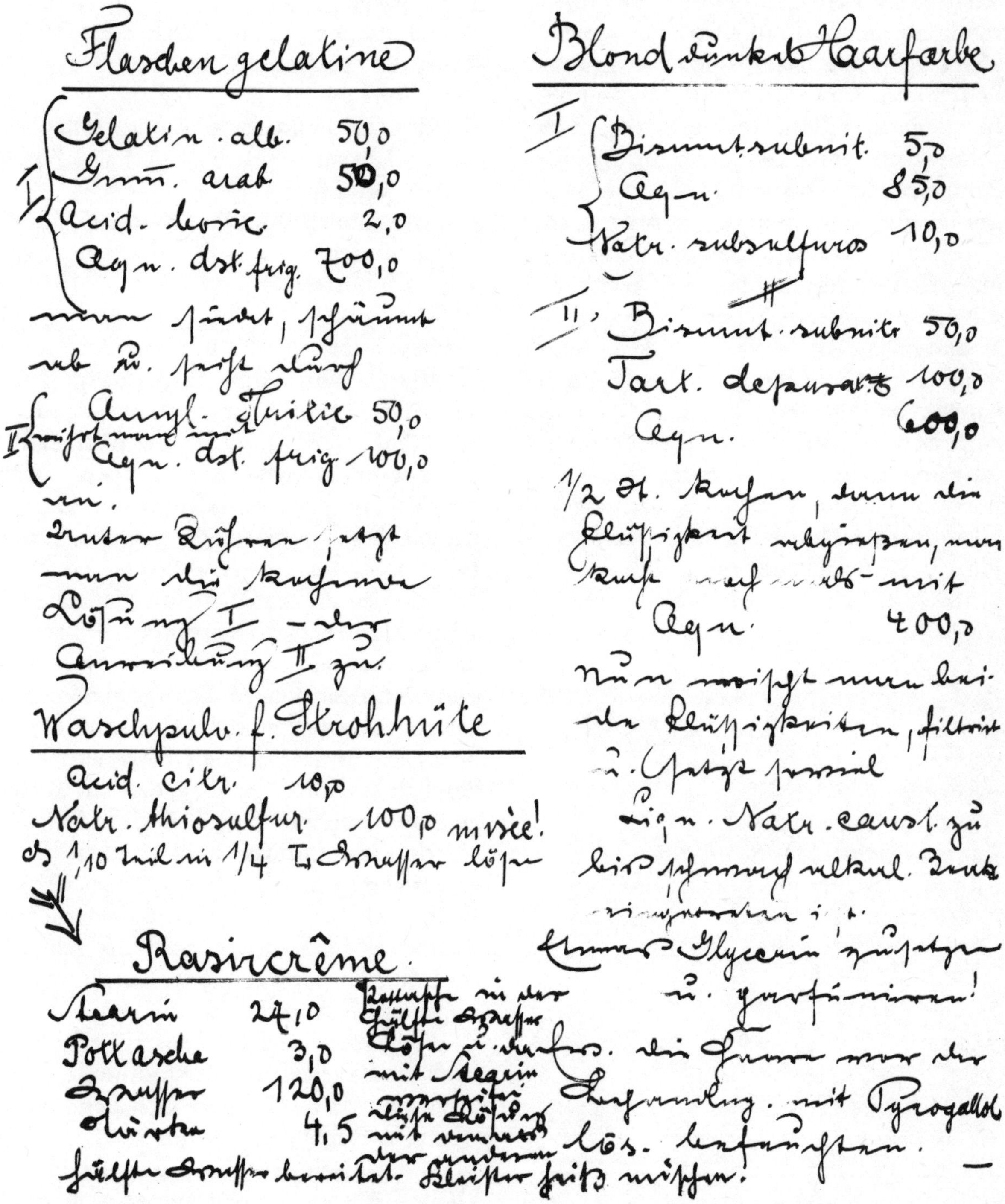

Nochmals ein Strohhut-Waschmittel der Hofapotheker. Aber auch an die Schönheit der Damen wurde gedacht. Hier ein Rezept zum Färben der Haare.

der Betten, aus allen Schränken. Hinter den Tapeten und in Mauerritzen saßen die Wanzen. Buchstäblich im Gänsemarsch krochen sie in der Dunkelheit heran, ließen sich von der Zimmerdecke aufs Bett fallen, krochen unter die dicken Federbetten und piekten die Schläfer wach.

Die Schaben, ebenfalls Nachttiere, fielen über die Lebensmittel her und verunreinigten sie mit ihren Exkrementen. Sie übertrugen zahlreiche Infektionskrankheiten über Eßwaren auf die Menschen. In Bayern schimpfte man sie auch „Schwaben“ oder „Russen“, im Rheinland hieß der Volksmund sie „Franzosen“, die Österreicher nannten sie „Preußen“. So nett waren die Leute damals zueinander, daß sie ihre Nachbarn mit Ungeziefer verglichen.

Erst nach dem Zweiten Weltkrieg sind Wanzen und Schaben in unseren Breiten nahezu ausgerottet worden. Moderne, langzeitwirkende Ungeziefer-Vernichtungsmittel waren dazu nötig, die es im vorigen Jahrhundert noch nicht gab. „Kammerjäger“ war bis in die sechziger Jahre ein einträglicher Beruf.

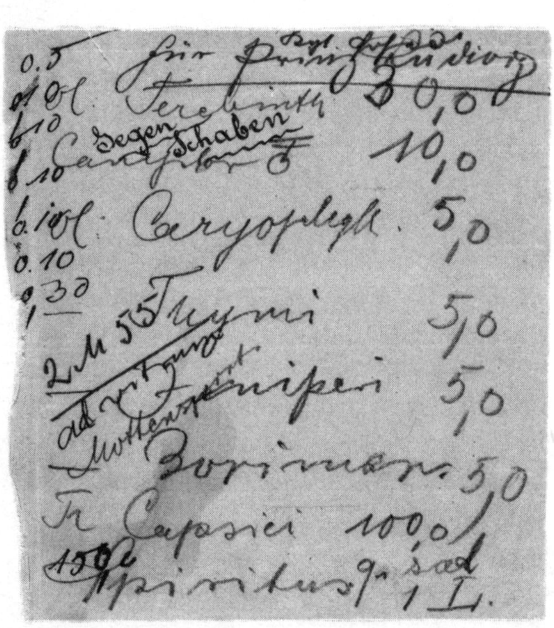

„Für Königliche Hoheit Prinz Ludwig“. Ein Rezept gegen Wanzen, Schaben und Motten.

Auch pure Essigsäure verkauften die Hofapotheker gegen Wanzen. Die ätzende Flüssigkeit wurde mit Spritzkannen in Fugen und Ecken gespritzt. Der scharfe Geruch hing tagelang in den Räumen. Das Ungeziefer ging auch kaputt, aber den tief versteckten Eiablagen geschah nichts – die nächste Wanzengeneration schlüpfte meist ungestört ein paar Tage später.

Viel „feiner“ hat die „Prinz-Ludwig-Rezeptur“ auch nicht gerochen:

1 l Spiritus
100 g Capsicum (spanischer Pfeffer)
30 g Terpentin
10 g Kampfer
je 5 g Caryophyllöl, Thymianöl und Wacholderöl
5 g Rinderfett

Dies alles wurde miteinander verschüttelt. Dann nahm das Dienstpersonal Betten und Schränke auseinander und tränkte jede Ritze, bis das Mittel auf den Boden lief. Saßen die Tierchen unter den Tapeten, war alles umsonst. Dann kamen die Kammerjäger, brannten mit Lötlampen die feinsten Brokat- und Seidentapeten ab, und auch die Fensternischen blieben nicht verschont. Polstermöbel wurden regelrecht eingeweicht, und wenn die teuren Bezüge das nicht vertrugen, wurden die Garnituren neu bezogen. In einer lauen Sommernacht geschah es dann allerdings, daß die Wanzen aus anderen Etagen über die Hauswände kamen, durch Fensterritzen hereinkrochen und alles begann von vorn. Es war schier unmöglich, die Königliche Residenz, die Schlösser oder die größeren Mietshäuser der Städte längere Zeit ungezieferfrei zu halten.

„Schwaben- und Russengift“ nannten auch die Bayerischen Hofapotheker ihre stärksten Mittel gegen Schaben und Wanzen: Reines Arsen, mit Zucker und Mehl vermischt, stellten sie in der Hofküche auf, was sich heutzutage wohl mit keinem Lebensmittelgesetz vereinbaren ließe! Offenbar verkauften sie das Mittel sogar „außer Haus", denn die Warnung steht im Manuale: „In flache, irdene Näpfchen verteilen, an Orten, wo Kinder und Haustiere nicht hingelangen können. Vorsicht! Nichts verschütten! Den Rest nicht leichtfertig wegwerfen! Nichts an die Hände bringen! Hände waschen!"

Phosphorpasta galt ebenfalls als „Russengift": „Dieselbe muß dünn auf Brot aufgestrichen werden." So stellte man es in eine Ecke der Speisekammer. Dazu der Nachsatz: „Mit Giftsignatur versehen! Es sind schon Vergiftungen vorgekommen."

Noch ein Schabenmittel: Kieselfluornatriumpulver. Es wurde in kleine Näpfchen in die Ecken von Vorratsräumen gestellt. Giftig war dieses Mittel ebenfalls.

Zauberkunststückchen aus der Hofapotheke.

Ob die ernsthaften Bayerischen Hofapotheker bei könglichen Gesellschaften mit Zauberkunststückchen auftraten, oder ob sie lediglich Hobby-Zauberer mit Chemikalien versorgten, ist nicht in den Manualen aufgeführt. Hübsch ist jedenfalls der in den Manualen notierte Trick mit der Zauberwasserflasche.

In einer durchsichtigen Wasserflasche hat man eine mit Schwefelsäure angesäuerte, dünne Eisenchloridlösung. Das „Wasser" in der Flasche erscheint vollkommen klar. Aus dieser Flasche gießt man nun in kleine Liqueur- oder Weingläser, welche Spuren von starken Chemikalienlösungen enthalten:

1) Milch wird vorgetäuscht durch Liquor Plumbum subacetum
2) Blaue Tinte erscheint durch Kaliumferrocyanat
3) Rote Tinte erscheint durch Kaliumsulfoxyanat
4) Schwarze Tinte erscheint durch Taninlösung

Ein anderer Trick: Kräftig rot wird „klares Wasser", wenn man aus einer Flasche fast farblose wäßrige Jodlösung, gleichzeitig aus einer zweiten Flasche farblose Stärkelösung in ein kleines Aquarienglas gießt.

Dunkelrote Permanganatlösung verblaßt dagegen und wird fast wasserklar, sobald man eine warme, mit Schwefelsäure angesäuerte Oxalsäurelösung zugießt.

Eine „Wolke im Weinglas" erscheint bei folgendem Trick: Das Glas enthält einige Tropfen Ammoniak, während ein gläserner Deckelteller des Glases mit wenigen Tropfen Salzsäure befeuchtet ist. Das Glas wird nun mit der trockenen Seite des Tellers bedeckt und „man bittet einen Zuschauer, den Rauch einer Zigarre gegen das Glas zu blasen – worauf dieser scheinbar im Innern des Glases erscheint".

So ganz harmlos sind derlei Tisch-Spielereien allerdings nicht. Der „Zauberer" tut gut daran, die verwendeten Gläser nicht aus der Hand zu geben und unverzüglich nach der Vorführung die Gefäße gründlich zu säubern.

Und auch das gab es schon

Auszug aus einem Brief (Faksimile auf Seite 93) an die Hofapotheke:

„...So bitte ich Sie Wehrte Herrn, da ich meine Perjode nicht mehr bekomm es ist schon faßt 8 Tage über der Zeit ein Mittel zu schicken bitte ich Ihnen dringendst. Wenn Sie es mir nicht getrauen wegen Bezahlen dann möchten Sie so gut sein und an mich einen Brief riechten und auch schreiben was es goßt. Wehrte Herrn möchten Sie so gut sein und mir ein Mittel zu schicken. Sind Sie daher so gut und beantworten Sie mir meinen Brief so bald es Ihnen möglich ist. Diese Woche warte ich auf eine Antwort. Meine Adrese lautet: An Paulina Strümpfle, Dienstmagd bei Franz Fall, Hexenstraße."

(Öttingen, Juli 1901).

Stichwort- und Symptomenverzeichnis

Verzeichnis der deutschen Pflanzennamen

(Lateinische Bezeichnungen in Klammern)

Homöopathisches Arzneimittelverzeichnis

(Nur Mittel, die in der Königlich-Bayerischen Hofapotheke verwendet wurden.)